量 身 打 造
科 學 肌 力 訓 練 計 畫

肌力訓練課程設計

Practical Programming for Strength Training

3rd Edition

MARK RIPPETOE
ANDY BAKER & STEF BRADFORD

馬克・銳普托｜安迪・貝克｜史黛夫・布萊德佛——著
王啟安——譯

推薦序

真實世界的科學化訓練

隨著時代的進步與醫療的發達，比起上個世紀的人類，現代人享受著更多的生活餘裕和更長的壽命，人類追求長期健康和強壯的需求，也在此時達到史上未見的進展。肌力訓練過去只是競技運動圈的一種小眾文化，知識技術通常只能透過口耳相傳，這裡面難免包含了以訛傳訛的誤解，或甚至是毫無根據的偽科學，但透過訓練讓人體變強壯的現象，在人類歷史的各個年代從不曾缺席。如今，肌力訓練逐漸成為預防醫學的一環，因為人們發現長期從事肌力訓練除了可以擁有傲人的力量之外，更重要的是可以刺激人體的肌肉、骨質和神經系統向上適應，達到抵抗衰老和退化的功效，因此肌力訓練不再是少數運動員的專利，而是廣大群眾維持健康的重要手段。

在凡事都講求科學的時代裡，肌力訓練不能免俗的也需要科學證據的支持，才能讓許多猶豫不決的人下定決心開始訓練，而科學界也不辜負大家的期待，過去幾十年關於運動訓練的研究數量呈現爆炸性的成長，過往只有極少數人閱讀的體育學術期刊，如今都在大型論文檢索系統裡建立起廣大的版圖，在大學任職的教授和運動科學家們，也被迫加入這場世界級的論文軍備競賽，用論文生產線的方式量產大量的研究文獻，一個體育相關科系所一年產生上百篇研究著作的現象已經不令人意外，運動訓練領域的專業人員和研究工作者在過去幾十年都目擊了這場資訊大爆炸。

資訊爆炸至今仍然持續，但是，在運動科學資訊多如牛毛的今日，我們如果稍微檢視現況，可能會發現一個奇妙的現象，就是在數以百萬計的研究文獻問世之後，我們雖然確定了一些些事情，但卻多了非常多的疑問，就連像是訓練強度、訓練量、訓練頻率和組間休息等最簡單的基本原則，研究的結果往往呈現了巨大的矛盾和不確定性，想要提升肌肉量，到底應該要做幾組幾下？想要提升最大肌力，到底應該要每週訓練幾次？肌力訓練到底會不會提升心肺功能？到底要做到力竭還是見好就收？這些連健身新手都很快就會感到好奇的問題，在學術文獻裡居然很難找到清楚的定論，更弔詭的是，許多看似有科學證據支持的訓練方法，實際上卻和多數人的經驗背道而馳。

理論上來說，更多的資訊應該會釐清更多的事實，而非製造更多的困惑，難道是科學的方法在此時失靈了嗎？其實也未必，這其實是因為肌力訓練本身的幾個特性，正好踩中了現代科學研究的一些侷限，讓現代的論文生產線難以處理這樣的議題，以至於大量的科學研究產出大量的雜訊，使肌力訓練的真實面貌越來越模糊。

到底是哪些因素讓肌力訓練變得很難被研究呢？我們可以先從論文生產線的現況來看。在全球大量學術機構都以論文發表的「產量」為重要指標的時刻，許多教授和研究者的升遷和待遇都很難跟論文產量完全脫鉤，這樣的壓力讓研究者的實驗越做越短，受試者的人數也盡量保持在可控的範圍，受試者的取樣越來越偏向方便的樣本，而最容易取得的樣本往往是缺乏訓練經驗的初學者，因此許多研究都或多或少有著「短期研究、小樣本、初學受試者」的特性。

偏偏這幾個研究的特性在研究肌力訓練時會產生重要的限制，因為人體的肌力在訓練初期，有著明顯的「初學者效應」，在這個初學者階段裡任何訓練都可能產生進步。為什麼會有初學者效應的存在呢？這是因為肌力訓練之所以可以讓人變強，靠的是每次訓練中的壓力對身體產生了超負荷的刺激，身體為了適應這個外在刺激，在訓練過後的幾十小時裡，積極地把自身的結構變強，因此骨密度變高、肌肉量變大，神經系統的徵召變強。這些變化如果順利發生，就會讓人體的肌力變強。而初學者因為過去不曾受過訓練，所以任何稍微超過目前能力的刺激都可以帶來進步，這種現象會持續數週，甚至數月才會停止。

照這樣來看，要提升初學的的肌力豈不是太簡單了？只要做「任何運動」，在最初的幾週甚至幾個月，肌力都會提高，不是嗎？那倒也未必，不同的訓練帶來的初學者效應其實大小不一，這差異在過了最初的幾週之後就會開始明顯，更重要的是，在初學者效應完全結束之後，唯有「正確」的訓練才能帶人邁向「進階者」階段，用不同的速率持續進步，而到了這個階段，不當的訓練早已無法製造任何效果，進步可能早就停滯，甚至開始倒退。

當整個研究圈都投入論文的軍備競賽時，「短期研究、小樣本、初學受試者」的研究方式，讓許多研究的焦點看似針對著訓練方法，實際上都只能算是對初學者效應的一次觀察，而又因為初學者階段的受試者，在訓練初期幾乎對任何訓練方法都有反應，因此許多無長期效果的訓練方式，都因為在短期內有一點效果，就被科學證實是有效的訓練方法。即便真有研究者苦心孤詣想要做長期研究，接下來要面對的是長期研究的各種艱難，這包括了出版著作的時間壓力，以及受試者可能發生的各種狀況，而且即便實驗順利完成，在研究的茫茫大海裡也只是一個水滴。當太多方法都被短期研究認證有效，且只有很少研究針對長期效果時，實務界面臨的矛盾現象也就越來越多。

看到這裡你或許會感到悲觀，甚至可能懷疑，肌力訓練這種東西是不是註定無法科學化？

其實不用悲觀，我們要知道一件事，就是科學的本質不是昂貴的精密儀器，而是對現實世界作出有系統性的觀察，然後再用有邏輯的方式做出論證，既然當代的學術生產線無法對「肌力訓練」這個現象做出透徹的觀察，那我們還可以從哪裡獲得系統性的觀察和有邏輯的論述呢？我想你大概猜到了，這些寶貴的資訊，掌握在長年從事肌力訓練的專業人員手裡。

馬克・銳普托和安迪・貝克都是長期從事肌力訓練的專業人士，兩人雖然處於不同世代，卻各自都有大量長期教學的經驗，這些經驗遠遠突破當代論文生產線的侷限，無論在人數上、時間上，以及經驗上，都遠遠勝過大多數論文對肌力訓練現況的描述。雖然，這種對現實的觀察沒有經過實驗設計，沒有實驗組和控制組，沒有單盲或雙盲設計，沒有使用統計軟體，也沒有呈現血液生化分析，因此無法直接當作實驗數據。但是，我們不妨把這本累積數十年經驗才寫出的訓練書籍當成一個憑藉，藉由這本書，我們透過老教練的視角去看許多事情，我們會發現很多學術上還在爭論不休的事情，對他們來說就像太陽明天還是會從東邊升起一樣毫無疑問，從他們的角度看世界，就像是站在巨人的腳步眺望遠景，讓人可以用真實世界的經驗，釐清科學上纏夾不清的觀念。

推薦大家把這本書同時當成散文和教科書，用讀散文的方式品味，用讀教科書的方式精讀，絕對會有令你滿意的收穫。

——怪獸肌力及體能訓練中心總教練／何立安

推薦序

終身強壯的不二法門

由名教練馬克·銳普托所創立的Starting Strength，就是以簡單、直接、有效的方式進行肌力訓練而著名，在他的另一本著作《肌力訓練聖經》中，只選了蹲舉、推舉、硬舉、臥推、爆發上膊這幾個大肌群多關節的全身動作當做基礎，再加上一些變化補強動作來訓練，強調肌力對於生命的重要，以及槓鈴對於肌力訓練不可取代的地位。強烈建議在閱讀本書之前，要先看過《肌力訓練聖經》。

在《肌力訓練聖經》之中，以淺顯易懂又詳細的方式，介紹了上述幾種基礎動作，讓初學者可以很容易的理解，雖然在書末也有簡單提及訓練計畫地安排，但是很多人在學會了槓鈴訓練的動作之後，還是會對訓練內容該如何的選擇和規畫充滿了疑問。到底一星期該練幾次？該做什麼動作？該用多少重量？該做幾組幾次？

這時就需要靠這本《肌力訓練課程設計》。

在本書之中，先闡明了身體活動、運動、和訓練之間所代表的不同意義，雖然我們強調身體活動和運動對於促進健康的益處，但也必需了解到訓練是有目的有計畫地讓人體接受壓力產生適應。人體在經過壓力之後先會疲勞，接著在恢復之後才因為適應而提升能力，這就是「一般適應症候群」，也就肌力訓練為什麼可以變強壯的基本原理。

但是人體需要多少的壓力才能夠向上適應？能承受多少的壓力而不會過度訓練？這就是訓練計畫安排的困難之處。本書將訓練者分為新手、中階者，和進階者三個階段，隨著不同的訓練階段，會有不同的訓練考量，隨著訓練程度的進步，也要逐漸提升訓練計畫的困難度和複雜度，才能達到「漸進式超負荷，超負荷超補償」的效果。

因為適應而提升能力，是在恢復之後才發生的，所以除了讓人體接受壓力，能否完全的恢復更是重要。影響恢復的因素，不外乎充足的睡眠、營養、和水分，而營養則包括了足夠的巨、微量營養素和熱量。完全恢復之後才能向上適應，否則長久累積疲勞下來，就會變成過度訓練。

訓練計畫的基礎，就是操作訓練重量、反覆次數、組數、組間休息、訓練頻率、和動作選擇等等的訓練變項，來組合出適合各種不同程度訓練者的課表。

對於新手，看似是最簡單的，因為新手效應的關係，所以幾乎不管怎麼訓練都會進步。但是這階段也是最重要的，因為奠定良好的基礎，才能養成正確的訓練習慣，達到長期的進步。新手訓練的原則是，先學動作，再加重量。漸進式超負荷的要求是建立在良好的動作上，千萬不要操之過急，累積微小的進步就能夠達到可觀的成就，這就是新手線性進步的威力。

大部份的訓練者在新手階段，就能夠感受到變強壯的效果。隨著訓練效果逐漸停滯，進入中階者階段就需要更複雜一些的訓練計畫，更多一些的恢復時間，而且可以考量日常活動或是專項運動的需求來設計和安排。到最後的進階者階段，幾乎都是純粹的肌力運動員，例如健力選手，這階段也是一般訓練者很少會達到的。

本書所提供的訓練計畫並不困難，尤其配上圖表說明更是淺顯易懂。簡單、直接、有效是馬克．銳普托的特色，也是他多年執教經驗的心得。訓練動作不用太花俏，訓練計畫不用太繁複，反璞歸真、堅持到底、始終如一，才是達到終身強壯的不二法門，而這本《肌力訓練課程設計》可以帶領讀者進入終身強壯的世界。

——大夫訓練／吳肇基

第四章　適應的生理學

第五章　訓練計畫基礎

第六章 新手

第七章 中階者

第三版序

本書每次更新版，目的都是提供更清楚的說明。十年前我在*《肌力體能訓練期刊》*中提出，新手、中階者、進階者需要不同訓練計畫，被視為異端。兩派審閱者皆反對我的論點，他們堅持所有人都適用波動的週期化訓練，而我認為新手不適合，他們批評我完全不懂科學的組織原則。自此之後，我們的論述不斷進步，而我希望第三版能更清楚說明，人類對外在刺激的適應現象，和所有通往極限的進步現象，依循著相同軌跡。本書已賣出超過九萬本，且幫助很多人變得更強壯，在所有書籍裡，只遜於*《肌力訓練聖經》*。

本書的前兩版，旨在提供基本概念，包括壓力、恢復、適應的基本原則，讓讀者設計自己的訓練計畫。本書根據各種訓練程度者對壓力的反應，提供各種訓練計畫的模板。畢竟人們都想要知道細節，想知道適合各種訓練者的計畫，而這本書應有盡有。

史黛芙・布萊德佛博士是本書進步至此的靈魂人物。如果你知道其實我有很多論述都來自於她，你可能會覺得其實我也不怎麼厲害。不要跟別人說，好嗎？

至於本書新增的訓練計畫細節，沒有人比安迪・貝克更善於描述，包括我在內。我們決定要出這本書時，他就是我的首選。他對於各種數字和實際進步都掌握得當，且本書大部分範例細節都來自於他。如果有機會能讓他協助你的訓練，你得好好把握。

麥特・雷諾斯（Matt Reynolds）也是我的首選。他也是非常卓越的課程設計顧問，他相當忙碌，但還是擠出時間提供了第八章的進階訓練計畫。如果安迪沒空，你也可以找麥特。當然一開始就找麥特也可以。

兩位醫學博士，喬丹・費根鮑姆（Jordan Feigenbaum）和強納森・蘇利文（Jonathon Sullivan）幫我們審閱一些部分。喬丹給了我們不少寶貴的建議，讓前五章的內容更精準、更清楚；而聰明又有經驗的蘇利文，對於人體、生命的各種細節無所不知。我陷入麻煩的時候，都靠他們幫我。

我們過去四年來獲得相當多寶貴經驗，也必須歸功於幾位重要的資深夥伴，包括湯姆・坎皮特利（Tom Campitelli）（同時也是攝影師）、麥可・沃爾夫（Michael Wolf）、史帝夫・希爾（Steve Hill）、喬丹・費根鮑姆、麥特・雷諾斯、保羅・霍恩（Paul Horn），當然還有其他新夥伴。因為這些夥伴，我們有最好的工作環境，也能彼此學習。沒有他們，本書也不會出新版。

我也要感謝你，我們忠實的讀者和學員，你們寶貴的建議，是本書出版的重要動力。

銳普托

德州，威奇托福爾斯

2013 年 11 月

CHAPTER 01

簡介

INTRODUCTION

歡迎閱讀《肌力訓練課程設計》。本版將以稍微不同的手法介紹肌力訓練的概念，首先詳述哪些事物不是肌力訓練。人們常在健身房做的三件事情包括「身體活動」、「運動」、「訓練」。本書關心的是「訓練」，所以我們最好先定義前兩者，讓之後的討論能更清楚且完整地定義訓練。

身體活動是美國心臟協會（AHA）要你每週做一點的事。「任何移動身體且燃燒熱量的事情都是身體活動」，這句話直接引述於該協會網站，是他們認為維持生活所該做的事。基本上，不坐下或不躺下就是身體活動。我們不特別關心身體活動，因為就連老人都能針對維持生活採取更有效的做法，比起在一段主觀認定的時間內做動作有效得多。

身體活動是一個相對的概念，Kilgore 和 Rippetoe 於 2006 年在《線上運動生理學期刊》（Journal of Exercise Physiology Online）[9(1):1–10] 中將身體活動定義為：

具備足夠肌力、耐力、活動度以成功執行生活各項事物，包括職業需求、休閒娛樂、家庭義務，並以具功能性的方法展現身體的基因型。

比起以前各種嘗試將身體活動量化的說法，此定義絕對更為清楚，因為它在人生任何階段都是適用的框架，同時符合演化推論（即為何以基因的觀點來看，健康是很重要的）。根據此定義，人類基因型的最佳展現，就是一個健康的人。這個說法已經滿足很多的層面了。

但是，我們不只要健康，因為我們是運動員。我們試圖以比不坐下更積極的方式展現「身體健康」，因為我們一直在比賽，也許只和我們自己，但就是一直在比賽。對於 AHA 而言，我們提升身體能力的方法可能過量，且一定沒必要，因為他們主要的目的就是不要死於心臟疾病。

從這個層面來看，「運動」和「訓練」是兩個分開的概念，需要分開定義和檢視，不能將這兩個詞混為一談。「健身」一詞在運動和訓練都會出現，指的是讓身體產生壓力的事情（我們不認為在車子汽油用完後推車屬於「健身」，雖然產生的壓力可能類似）。運動和訓練都利用健身的概念，但效果完全不同。

運動指的是為了*今天*產生的效果而做的身體活動，是為了當下。每次健身的目的都是產生符合運動者當下需求的壓力，例如燃燒些熱量、讓身體發熱、流汗、喘不過氣、讓二頭肌充血、伸展等等，基本上就是身體的打卡上下班。運動的目的就只是運動，只是為了健身當下或結束後能立即得到的結果。運動的人很可能每次都做一模一樣的事，畢竟只需要達到*今天*所要的感覺就好。

不過，運動員心中有明確的**運動表現**目標，即在賽場上展現身體能力，依據其運動規則來評斷表現，並與其他運動員比較。***運動表現***是運動員的目標，而為了達到目標，就必須準備。純粹地運動無法有效讓運動表現進步，因為進步還需要「計畫」。

若要進步，運動員必須經歷兩個不同的過程：訓練和練習。首先，**訓練**是為了達到長期運動表現目標所做的身體活動，因此與***過程***較有關係，而非過程中的***健身元素***。***訓練***會產生代謝性和結構性的改變，長期以來會造成特殊形式的***累積生理適應***，讓運動員有更好的運動表現。生理適應可以是耐力、肌力，或兩者皆有。訓練要有效，最重要的就是累積生理適應必須可***量化***，即以客觀方式測量，並與適應前基值比較，以測量效果和效率。這些適應的量化，對任何訓練計畫都至關重要，因為後續的健身項目，必須依據先前健身項目的客觀結果來設計。

訓練的基礎是壓力－恢復－適應循環，是任何生命體與環境之間關係的基礎。若一系列健身計畫的訓練壓力沒有漸進式提升，不管是舉起的重量、涵蓋的距離，或壓力負荷下的時間，就不會產生適應，也就不會產生可量化的生理適應，則該計畫就不能算是***訓練***。

第二個過程是**練習**，即重複執行特定運動表現所需的動作模式。這些動作模式的***精準***和***確切***非常重要，精準指的是盡可能以接近理想動作模式來執行動作，而確切指的是每次動作之間的差距越小越好。練習帶來的是***技術***，在所有講求精準和確切的運動表現裡都很重要。棒球投手將球投向捕手的手套，就是一項必須經過很多年、幾千次練習的***技術***。在這個例子中，精準指的是將球投到捕手要的位置，而確切則是一局之內做到 35 次。

訓練和練習顯然不同，***訓練***是為了提升身體素質，而不針對特定的動作型態。例如，跑步 10 公里所需的耐力適應，也適用於 3 公里跑步，甚至是 100 英里的自行車騎乘；漸進式槓鈴肌力訓練計畫產生的力量適應，適用於任何需要產生力量的情況，與運動表現本身的特質無關。比起硬舉 200 磅、肩推 75 磅的人；硬舉 500 磅、肩推 200 磅的人的上膊可以做得更重、在場上可以把你打得更遠，鉛球和棒球都可以丟得更大力，並且做更多下。

技術巧妙地取決於運動表現的特殊本質。美國大聯盟指定用球的重量介於 5 至 5.25 盎司（141.75 至 148.83 公克）之間，圓周長介於 9.00 至 9.25 英寸之間。球棒的直徑不超過 2.75 英寸（70 公釐），且長度不超過 42 英寸（1.067 公尺），因此球棒的重量取決於材質。投球練習指的是以上述規格的棒球投球數千次，打擊練習的概念也一樣。在「訓練」中投更重的棒球，或揮更重的球棒，是與***運動表現***截然不同的力學任務。若執行過量，會搞砸運動表現，因為這不是***練習***，即不符合運動表現特殊性。事實上，使用這種方式的人，即便使用頻率較低、時間較短、總量有限，仍屬於***以錯誤方式代替肌力訓練***。換言之，這種方法的重量不夠，不足以讓你更強壯，無法設計為足以構成訓練的計畫，而且也與任何運動表現不夠相似，無法構成練習。

多數人不是競技運動員、不認為自己是競技運動員，運動目標不外乎降低一些體重，並保持「好身材」，這就類似於想要身體健康，卻不考量身體的表現型和基因型。因此，多數人覺得運動就非常足夠了。健身產業了解這點，因此不遺餘力迎合大眾，它們主要使用器械式器材，缺乏槓鈴訓練所需的平衡和系統性負重。另外像是 P90×、CrossFit 或任何 DVD 上宣稱能讓你和你的肌肉「混淆」的訓練計畫，都大同小異。現代的健身俱樂部，完全都是為運動而設計，因為運動比訓練好賺太多了。他們典型的做法就是，場館面積的55%拿來放置「心肺」器材，讓會員在上面一直做重複的動作，同時看看電視。剩下 45% 的面積拿來放置固定式器材，主要是為了健身房員工方便，因為它們容易使用、容易教學、附近的地板容易清潔。

許多俱樂部除了啞鈴之外，根本沒有自由重量，更不打算教你操作自由重量動作。它們的本質是銷售組織，並非運動場館，如果會員入會後去不到3次，對他們也沒有影響。它們的商業模式特色，就是以比基本工資高一些的時薪雇用體育系（運動生理學、生物力學，不管這類科系在不同學校如何被稱呼）的大學生，這些孩子沒有槓鈴動作的教學經驗，也沒讀過這本書。它們的商業模式仰賴運動場館會員的流動率，特別是尖峰時間的流動率賺錢，以及（根據場館的設計）主要使用心肺器材的會員，也就是真正使用俱樂部的人。他們的想法就是，會員來健身房，花 20 分鐘玩玩器材，花 30 分鐘用腳踏車或跑步機爬爬坡、看看電視，然後洗澡，就可以滾了。員工的任務就是確保這一切的效率。這樣的做法固然促進了運動，卻幾乎不可能有訓練效果。

此時此刻，健身產業正迅速改變。原本標準的 55%「心肺」和 45% 器械正慢慢轉移至「功能性訓練」器材，強調提升運動強度，將槓鈴動作、健美操式運動、跑步等動作結合成累人的健身課程，而這樣的課程，確實帶來足夠壓力，會造成適應。這樣的情況，確實比蓬勃發展的大型「健身」企業的模式好得多，因為這些企業根本就*禁止*任何強度夠高的運動，也*禁止*任何會發出噪音的運動器材。許多功能性訓練場館的缺點，在於員工能力不足，他們大多是一群很有動力的年輕人，但是缺乏經驗和專業技術，無法確保動作正確執行，以避免會員受傷。但是，即使 CrossFit 裡面的 WOD 非常辛苦，它也不算是訓練。

訓練需要時間、專業指導，以及對訓練目標的付出。訓練需要計畫，由熟悉訓練過程的人擬定，並告訴你需要做什麼；而你也必須願意了解每次的訓練課程之所以有價值，都是為了要達到最後的成就。

這並不代表每次訓練課程都枯燥乏味，也不代表每次帶來的小小進步不會供給所有運動員都想要的滿足感。對任何執行訓練的人來說，每一塊拼圖將共同組成一張更大的願景圖，這是任何只會運動的人看不到的，他們甚至根本不知道有這張圖。

肌力訓練

本書的主題不是運動，而是訓練，特別是***肌力訓練***。任何領域的成功運動員都必須訓練，而針對長距離耐力的訓練哲學，和我們把人變強壯的訓練哲學一樣：依照運動員的現況，提出使他進步的計畫。我們主要使用無氧阻力訓練，而他們主要使用有氧耐力訓練。但是對我們來說，訓練的意義都是一樣的——我們不會進重訓室閒晃，只為了玩玩槓鈴，如同他們不會在跑道上閒晃，走到無聊為止。訓練代表計畫，而計畫就代表我們必須了解該做什麼，以改變運動員的身體能力。

肌力訓練是為了提升運動員肌肉產生力量，以對抗外在阻力的能力。肌力訓練計畫必須合理漸進，從運動員當下的肌力水準開始，往提升肌力的方向移動。這樣的漸進模式有以下兩個條件：

首先，若要讓運動員進步，必須正確評估運動員當下的肌力水準。正確的評估可以且必須在指導運動員執行訓練動作時做到，畢竟訓練動作必須以正確的方式指導與操作。動作熟悉後，就可以增加重量，因為如果要變壯，就必須*學習*舉起更重的重量。在訓練計畫開始前，額外花時間檢測很浪費時間，而且忽略了檢測本身就會帶來足以造成適應的壓力。若檢測的強度足以準確評估運動員當下的身體能力，運動員就會對檢測本身的壓力產生適應，造成身體能力改變。因此，這項檢測所取得的資料，在檢測過後就已經失準。

指導訓練動作的第一天，同時用來教學和檢測訓練者的能力，是最有效率的做法。因為幾乎對所有新手而言，訓練計畫就從這個點開始出發，而第二次訓練則以第一次訓練為基礎繼續延伸，如此一來指導和評估都已經做到了。

第二個條件就是，課程設計必須有最好的效率，以提升運動員的肌力。我們稍後就會看到，這樣的課程會應用來自於壓力－恢復－適應理論的一些原則，搭配以運動員身體適應潛能所做的當下身體能力評估。

壓力會在生物體內製造顯著的環境變化，足以改變生物體與現行環境互動的恆定狀態。無論是努力健身、曬太陽、被熊攻擊，或是臥床三個月，都可以算是壓力。對壓力的**適應**，指的是生物體改變生理環境，為了新環境狀況所做的補償，同時從壓力中**恢復**（當然，也要有辦法恢復，從曬傷恢復很容易，但如果是被熊攻擊就很麻煩了）。適應壓力是生物體在不斷變動環境中生存的方式。適應壓力的能力可說是生命的特色。

對我們來說，壓力來自於小心使用槓鈴，槓鈴製造出的適應，會增加我們肌肉產生力量的能力。不過，正如同遭受連續壓力的任何生物體，先前的壓力會累積適應，從本質上改變該生物體。現在的你顯然與剛出生的你是完全不同的動物，正是自然成長過程，以及你在這段時間遭受的壓力所致。

在我們的訓練過程中，身體經歷過的壓力會影響接下來可以繼續施加的壓力，因為你目前的適應狀況，會影響你適應壓力的最終潛能。每個人適應壓力的能力都有限，無論是急性壓力或慢性壓力都一樣。之所以會有限，一部分原因是基因，一部分與運動員所處的實體環境有關，而這個限制，最終決定了運動表現的潛能。事實上，人類所有能力的潛能都有類似的限制模式，因此在各個領域都一樣，不可能人人都有傑出的表現。圖 1-1 解釋了上述概念。

訓練者多接近潛能限制，決定了他還有多少進步潛能。從身體潛能利用的光譜來看，未經訓練的 17 歲孩子，與進階的 38 歲選手分別落在兩個極端。這孩子尚未發展任何力量潛能，而進階選手花了二十年的時間訓練，已經非常強壯。孩子的發展潛能非常多，而進階選手幾乎已盡全力開發所有潛能。孩子要變壯又容易又快，而已經很強壯的選手花了好幾個月執行複雜的訓練計畫，卻只能增加一點點力量——不強壯的人比較容易變強壯。事實上，孩子每次訓練後變強壯的程度，比進階選手訓練半年還大。這點看起來很令人悲傷，卻也很神奇。

人體表現的光譜，符合邊際效益遞減原則（Principle of Diminishing Returns），通常可從無數自然和人類經驗觀察到。很多事情開始時很容易，之後越來越困難，且能量、金錢、時間成本越來越高，到最後接近極限根本就是不可能的事。人類試圖接近光速、學習彈鋼琴、製造更快的汽車，都是很好的例子。而且要不是人類運動表現會呈現類似的漸進模式（一開始簡單，最後很困難），根本不可能有人訓練一年就能深蹲 200 磅，世界紀錄也不會一再被打破。

以上事實如此明顯，現在主流的運動計畫竟然無視這項事實。很多人都會先測試新手在各個訓練動作的 1RM，但新手根本就不會做這些動作，根本無法正確執行，因此動作品質不可能足以代表他真正的 1RM，所以根本沒意義。測出了這些沒意義的數據後，健身教練又在這些新手身上操作更適合進階者的課表，多數時候讓新手以較輕負荷訓練，然後再根據預先決定的計畫（甚至是以*月*為單位的計畫）加重。很多人還是初學者時，在從未快速適應而且尚未達到該有的程度前就操作這樣的課表，而沒有採用確實反映初學者能夠快速適應的課表。

更糟的是，新手進步以後，很多教練也不會用合理的方式持續訓練。就算有考量到後續訓練，通常還是建議一個動作做 4 到 5 組的 8 到 12 下變得輕鬆後，再稍微加重。他們從來不試著真正***驅動***進步，不過話又說回來，如果真的有進步當然也不錯，只要你不受傷就好。

這種方法是常態，是運動處方的常識。所有觸及運動處方的授證機構都認為這種方法正確且妥當，包括 ACSM、NSCA、IDEA、ACE、AFAA、NETA、ASFA（除非通過，不然不要繳費！）、YMCA、古柏診所（The Cooper Clinic）。他們採用這個方法，因為這些方法有***證據***支持，也就是那些同儕審閱後的科學文獻說應該這麼做。

但是運動並不是訓練，所以我們設計訓練計畫以讓人變強壯的方式，和那些機構不一樣，他們主要在乎的是培養私人教練和運動團課指導員。

理論基礎

我們的訓練方式認為每一個訓練者的訓練計畫都必須量身訂做，考量他們在圖 1-1 曲線的位置來設計課表。本書中的「新手」、「中階者」、「進階者」的區分方式，取決於從訓練造成的恆定擾動恢復所需的時間。***這些分類並非根據他們的肌力或絕對運動能力***。當然不同項目的運動員可能對以上分類有不同的應用，但我們的分類是特別根據圖 1-1 的模型。

因為新手從未以能逐步提升肌力的方法做重量訓練，他舉起的重量相對於他的最終肌力和爆發力潛能來說很輕。即使他加入健身房很多年，每週都認真運動，但從未接受***訓練***，他還是有可能是新手。事實上，新手在訓練後 48 至 72 小時就能恢復，週一做「很重」，週三又可以做「很重」。這些新手離他們的身體潛能很遠，因此肌力和神經效率都還不夠，還無法產生足以妨礙快速恢復的巨大壓力。對他們來說的「很重」其實並不重。肌力和爆發力進步的同時，恢復能力也在進步。恢復過程和所有其他身體能力一樣都可以訓練，這是訓練過程中很重要的因素。但是我們必須記得，恢復過程常常會被不合適和超量的訓練刺激超越。必須先恢復，才有可能進步。

簡單來說，我們所謂的**新手**，指的是***單次訓練的壓力和隨後的恢復，足以在下次訓練前造成適應的訓練者***。這讓他們在新手階段的每次訓練，都能增加一些重量，因此能在相對較短的時間內快速提升肌力。在運動員訓練的過程中，只要有了解訓練過程和進步潛能的教練正確執行訓練，新手階段是肌力和運動能力提升最快的階段。

新手階段最後會遇到運動表現高原期，通常會在訓練後三到九個月發生，會因基因和是否正確執行影響恢復的環境因素而有所不同。新手的訓練計畫本質上依循我們在***《肌力訓練聖經》***特別定義的重量訓練線性進步模式。

我們必須了解，新手本來就習慣不活動（相對於重量訓練），因此即使不以針對肌力提升設計的基礎槓鈴動作訓練，還是可以進步。例如，多組 20 下的訓練，也會提升新手一下反覆的絕對肌力。對原先靜態生活的初學者來說，騎自行車甚至也能讓深蹲 1RM（一下最大反覆次數）進步。不過中階者和進階者就沒辦法，因為他們肌力、爆發力或重量的進步，必須嚴格配合特定訓練計畫的適當應用。

新手在每次訓練都會達成兩件事：他們用更新、更高的訓練負荷來「測試」，並讓身體接受負荷，在下次訓練變得更強壯。在每次預設的組數次數增加 10 磅，確認了前一次訓練成功提升新手的肌力，也讓他的身體適應、變得更強壯，以為下次訓練準備。對多數訓練者而言，在新手階段只要訓練得

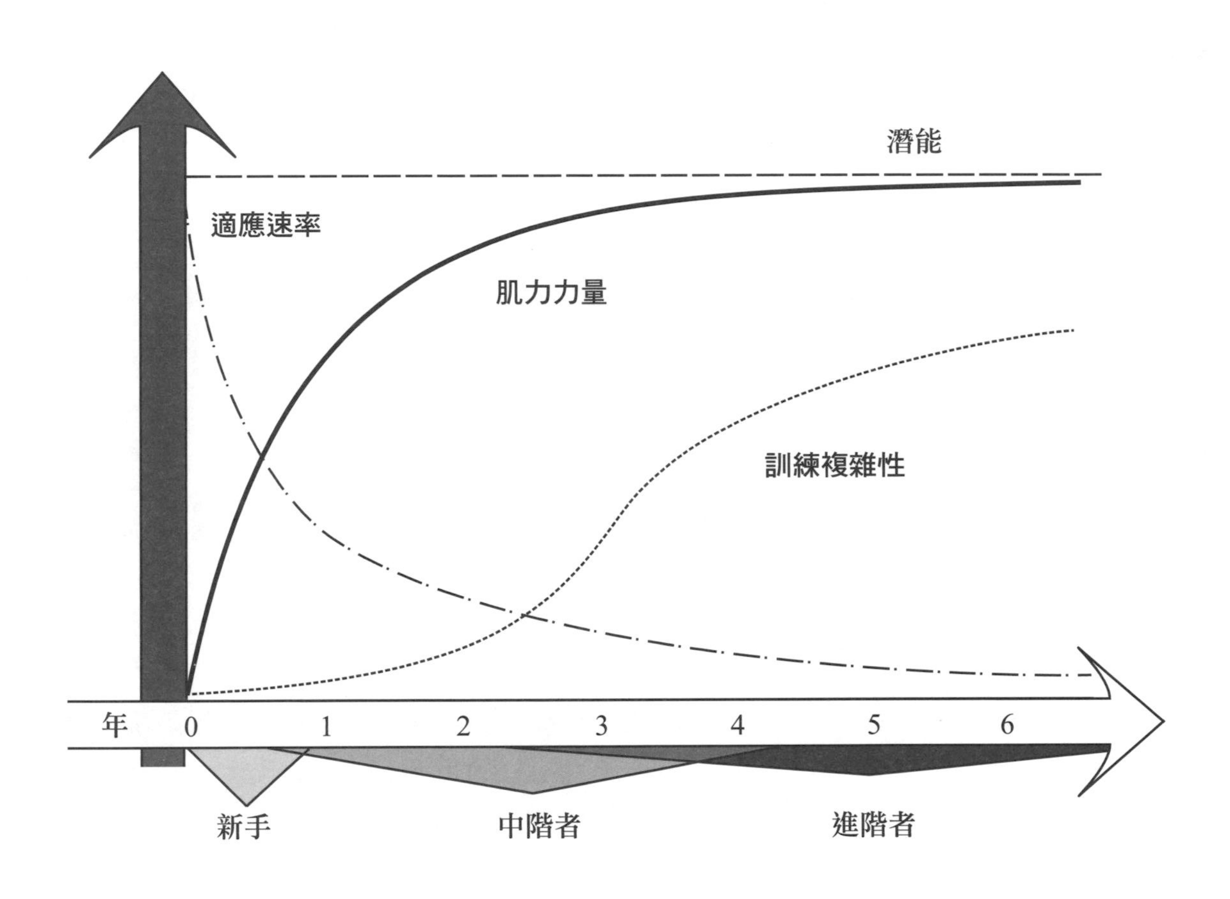

圖 1-1　一定時間內，運動表現進步與訓練複雜性的概率關係。對訓練的適應會隨時間逐漸放慢。

當，將會是整個訓練生涯進步最快、最有效率的階段。

在多次輕鬆進步之後，每次訓練帶來的進步會越來越難取得，新手階段就進入尾聲。此時，訓練重量的躍升已完整利用且消耗殆盡，即使努力控制恢復，進步仍會卡關。

中階者的問題和新手不同。隨著中階者開始面對更接近身體潛能的訓練負荷，恢復能力將以不一樣的形式受壓力影響。恢復所需時間較長，通常會涵蓋好幾次訓練階段的時間。從實務觀點來看，這樣的時間架構，用以週為單位的運動計畫最有效率。基本上，中階者對自身系統施加的壓力，需要更長時間恢復，同時，擾動體內平衡所需的壓力，已經開始超越先前所需的恢復時間（48-72 小時）

為了同時達到足夠的壓力與恢復，長時間以來必須調整訓練負荷，而一般以週為單位來安排訓練。一開始真正所需時間也許少於一週（也許是 5 天），而在接近中階階段尾聲時，整體時間可能變成 8 到 9 天。關鍵因素是漸增訓練負荷的分配，才能以足夠促進恢復的模式施加足夠的壓力。本階段訓練成功的關鍵是平衡這兩個重要卻相對的現象，即需要的刺激變多，但相對也需要更多的恢復時間。以週為單位的訓練負荷安排相當單純，可促進訓練者從單次或多次大重量訓練後恢復，也能良好配合多數人的生活作息。

中階者可接觸比新手更多的訓練動作，因此獲得進步。他們正學習新的動作型態，同時發展*學習*新技能的能力。這正是訓練者真正變成運動員的階段，他們選擇一項運動，並做出影響未來競技生涯的決定。而廣泛接觸各種訓練和競賽選項，可讓他們做出更好的決定。

在一連串越來越困難的週訓練計畫後，會遇到運動表現高原期，代表中階階段結束。這可能在兩年之內發生，也有可能四年以上，端看訓練者的耐受力，以及對全年漸進訓練計畫的堅持程度。75% 以上的訓練者不需要比中階更複雜的訓練計畫（請記得，舉起的重量或訓練年資不是區分訓練者程度的指標）。對非槓鈴運動項目的運動員而言，幾乎都能使用這樣的肌力訓練模式。他們不只會在健身房訓練，更會花很多時間做專項訓練，而這就大大延長了訓練者在中階階段的時間，即便是非常成功的運動員，也許都還能從中階肌力訓練計畫獲得好處。

槓鈴運動的**進階**訓練者相對接近最終身體潛能。這一小群訓練者，幾乎全是健力或奧林匹克舉重選手，因為一般訓練者根本沒辦法付出這種程度的時間和精力來訓練。進階訓練者的訓練耐受力很高，因為運動員的恢復能力本身就能夠訓練。然而，進階運動員若要產生適應，也需要很高的訓練負荷，畢竟他們經歷過通往進階階段的各種適應。這個程度需要很高的訓練量和訓練強度，且比中階訓練負荷需要更長的恢復時間。訓練負荷和恢復需要以更複雜和多變的方式調整，且所需時間更長。更大的負荷加上更久的恢復時間，使得進步可能需要一至數個月才能產生。例如，我們可能利用一週的超大重量訓練來引發體內平衡擾動，而這週的訓練可能需要二週以上的較輕負荷來完全恢復和產生適應。此時進步曲線的平均斜度非常低（圖 1-1），以很慢的速度逐步逼近最大身體潛能，而且必須以非常大量的訓練努力換取相當少量的進步。也正因為這個原因，進階者使用的訓練動作，通常少於中階者。進階者不需要接觸新的動作型態和壓力種類，畢竟他們已經是專家，而且早已適應他們的專項運動。

進階訓練者適合複雜的訓練計畫。多數訓練者永遠達不到需要進階週期訓練的程度，因為多數訓練者在達到這個階段前，就會自願終止競賽生涯。

精英運動員是在所屬的專項運動達到「精英」水準的運動表現。根據這個定義，參加國家或國際比賽的運動員，即使在肌力訓練上屬於中階者，事實上也是「精英」。偶爾會有一些運動員，他們的天分和先天條件就是這麼好，我們也都看過這種怪胎，在某項運動突然竄起，甚至不需要像其他同儕一樣努力，就能達到精英的水準。精英運動員通常屬於進階者裡面的一小群，他們有先天優勢，也剛好有努力的動力，不因巨大的身體及社會成本而退縮。他們的成功讓他們一直專注在自己的運動項目，也因為訓練投資有良好的回報，讓他們持續致力於高水準的訓練。

對他們而言，先前的訓練幾乎已讓他們達到最高表現潛能，因此額外的進步需要相當複雜的計畫，以發掘任何微小進步的可能。必須使用非常複雜的訓練計畫（雖然動作選擇可能很單純，但壓力刺激變化多端），才能使已高度適應的運動員更接近最高等級的表現。這種時候，計畫考量可能要以數月、一年，甚至奧運的四年為基礎。這個等級的運動員訓練方式通常高度個人化，也超過本書探討的範疇。不管訓練經歷為何，能達到這個等級的訓練者少之又少，遠低於 0.1%。

與初學者或進階者不一樣的是，進階者需要大量的高強度刺激，才能擾動體內平衡以獲得適應。換言之，要達到進步，需要的壓力會越來越接近人體可製造及恢復的極限負荷量。需要 10 組深蹲才能進步的進階運動員，若做 9 組可能就不會進步，但如果做到 11 組卻可能「***過度訓練***」，他們進步的窗口非常小。

但是如果負荷量不提升，則表現和恢復過程都不會進步，因為體內平衡未受擾動。增加負荷量的操作方法，取決於訓練的進階程度，如圖 1-1 所示。新手、中階者、進階者適應訓練的能力相差甚遠，必須根據各發展階段的特性，考量生理參數來安排訓練計畫。在健身房浪費時間最有效的方法，就是用進階者的計畫來訓練新手。

問題？

如果上述這一切都如此明確，為什麼那些授證機構都不理解這種模式，並調整他們的教條？會不會是那些掌管這類運動常識的學術機構，從未研究這種明顯到不行的模式，使得此模式根本未曾出現在記載這些常識的同儕審閱期刊？

讓我們用一個更實際的框架來看這個問題：四年制的學院和大學，任務就是讓學生取得體育學士學位，同時有一群碩士學位候選人和教授。為什麼這些學校無法研究一個必須經過幾年才會發生的現象？他們有一群積極向上的競技運動員，卻無法使用系上資源，無法作為實驗受試者，也不會改變訓練模式，以長時間配合比較不同訓練方法的研究。為什麼會這樣？

答案很明顯：他們做不到。有效檢視和比較運動員實際訓練模式的研究，無法在大學體系的限制下設計和執行。這些科系只能利用大學生當作受試者，而他們幾乎全都是新手，對任何訓練計畫都會產生初學者效應，也就是不管怎樣操作，或多或少都有效。這些科系也能找到一群有時間的老人來實驗。他們通常無法研究競技運動員，因為競技運動員無法為了一群不熟悉該運動及其訓練需求的人改變訓練計畫。每年都有期刊出版需求，碩士學位候選人待在系上的時間大概兩三年，他們必須出版刊物，才能完成任務，或滿足系主任的需求，而系主任的任務就是要讓校方覺得該系的產能很高。負責訓練設計和研究方法的人，自己必須接觸過設計適當的訓練計畫，才有能力問對的問題。說起來很怪，但這種人在體育系非常少見。體育系的人都在想著畢業、獲得續聘、課少一點、出版品多一點，或是退休。這樣的評論也許刻薄了些，我也沒有說這些人是壞人。然而，實際情況就是體育系的多數人缺乏訓練的概念或資料，自然無法讓系上的人把訓練做好。

上述情況的結果，就是***訓練***相關的文獻有相當大的缺漏，而這個缺漏卻由***運動***相關的同儕審閱文章填補。這是因為運動的本質，讓體育系容易取得相關資訊，而訓練則不行。按照現行的制度，這種情況不會改變。

同儕審閱文章多半都與運動相關，使得將「有證據支持的實作」應用在實際運動員訓練上十分困難。而現在很流行將所謂「有證據支持的實作」運用在運動處方上，但這些處方的根據只來自同儕審閱的運動科學文獻。以訓練運動員為目標的情況下，使用的研究結論若來自一小群一般大眾的運動文獻，不可能有效果，也不會有效果，而世界上所有對同儕審閱刊物的莫名崇拜都注定如此。

知識論中有一種觀點稱作***經驗主義***，認為對受試者的知識，來自直接的感官經驗，也就是經驗證據。有些人認為經驗證據是正式研究環境中，經由控制實驗過程得到的結果。這些人通常就是取得這類資料的人，而他們可能認為缺乏實驗取得的資料，等同於缺乏知識。相比之下，知識論中的***理性主義***則持相反觀點，認為論述和邏輯分析才足夠帶來知識和真相。他們認為經驗資料的缺乏並非無法克服的障礙，只要研究者有能力應用理性分析來處理問題，因為特定結果通常可由普遍原則推論而來。

經驗豐富實驗者（數十年下來接觸數千名運動員的資深教練）的觀察，在運動科學出版界學者的眼中往往只是「軼事」報告，無異於道聽塗說及暗諷。這是對「經驗」定義的一大誤解，因為經驗幾乎必然包含資深教練適當的直接觀察。實證研究取得的經驗證據只是經驗證據的一種，而它依賴觀察的程度，如同資深教練透過觀察取得資料一般，因此經驗證據當然同等珍貴，更別說研究取得的資料會受研究方法限制。

運動科學也有自己的問題。運動科學研究的樣本數一般都很小，通常少於 20 人，他們幾乎都不是有訓練經驗的運動員，且大多都是未經訓練的大學生，對他們來說，任何壓力都能帶來適應，因此若要研究兩種運動方法的效果差異就相當困難，也徹底忽視了有關訓練的任何問題。運動科學的方法本身也常常很糟糕（用史密斯機做深蹲研究），完全忽略要量化研究中的動作模式（深蹲的定義究竟為何？要多深？臀部角度多少？是否影響肌肉徵召？如何測量？），或是研究人員無法標準化與受試者的互動（「這次要***非常非常***用力」）。有時候研究期間太短，無法得到任何有意義的發現，因為研究樣本中的學生只有一個學期的時間參與研究。最重要的是，如果研究者本身就缺乏經驗，根本不知道研究問題本身就很愚蠢（躺在板凳上和躺在抗力球上臥推，哪一個可以推比較重？），如果審閱者缺乏經驗，無法知道研究者的問題如此愚蠢，就會讓這種愚蠢的同儕審閱「證據支持」研究進到文獻中，讓問題越來越嚴重。

執行數組 5 下的訓練，是目前觀察到最有效的組數次數範圍，最能夠在槓鈴運動生涯中長期發展力量。這個結論來自觀察得到的證據，且絕對和有控制的雙盲實驗一樣，不受既定想法影響，卻容易受到經驗法則影響。兩者都有其限制，但都有各自的地位。很可能根本沒有理論中立的觀察，但在沒有其他資料的情況下，教練適當的觀察就是我們擁有最好的資料，而他們得到的結論，比糟糕運動研究的推論好太多了。缺乏實證資料時（例如所研究的訓練方法，很不幸地超出減重或大腿肌肉生長的範疇），結合經驗主義和理論主義會得到最好的結果。

既然在槓鈴訓練長期效果這個議題上，缺乏同儕審閱研究的有意義研究資料，我們只能被迫仰賴數十萬名教練和運動員的觀察，他們在取得經驗的過程中摸著石頭過河，不斷修正錯誤。因此，能提出有效槓鈴訓練計畫的每一個教練，都相當理性。此過程若要有邏輯、有效、有操作價值（即***合理***），必須有深厚而透澈的科學基礎，包括生理學、化學、物理學，因為「運動科學」已證實缺乏達成此任務的嚴謹與規模。優秀的教練，不是具備「硬底子」的科學學位，就是對許多科目都有相當的理解，諸如生物學、解剖學、生理學、物理學、化學，甚至心理學。教練的藏書中，應以上述科目的教科書為基礎，而教練也應有實際的訓練經驗，並有數千小時的執教經驗，以發揮槓鈴訓練教練應有的能力。

CHAPTER 02

適應

ADAPTATION

訓練的過程包括身體壓力的施加、從壓力恢復以及適應，讓生物體可以在有同等壓力的情況活下去。這個生物學概念相當基本，適應壓力的能力就是定義生命體的標準之一。對於希望有訓練效果，不是只想運動的教練或運動員來說，了解這個現象非常重要。我們對這個現象的認識，始於漢斯・謝耶博士。

1936 年 7 月 4 日《自然》期刊出版了一篇論文，名為「多樣有害物質造成的症候群」（A Syndrome Produced by Diverse Nocuous Agents）。本論文的基本前提，就是有機體在接觸外在壓力後，會經歷 1 組特定的短期反應和長期適應。在我們的討論中，這個壓力就是舉起重量。

一般適應症候群

謝耶認為運動是「有害」或有毒的壓力，若負擔太大或施加太頻繁，就會造成死亡。他的理論來自觀察處在壓力下的動物，以及在光學顯微鏡下檢視遭受壓力的細胞。他進行研究時完全不了解人類新陳代謝的基本細節，也不知道骨骼肌收縮的基本機制，畢竟他的研究出版時，以上知識都還沒被人發現。即使他研究根據的資料來源相對稀少，他的論述卻相當穩固。我們現在對生理學機制的認識更加透澈，因此可用更好的方式解讀和應用謝耶的理論。我們對於急性期反應和後續適應反應的認識（兩者發生的時間皆非常清楚），以及現代對於壓力後細胞反應的理解，讓謝耶這先見之明的概念更有意義。

謝耶理論的前提是，重複接觸未達致命等級的壓力，會讓後續更能面對相同壓力，因為特定的壓力會帶來特定的適應。這就是特殊性的概念，即訓練壓力必須配合相關的運動表現，才能獲得適應，讓特定表現進步。該理論認為，身體會經歷三個可能的階段，前兩個讓生物體活下來，第三個代表身體無法忍受或適應壓力。

第一階段：警戒或震盪

警戒期是壓力開始後的立即反應，會發生很多事情。謝耶提到，第一階段的主要特色就是「肌肉張力」快速喪失，最多持續大約 48 小時。我們知道此階段的其他過程包括發炎和急性期反應，而***這些效果對於來源壓力有特殊性***，也就是說，用火燒手不會讓臉起水疱，跑步十英里不會造成手部肌肉痠痛。這些反應的主要結果之一，就是基本細胞過程的大致壓抑，以穩定細胞結構和新陳代謝，直到壓力消退。這就是生存的過程，也可作為有效訓練刺激的指標。這階段可能伴隨輕微骨骼肌肉不適，代表體內平衡受到擾動，以及訓練後肌肉結構和功能受到刺激而改變。訓練者在此階段可能不會感覺痠痛或疼痛；他更可能把這種感覺描述為「僵硬」或「疲勞」。無論主觀感受為何，此階段會伴隨短暫的表現下降，雖然在槓鈴的典型 5 磅漸增負荷系統限制下，可能明顯感受到。表現下降在注重技巧和爆發力的運動比較明顯，在絕對力量的運動較不明顯。

謝耶沒有預料到，他的理論會成為健康訓練者運動計畫的基礎。如果他當時了解他的理論對訓練運動員有多重要——第一階段關於有機體適應的當前狀態，應該會有更詳細的敘述。對新手訓練者而言，產生體內平衡擾動所需的負荷，比進階訓練者低得多，因為新手的肌力或耐受度都尚未開發。隨著訓練程度越來越高（從新手到中階到進階），要引發第一階段的壓力就必須越大和（或）越長。

第二階段：適應或阻抗

第二階段中，身體對訓練壓力的反應，會透過基因活動調變、荷爾蒙分泌改變、結構和代謝蛋白質增加等方式呈現，而這些過程的累積效果，稱為***適應***。本質上，身體正試著讓自己變強，以忍受壓力的反覆出現，確保可以生存下去。壓力的效果會產生一連串對壓力有特殊性的反應，而壓力的恢復也具有特殊性。在訓練的情況下，這個階段將帶來表現提升。根據謝耶的統整，適應期一般會在壓力後兩天開始，而若定期施加相同壓力，完整適應可能在四週以內發生。

我們現在了解，適應的發生就像是滑尺，會隨著訓練者當前耐受程度而改變，而適應過程本質上代表訓練者與最終身體潛能的距離。距離最終身體潛能很遠的人（新手）適應很快，從接觸壓力的時間就開始，大概 24 至 72 小時完成。不需要太大的身體刺激，就足以擾動新手的體內平衡。對光譜另一端的進階者而言，需要很大且不斷累積的訓練壓力，才能超越他們高度發展的耐受度，以擾動體內平衡並驅動進一步適應。對他們來說，可能需要一至三個月以上才會產生適應。

我們必須了解，整個身體系統都在持續變動，對各種等級壓力的適應都隨時隨地在發生。將先前適應的壓力移除也會造成適應，也就是適應會以多種「方向」呈現，取決於造成適應的事件為何。在這個脈絡下，任何造成適應的事件，都可算是壓力。

同時也必須清楚知道，身體非常有理由根據外在條件而改變準備程度：持續維持高度準備程度對代謝的要求非常大，而在沒有外在壓力的情況下，沒道理維持這麼高的準備程度。我們之所以達不到基因允許的最強壯或快速狀態（一輩子都不可能），是因為環境狀況不會一直要求這種狀態，需要大量珍貴代謝資源的準備程度，可用更節省的方式，以更長的時間用於較低的準備程度。同樣的，無法適應壓力的能力，會從任何身處變動環境的基因庫快速消失。因為準備程度提升所需要的壓力反應，會讓生物體達到比先前更高的準備狀態。因此，適應超過先前基準的能力，在生物演化的非常早期就已經出現。

第三階段：耗竭

身體承受的壓力太大，不管是強度太高、時間太長、頻率太高，都會無法適當適應，因此產生耗竭。謝耶提出，持續一至三個月的極大壓力，可能會導致死亡。這個武斷評估的主要目的是描述1936 年提出的理論，完全沒問題。但是因為我們現在對於這個原則的應用已有一定的理解，而且真的有人在跑了 3 小時的馬拉松後死亡，此評估顯然無法應用於我們在訓練的推論。如果我們認為訓練壓力程度的不當會造成這個效果，則此種壓力的大小，會依訓練程度而有所不同。其實在大多數的情況下，中階者和進階者才需要擔心這個議題，也就是必須避免長時間過量的最大努力訓練。新手的肌力和體力不足，通常無法達到產生此等壓力的訓練強度和時間（雖然還是存在缺乏經驗的教練虐待新手的狀況）。底線就是，沒有人想進入第三階段，也就是我們所稱的「***過度訓練***」。

謝耶的理論運用在訓練的情況，呈現於圖 2-1。在一般適應症候群的脈絡之下，漸進式訓練的意思是必須逐步增加訓練負荷，以製造累積適應效果。持續使用初始、已適應的負荷，因為適應早已發生，不會造成體內平衡擾動。因此，持續使用相同訓練負荷不會帶來進步。若以提升運動表現為目標，重複使用相同訓練負荷，是一種沒效率（卻很典型）的執教模式。

在謝耶理論的脈絡下，了解運動和訓練的差別至關重要。壓力－恢復－適應是一個相當合理的過程，任何人都能應用於提升身體能力的運動計畫中。這個方法非常單純，只需要配合訓練者希望提升的能力，以製造累積***生理適應***的方式持續施加壓力即可。根據定義，要進步就需要改變，所以訓練若要有效，就必須持續提升壓力。

從最基本的層面來看，這意味著長距離跑步的訓練和舉重訓練會有很明顯的差異。這兩種運動的表現需求根本完全相反，而若要產生優秀表現所需的生理適應，訓練壓力就必須反映這些差異。但是在每項運動中，訓練若要有效，就必須使用符合競技表現恢復所需的漸進式壓力。舉重選手無法透過長距離跑步提升表現；長跑選手也不能光靠肌力訓練來讓跑步時間進步。比起耐力，肌力是一項範疇更廣的適應能力。如果根據跑者的競賽耐力計畫妥善安排，跑者也能忍受甚至受惠於肌力訓練；但競技舉重選手的賽前準備，完全沒理由加入跑步。

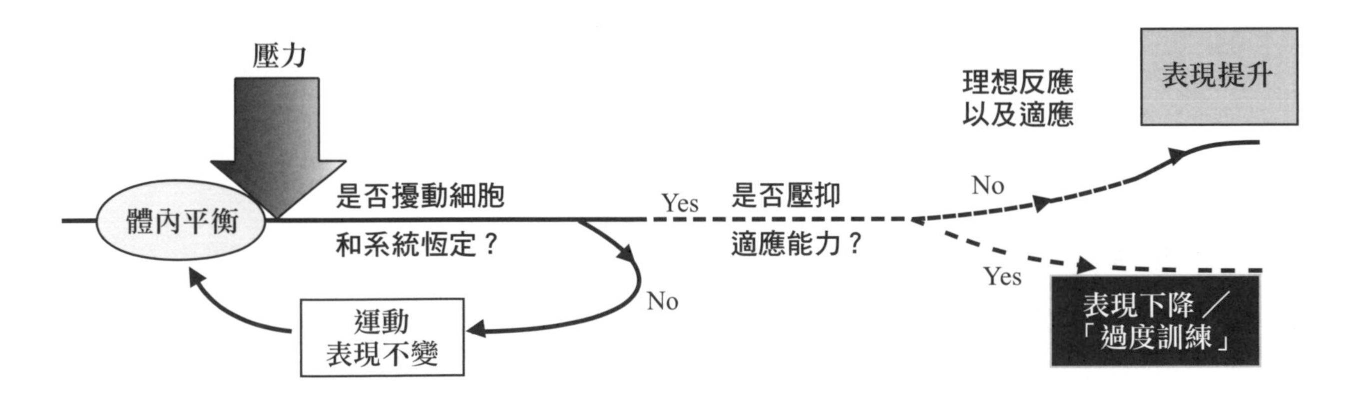

圖 2-1 在謝耶所提出的理論中，經歷訓練刺激後有三種可能的結果路徑。壓力太小就無法擾動體內平衡，因而不會有任何變化。壓力太大會擾動體內平衡，但會壓抑適應能力，造成表現下降。適量的壓力會擾動身體的現況，但不會壓抑適應能力，進步就會發生。

舉重選手如果要變強壯，就必須有計畫；跑者如果要跑得更快，就必須有計畫。舉重選手安排計畫以舉起更重的重量，藉此變得強壯；跑者安排計畫以在更短時間內跑得更遠、跑得更快。產生這兩種適應的過程相對單純，尤其對於剛開始從事運動，還有很多進步空間的運動員而言，他們需要的就是舉得更重或跑得更快，並以能夠持續進步的方式進行。必須施加壓力，也必須從壓力中恢復，如此得到的淨效益就是造成表現進步的適應。但我們很容易忽略的是，創造進步的過程，是由長期漸進式壓力－恢復－適應的***累積***效果所組成，單次訓練本身並不是重點；重點是***長期訓練的累積效果產生適應***。如果沒有妥善安排，訓練就會沒有效率；如果完全沒有安排，就不是訓練，只能算是運動。

壓力－恢復－適應循環的過程，會隨著不同狀況和不同訓練者改變。新手的最終身體潛能尚未開發，只需要一次重量訓練就可以變強壯，只要從壓力後恢復並適應就可以。在此之後，後續的壓力可讓這個過程再次發生，產生更多適應，只要在適應因為缺乏持續壓力而消失之前就可以。有的運動員已經歷這個過程，在多年的適應後已相當強壯，這個過程的速度就會變慢，直到有一天變得幾乎不可能繼續驅動適應（圖 1-1）。在新手的第一次訓練以及進階者費盡苦心只為多舉一公斤之間這個光譜，每個訓練者都能找到自己的位置，而這個位置決定了他們對壓力－恢復－適應現象的反應。

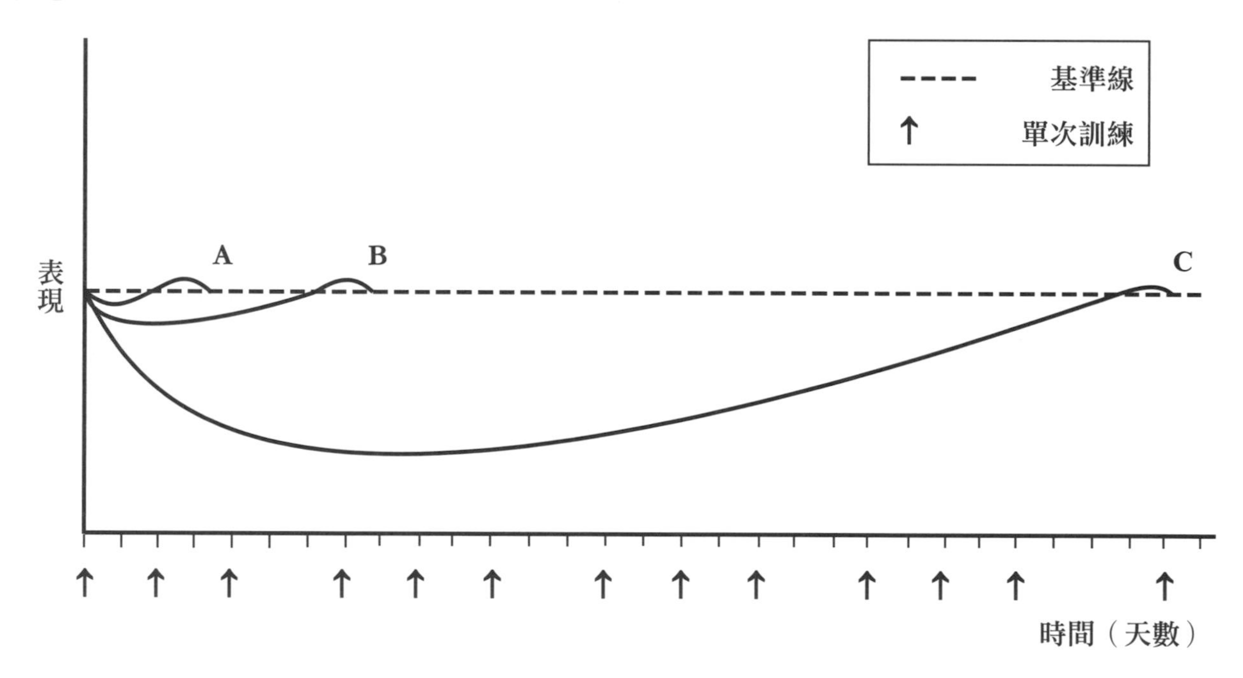

圖 2-2 從新手進步到進階者的過程，壓力－恢復－適應循環的時間會越來越長。（A）新手在單次訓練就能產生足夠的壓力，並在 72 小時內展現超越基準線的表現程度。（B）中階者需要多次訓練和更長的恢復時間來引發以週為單位的適應循環。（C）進階者需要許多次訓練來累積壓力，並透過一個月以上的恢復來驅動進步。

對新手來說，單次訓練就會擾動肌肉內和全身性的生物平衡。如果單次重量訓練就能擾動體內平衡，就可依據擾動程度來預測結果。此模型呈現於圖 2-1。

對新手來說，適當程度擾動生物平衡的單次訓練（使用合理的負荷，讓運動員有能力做完，也能夠恢復），會帶來短暫而非常輕微的表現下降。表現只會輕微下降是因為新手的表現水準通常很低，小小的下降很難看出來。表現下降會在訓練階段後立刻發生，代表了謝耶理論模型的第一階段。在訓練壓力之後，表現能力會依對壓力適應的程度而恢復，就會超越壓力前的水準，***大概***提升至壓力超越體內平衡的程度。此時訓練者已成功完成謝耶的第二階段，並已適應新的訓練負荷（圖 2-2 的 A 曲線）。

我們必須了解，訓練者不是在訓練的時候變強壯，而是在訓練*之後*的恢復期變強壯。既然壓力－恢復－適應循環已讓他變強壯，合理的下一步就是在下次訓練時，依據他的表現能力和恢復能力合理提升負荷量（即運用單次漸進式超負荷，有計畫逐漸提升舉起的最大重量）。再次施加相同的訓練負荷不會帶來進步，因為他已經適應這個壓力，而重複相同訓練負荷就不會再帶來壓力。到了這個時候，小幅提升訓練負荷讓訓練者再次經歷謝耶的第一和第二階段，以稍高的程度再次經歷壓力－恢復－適應循環。如果每次逐步提升的訓練負荷大致相同，這個訓練過程就稱為**線性進步**。

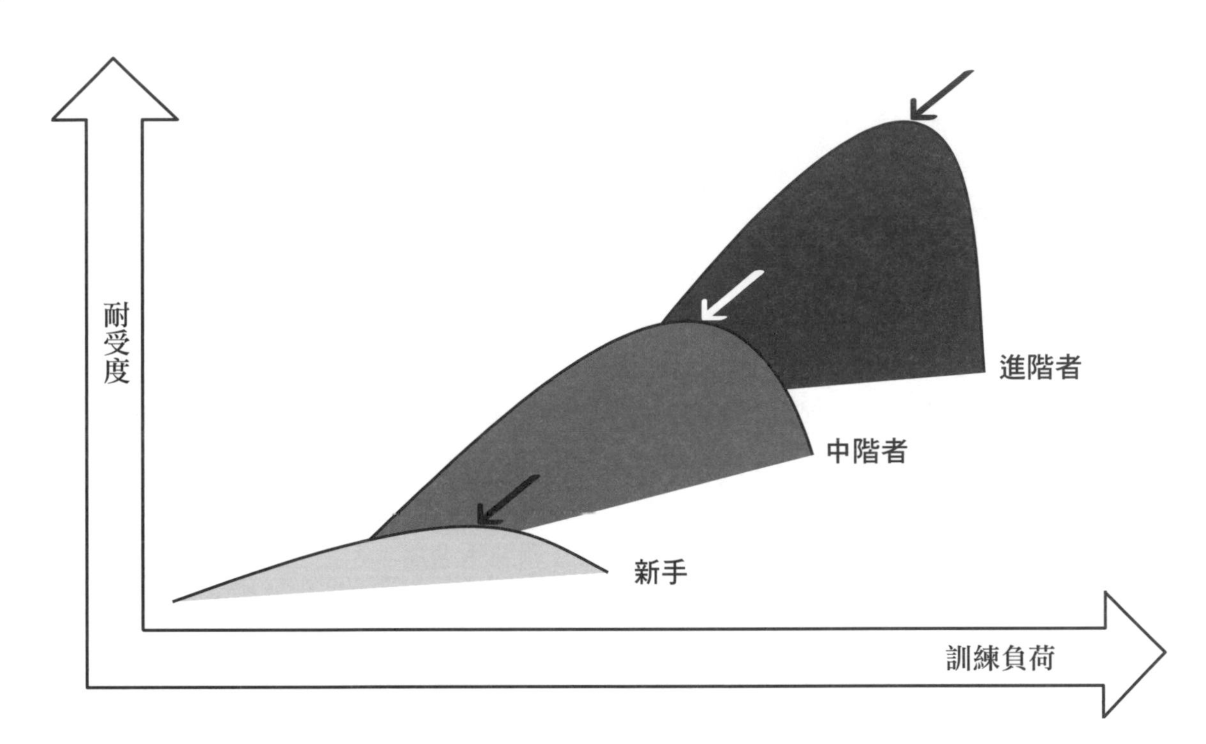

圖 2-3 訓練負荷與耐受度的關係。不管訓練程度為何，都會有耐受度的上限（圖中小箭頭所示），只要一超過就會導致過度訓練，耐受度和表現能力也會隨之下降。有兩件事情值得注意：首先，耐受度會隨著訓練顯著提高，原因是訓練負荷的漸進提升；第二，隨著訓練程度逐漸提高，過度訓練和表現下降會發生得更快更明顯（注意圖中進階者達到耐受度上限後，下降的幅度較陡）。雖然過度訓練在每個階段都可能發生，但對進階者來說，預防過度訓練格外重要，因為超過耐受度上限後，表現下降的速度非常快。相反地，對於新手和中階者來說，過度訓練的診斷可能很困難，因為超過耐受度後表現能力下降的速度慢得多，也很容易沒發現或解讀錯誤。

這樣的訓練模式可持續數月，直到訓練者的進步停滯。此時可能需要一系列二到三次特別安排的訓練才能累積效果，加上更長（也許一週左右）的壓力－恢復－適應循環，訓練者才能完全度過謝耶的前兩個階段。這就是中階者的反應模式（圖 2-2 的 B 曲線）。依據不同訓練目的，中階者階段可能很長，持續數年之久。

隨著身體產生力量對抗阻力的能力提升，從壓力恢復的能力也會提升。表現和恢復能力隨著長時間的漸進式訓練逐步提升，最終會需要數週的時間才能適當擾動體內平衡以刺激適應，再次開始下次長時間的恢復和適應。進階者甚至需要數月的時間才能通過前兩個階段（圖 2-2 的 C 曲線）。

運動員越進階，就越需要了解壓力－恢復－適應模型，及其平衡兩個累積適應相反力量的方式：首先，訓練負荷必須足夠擾動生物平衡以驅動適應，又不能超過可負荷的壓力程度；另外，必須有足夠的恢復以產生適應（圖 2-3）。在這個時候，進階者猶如走在鋒利刀口，必須步步為營；但對新手而言路非常好走，根本沒有刀口可言，也相當容易妥協。中階者面對的刀口稍微鋒利，需要更複雜的方式避免傷害。進階者所走的刀口相當鋒利，若要維持平衡且不造成傷害，需要小心控制所有訓練計畫變因。

認識過度訓練

超負荷是認識肌力訓練進步的關鍵。超負荷的意思是擾動生理平衡和引發適應所需的壓力大小。進步要發生，生理系統就必須擾動，而在重量訓練中，擾動指的是更重的重量、更大的訓練量（組數和次數），對中階者或進階者來說，可能是比習慣更短的組間休息。我們透過訓練對身體施加超負荷，而擾動平衡的特殊壓力稱為**超負荷事件**。對新手而言，每次訓練都構成一次超負荷事件。對中階者與進階者而言，一週以上的各種訓練元素可能共同構成一次超負荷事件。

但是，超負荷事件之後若沒有恢復，超負荷就不會帶來進步。沒有適當恢復或是壓力過大的超負荷會引發過度訓練。**小週期**一詞通常被定義為一週的訓練，其實它更像是完成一次壓力－恢復－適應循環所需的時間，而所需時間會依訓練程度有所不同。對新手來說，一個小週期就是兩次訓練之間的時間。訓練者越進階，小週期就越長，最終小週期一詞會對進階者失去意義，因為對進階者而言，壓力－恢復－適應循環的所需時間較長，傳統上稱為**中週期**。因此，這些詞不夠精準，並不實用。

過度訓練是任何訓練計畫的一大威脅。如果訓練壓力超過身體適應能力，訓練者不但可能停止進步，甚至會退步。若將此概念套入我們一直使用的詞，過度運動的訓練者已進入謝耶的第三階段。訓練壓力與恢復的失衡已然發生，疲勞的影響非常明顯，使得不受影響或是減少的恢復過程受到壓抑，因而造成持續甚至漸增的疲勞。此時表現仍因初始的超負荷而維持低迷，若持續負荷，表現會繼續下降。最後的結果是無法訓練，也無法達到先前的表現水準。

在傳統的運動科學文獻中，訓練壓力有三個可能版本：疲勞、功能性過負荷（overreaching）、過度訓練。以上三者皆與表現能力下降有關，但只有過度訓練是真正的訓練問題。

疲勞

疲勞在生理學上的定義通常是肌肉力量輸出能力下降。疲勞可描述為身體用力導致的單純和暫時疲累，這是來自於進到謝耶第一階段所需壓力而帶來的必要訓練成分。一般預期對新手而言，要從最基本的壓力－恢復情況中恢復，需要 48 至 72 小時。對中階者而言，疲勞成分會持續存在到一週訓練完整結束為止。對進階者而言，完全的恢復到適應甚至可能發生在疲勞還在的情況下，而且可能需要一個月以上的時間。對中階者和進階者而言，每次訓練要沒有疲勞，根本不可能也不切實際。如果一個訓練者一直都沒有疲勞，就表示負荷規畫不夠嚴謹，不足以引發體內平衡擾動與適應。

功能性過負荷

功能性過負荷指的是一系列訓練的累積效果，現象包括表現短暫下降、疲勞感、心情低落、疼痛、睡眠障礙，以及其他需要兩星期以上才能恢復的各種狀況。此階段會發生的體內平衡擾動，包括睪固酮短暫下降與皮質醇短暫上升等荷爾蒙改變，其實這些改變就是槓鈴訓練帶來正面整體效應的因素之一。以上定義的一個重大問題，在於與過度訓練相比，「功能性過負荷」只需要減低訓練量和休息大約兩週後就能恢復，而過度訓練所需的恢復時間較久，這是相當武斷的區分方式。

以上對功能性過負荷的定義，也沒有考量到訓練者的程度及相關恢復能力，這是傳統運動科學文獻的典型問題。只要訓練計畫得當，新手根本不會經歷功能性過負荷，因為恢復到適應只需48至72小時即可完成。我們必須了解，除非訓練量太高，否則新手根本不會且不該出現功能性過負荷，因為新手階段的特色就是可以快速從帶來漸進穩定的漸增訓練負荷中恢復。即使在新手階段末期的簡單線性進步遇到停滯，只要另外暫時降低訓練負荷，通常就足夠讓運動員回到正常恢復能力。中階者可以從以週為單位的訓練計畫中恢復，因為中階者的特色就是會對短期累積訓練負荷產生反應。至於進階者經歷了長期體內平衡擾動，可能需要四週以上才能恢復與適應，比起以上定義的兩週還多，但這對進階者而言是一個正常的訓練計畫時間表。因此「功能性過負荷」一詞在肌力訓練中並不實用。

此外，將「功能性過負荷」定義為負面訓練效益是有問題的。運動員必須到達「功能性過負荷」來產生足以擾動體內平衡的壓力，刻意超越之前適應的最大訓練負荷，以適應更高程度的壓力和負荷。捨棄「功能性過負荷」，單純使用「超負荷」一詞更符合情況、更實際，也更容易理解，因為這個詞描述了驅動任何程度訓練者適應所需的負荷和刺激。每一個訓練計畫都應包含一段時間的超負荷，正如謝耶理論的任何實際應用。我們應將超負荷階段視為適應性的過程，而非有害的過程；而超負荷階段若要產生預期的結果，就必須配合訓練者的訓練程度。但是判斷訓練程度很困難，並且需要嚴密監控，尤其是對進階者而言更是如此，因為如果負荷太高或無法適當恢復，都可能很快造成過度訓練。

過度訓練

過度訓練是過高訓練量或（和）訓練強度的累積加上沒有適當恢復所造成，結果是身體從訓練壓力恢復和適應的能力耗竭。初步診斷方式是表現能力下降，在正常情況下會恢復的休息時間後也沒有改善。雖然美國運動醫學會（ACSM）和美國奧林匹克委員會（USOC）認為，從過度訓練恢復只需要不到兩週的時間，但過度訓練顯然與訓練者程度有關，因此它的開始與緩和根本不可能有固定的規律。即使很殘忍地用超高訓練量來虐待新手，造成表現能力立即喪失，也會很快就恢復。儘管整體時間被壓縮，教練觀察到的症狀仍可能屬於過度訓練。雖然新手也可能過度訓練，但通常不容易診斷，因為表現能力喪失的程度可能很難察覺，這是由於缺乏先前的訓練史作為比較基準，以及整體表現程度降低（如圖 2-3 所示）。和功能性過負荷一樣，過度訓練的中階者符合 ACSM 和 USOC 廣為接受的定義：一個過度訓練的中階者在兩週以內無法恢復。可是對於進階者而言，訓練規畫的時間通常較長，使得上述定義在進階者身上無法適用。在進階者身上診斷過度訓練也較容易，因為在大量訓練史的背景襯托下，表現降低相當顯著。

要以適用於所有程度訓練者的方式定義過度訓練，需要更好的方法量化每一階段的恢復時間。**若表現無法在一次降低負荷的訓練循環內恢復，就是過度訓練**。該循環的長度會依訓練程度而異。例如，每 48 小時訓練 1 次的新手，若因前次訓練負荷過量而表現明顯下降，在暖身階段就會非常明顯。動作範圍會因痠痛而減少、槓鈴速度會顯著下降，且隨著每組重量增加，會顯得更加吃力。發現問題後，教練應立即停止訓練（例如上次訓練這名新手多做了 5 組，而另一名新手在另一個空間訓練），並把他送回家，命令他休息 48 小時再來訓練。他回來接受下次的訓練，透過暖身發現現在沒問題了，已經恢復，並能夠完成上次本該完成的組數。他當時過度訓練，而現在已經恢復——新手確實可能這樣，他們的恢復所需時間與恢復能力一致，不管是從正常訓練量或過度訓練恢復都一樣，因為背後機制相同。

如果採用四週訓練循環的進階者，在週期中的表現降到低於預期水準，他不是在開始週期前就過度訓練，就是當下的週期耗竭了他的恢復能力。在這個情況下若要促進恢復，可能需要降低訓練負荷長達四週的時間。對新手和進階者而言，在診斷出過度訓練後，須立即花費與訓練週期相同時間重複並大幅降低負荷，才能重新建立體內平衡。使用很長訓練週期的進階者，若遇到需數月才能發現，甚至更長時間才能改善的計畫錯誤，他們無法負擔這麼長的調整時間。

過度訓練是新手和進階者之間極大差異的另一範例，因為運動員越進階，過度訓練的代價越大。對新手而言，一次失誤的訓練或目標可能會帶來不便，但只會持續幾天，且只會影響下次的訓練而已。中階運動員對訓練付出很多，已到了選擇運動項目的階段，並正往成為競技運動員之路邁進。進階運動員顧名思義是為了競賽而訓練，在訓練上已投入數千小時、數千美元，以及數加侖的汗水，才有現在的程度，因此過度訓練的影響非常大。精英運動員要考量的項目包括名次、贊助金、代言，以及退休後的生涯，這些都取決於下次競賽的表現。訓練生涯越進階，失敗的代價越大，哪怕是暫時的都一樣。

考量過度訓練很重要嗎？美國奧林匹克與帕拉林匹克委員會（USOC）和美國運動醫學會（ACSM）的「過度訓練共識聲明」指出，每天都有 10% 至 20% 的運動員為過度訓練所苦。如果這是真的，問題就大了。不過這不一定是真的，因為多數運動員的訓練其實不足以產生過度訓練，而 USOC 和 ACSM 應該要知道才對。有多少教練能夠負擔每次比賽有 20% 的隊員表現在水準以下？任何時間若隊上有那麼多運動員處於過度訓練狀態，將大幅影響該隊伍的成功，以及各個運動員的生涯。過度訓練之所以會發生，就是因為無法了解和應用運動員訓練的壓力－恢復－適應原則，以及無法準確評估運動員的訓練程度來安排訓練。

非新手的過度訓練症狀通常很嚴重，最後會變得很明顯：表現顯著下降、睡眠障礙、慢性疼痛增加、心情異常波動、長期的高心跳率、食慾下降、體重減輕，以及其他身心異常狀態（其實這些都和嚴重憂鬱症的身體症狀相同，是累積太多未減緩壓力而造成的臨床問題）。然而，即使在相同訓練計畫下過度訓練，並非所有訓練者都會有相同症狀。再次強調，教練的觀察力，在判斷運動員表現和健康改變方面非常重要。一旦診斷出過度訓練，必須採取治療行動，因為過度訓練越長，就需要越多時間恢復。從過度訓練恢復的所需時間，很可能是造成過度訓練的兩倍。嚴重過度訓練的恐怖故事罄竹難書，甚至有運動員整年都因此無法訓練。面對這個非常嚴重的問題，必須不遺餘力辨認和處理。

影響恢復的因素

我們通常都以相當狹隘的方式來探討過度訓練這個主題，只討論訓練和恢復的比例。訓練和恢復確實是擾動體內平衡和迫使身體適應的兩大因素，但是最終，恢復的因素非常多，也會受訓練間休息以外很多事情的影響。硬底子的健力和健美運動員常說：「啊！根本沒有過度訓練這回事啦！」我們可以很確定的是，確實有過度訓練這回事，但是他們的態度反映出其他促進恢復因素的重要性，因此可預防過度訓練。注意飲食和恢復時休息的細節，在避免過度訓練上至關重要。如果教練和訓練者都沒有足夠的認知並積極促進理想恢復，則沒有任何訓練方法可以帶來理想的結果或預防過度訓練。

除了訓練和休息的比例以外，許多因素都會影響恢復，最重要的是充足的睡眠和飲食（適當攝取蛋白質、熱量、水分、微量營養素）。問題在於這些因素都由訓練者直接控制，而非教練。好的教練會解釋為什麼這些事情對進步很重要、會定期強調這些事情的重要性，最後發現好的運動員會以對自己負責的態度面對這些因素，而一般運動員則不會。如果遇到無法自我控管的運動員，全世界最好的訓練計畫都會是慘澹的失敗。任何計畫的成功，最終都是訓練者的責任。

睡眠

睡眠的重要性不言而喻，但訓練者和教練通常在身體要求和壓力提升時，都忽略了這點。對重量訓練者而言，再怎麼強調睡眠也不為過，因為睡眠很可能是我們能控制的合成因素中最重要的一項。雖然規模有限，但相關主題的科學文獻的確支持以下觀察：

1. 恢復期間缺乏適當睡眠，造成競賽能力下降、意志力減低、訓練時對強度的耐受力減弱。
2. 缺乏適當睡眠對情緒有負面影響，造成疲勞感加重、憂鬱，甚至引發輕微精神錯亂。
3. 缺乏適當睡眠會壓抑促進適應訓練壓力的生理機制。

睡眠時會產生很多生理變化。從訓練的觀點來看，荷爾蒙分泌或許是對恢復最重要的。在睡眠週期時，合成型（建立肌肉）荷爾蒙濃度提升、分解型（消耗肌肉）荷爾蒙濃度和活動下降。睡著之後，睪固酮濃度開始上升，大概在第一次快速動眼期達到最高點，在醒來前都一直維持高濃度。也就是說，中斷的睡眠型態可能會限制睪固酮對於恢復的貢獻。其他例如生長激素等合成型荷爾蒙在睡眠期間也有特定的分泌模式。開始熟睡之後不久，生長激素濃度上升，在高峰維持大約 1.5 至 3.5 小時。生長激素的主要功能是抵銷分解型荷爾蒙皮質醇的負面影響。睡眠中斷或時間減少，會降低這些重要合成型荷爾蒙的益處。

睡多少才夠？美國軍方曾經相信每晚 4 小時的持續睡眠，就足以維生並維持基本戰鬥功能，但現在他們也體認到需要更多的睡眠，因而建議每晚 7 至 8 小時的睡眠，以「維持最佳準備狀態」。媽媽告訴你一天必須睡 8 小時才能健康快樂。一般美國人每晚睡 6 至 7 小時，而「一般」靜態生活者不會給身體恢復能力施加太大壓力。可是連媽媽都知道，平均每晚 8 小時的睡眠會幫助恢復，尤其是嚴格訓練的時候。畢竟睡眠的目的是引發身體進入恢復狀態，睡得越久，恢復品質就越好。

睡眠時間不一定代表躺在床上的時間。幾乎沒有人頭一碰到枕頭就睡著。11 點上床睡覺、7 點起床，不一定代表你真的睡了 8 小時。更實際的做法，是增加躺在床上的時間以彌補真正睡著前的時間差，確保睡滿 8 小時。

蛋白質

運動員需要多少蛋白質？最近越來越多研究探討肌力訓練運動員所需的蛋白質。美國建議每日攝取量（RDA），15 歲以上男性和女性蛋白質攝取量為 0.8g ／ kg ／ day（每天每公斤的公克數）。RDA 根據的是一般大眾，而一般美國人都屬於靜態生活模式。訓練者經歷的訓練計畫是有系統地不斷提升身體壓力和適應，他們的營養需求本來就不應該和靜態生活者相同。事實上，研究顯示，就連靜態生活者的蛋白質攝取量也不足以滿足他們有限的需求。已有許多研究證實，任何形式的運動都會提升肌肉的新陳代謝，也會加速肌肉蛋白酶解率和周轉率。研究也顯示，阻力訓練所刺激的肌肉蛋白質合成，在運動結束後仍會持續很久，而新手持續的時間又比進階者更長。

肌肉蛋白質合成（MPS）是新蛋白質建立的過程，需要膳食蛋白質來源，以及協同驅動此過程的碳水化合物。肌肉從壓力恢復以及生長的主要方式，就是讓 MPS 的發生快於肌肉蛋白質因有效訓練壓力而分解。如果蛋白質合成要超過蛋白酶解，則合成（建立）過程必須超過分解過程。如果合成蛋白質所需的營養素（維持或修復其他受損組織所需的蛋白質）無法透過飲食適當補充，身體會從自身的蛋白質儲存中提取，也就是現存的肌肉量會被當作蛋白質倉庫。在飢餓或長期壓力的情況下，這是再正常不過的過程。本質上，身體維持正常功能的方式就是挖東牆補西牆。如果沒有足夠膳食蛋白質和碳水化合物，訓練壓力仍會扮演壓力的角色。只要確保攝取足夠膳食蛋白質，訓練者就能提供身體合成新蛋白質所需的基石。若做不到，肌肉蛋白質無法合成，就會破壞訓練效果，也在槓鈴下浪費了許多精力。

所以到底多少蛋白質才足夠支持訓練所需的量呢？文獻中提到的建議範圍很廣，最高達到 2.5g ／ kg ／ day。有些教練和訓練者不喜歡算數，或是根本連磅數換算成公斤都不會。有一個很簡單的方法可以確保蛋白質攝取足夠，也是舉重和肌力訓練界多年來證明有效的方法，就是每天每磅體重吃 1 公克的蛋白質：一個體重 200 磅的運動員每天應從各種來源攝取大約 200 公克的蛋白質。這樣算起來大概是 2.2g ／ kg ／ day，這個數字固然超過 1.2 至 1.8g ／ kg ／ day 這個顯然過低的共同建議量，但還是低於文獻中的最高建議量 2.5g ／ kg ／ day，不過可以確保攝取量達標，即使少了一點仍足夠讓身體完全恢復。這個計算方式未考量除脂體重，因此背後的假設是身體組成「正常」；體脂率較高者在計畫蛋白質攝取時應考量到這點。

這個計算方式也沒有考量到不良蛋白質來源和其他熱量攝取的影響。大豆蛋白、稻米蛋白、蛋白粉、豆類，以及其他因 BCAAs（支鏈型胺基酸：白胺酸、異白胺酸、纈胺酸）含量低而造成胺基酸組成不良的非動物性蛋白質，就是所謂的「第三世界」蛋白質。若過度依賴這些蛋白質，就必須攝取比以上建議更多的蛋白質。肌肉蛋白質合成也取決於非蛋白質熱量的多寡，也就是如果碳水化合物、脂肪攝取較少，就會需要更高的蛋白質攝取以驅動 MPS。反過來說，優質蛋白質來源加上足夠的優質碳水化合物和脂肪，可以減少總體膳食蛋白質需求。隨著年紀漸長，我們對蛋白質的品質會越敏感，因此對年長者的訓練計畫而言，攝取更多或更好的蛋白質非常重要。

必須注意的是，絕對沒有證據顯示，「過量」的蛋白質會傷害排泄功能正常的腎臟，即使多數健康照護專家都這樣亂講。事實上，對於當下沒有腎臟疾病的人而言，***蛋白質攝取量不會有過高的問題***。

蛋白質補品很有用，因為可以幫忙運動員攝取足夠蛋白質，彌補正常飲食與建議攝取量之間的差距。而蛋白質飲料容易製作和攝取，對於訓練後恢復很有用。市面上有許多優質的乳清蛋白補品，有大量的 BCAAs，而且生物利用度比牛肉更好，也絕對比任何大豆蛋白產品更好。但是我們吃東西絕對不會只考量 BCAA，牛排和好的沙拉也有很多優質乳清蛋白沒有的營養素。讓蛋白質補品成為訓練時的主食聽起來很誘人，而某些特殊情況下可能是必要的。但是補品最好還是用來*補充*一個好的飲食型態。如果需要攝取很多補品才能達到蛋白質需求量，你可能必須小心檢視飲食的品質。

熱量

運動會消耗熱量，而這些熱量多半來自身體儲存的碳水化合物與脂肪，而運動後很明顯需要恢復，所以就需要更多的能量來取代訓練時消耗掉的能量。運動創造熱量需求，有兩個主要理由：首先，各種運動、各種訓練量和強度都會消耗身體部分能量儲存，而這些消耗必須在下次訓練前補充；另外，足夠強度的運動會擾動體內平衡和肌肉結構完整性，因此需要更高的蛋白質和脂肪／碳水化合物的熱量，以促進修復和恢復。

運動時肌肉會優先燃燒儲存的葡萄糖作為燃料，而阻力訓練時，脂肪在能量產出的貢獻非常小。肌肉恢復的過程中，碳水化合物還是肌肉蛋白質合成最重要的能量來源。休息時，脂肪是非 MPS 代謝過程最重要的能量來源。碳水化合物和脂肪的來源並不非常重要，只要熱量足夠，且有足夠的蛋白質即可。比起碳水化合物，脂肪需要更多時間分解和利用，但是在運動後的幾小時內，身體的代謝率會提高，而攝取高能量基質（相同重量下，脂肪的熱量比碳水化合物高）在幾小時內慢慢代謝是相當有益的。有了適當的熱量和蛋白質攝取後，飲食的組成也要考量維生素、必需脂肪酸和纖維素的攝取需求。訓練者應盡可能從最好的來源攝取營養，以確保最高飲食品質。

飲食攝取總熱量高於訓練日消耗總熱量是很重要的。熱量攝取與消耗相同時理論上會維持體內平衡和肌力，卻不會提升最大肌力和肌肉量，而它們是肌力訓練的主要目標。實際上，需要很高的熱量盈餘，才有辦法驅動進步，而準確計算每日能量消耗幾乎不可能，因為很多變因（訓練負荷、睡眠、性別、飲食本身的影響、訓練者的年齡和發育狀態）都會影響整個身體系統。如果我們只有攝取剛好符合運動和日常活動的熱量，就沒有提供必需的額外能量，透過肌肉蛋白質合成以驅動體內平衡恢復和適應。

如果要變強壯，一般文獻建議熱量攝取要比消耗高大約 200 至 400 大卡。這對大多數認真訓練的人都非常不夠，而對於嘗試增加肌肉量的過輕男性來說，也絕對是不夠的。根據作者群的經驗，若要確保恢復和肌力提升，更合理的熱量攝取應比每天基準需求高*至少* 1000 大卡。若主要目標是提升肌肉量，每天攝取比基準需求高*至少* 2000 大卡才夠，而代謝功能不佳的人則必須攝取更多。既然計算熱量基準消耗幾乎不可能，最好的辦法就是盡可能多吃，而飲食必須有優質蛋白質、良好的碳水化合物，以及植物性和動物性脂肪，並且根據攝取結果調整攝取量。對於想長肌肉的年輕訓練者而言，全脂牛奶一直是最重要的營養補充。

脂肪酸

影響恢復的另 1 組化合物是必需脂肪酸（EFAs）。雖然許多圈子仍流行著對食物中脂肪的偏見，脂肪卻是必要的營養素，也是很有效率的能量來源。營養來源中沒有必需碳水物，卻有必需脂肪酸。身體可以從含有脂肪的食物來源合成需要的脂類，卻無法自行製造 omega-3 和 omega-6 脂肪酸。這兩種脂類在維持身體結構完整上扮演重要角色，對免疫功能和視覺敏銳度非常重要，並且參與類花生酸（前列腺素的前驅物，可調控發炎過程）的製造。其中 omega-3 脂肪酸對恢復最為重要：它們支持合成過程，並協助管理運動後發炎反應以及疼痛，同時在飲食中也較不容易適量攝取。另一方面，若 omega-6 脂肪酸攝取比例錯誤，可能會造成發炎反應。

在美國，缺乏 EFAs 的情況相當常見，因為作為 omega-3 脂肪酸主要來源的魚類，傳統上一直都不是多數美國人飲食的重要成分。長期嚴重缺乏 omega-3 會導致生長遲緩、皮膚乾燥、腹瀉、傷口復原緩慢、感染機率上升，以及貧血。亞臨床程度的缺乏，可能不會造成透過觀察就能輕易診斷的症狀。但是如果一個人的飲食非常低脂，就會很快變成急性臨床缺乏，在二至三星期後就會產生明顯症狀。

只需要攝取幾克富含 omega-3 的油脂就足夠了，約略每天攝取一大份富含油脂的魚類（例如鮭魚）就可以。許多人發現攝取 omega-3 魚油補品很有用，因為飲食中含有大量的 EFAs 對認真訓練相當有益。魚肝油也是一個不昂貴的 EFAs 來源，同時富含維生素 A 和維生素 D。

水分

水分對激烈運動後的恢復至關重要，畢竟幾乎所有人體生化反應都在含水環境中進行。缺水會導致表現下降，嚴重時會有災難性後果。代謝率越高，對水分的需求就越高。肌肉中能量基質（例如ATP、磷酸肌酸、糖原）存量越高，細胞內部水分需求就越高。水分充足的細胞會成為合成型細胞。事實上，若一個細胞處在缺水的狀況，它合成蛋白質的速度會比水分充足時緩慢許多，這點在多核的肌肉細胞特別明顯。肌酸補品運作的其中一個方式，就是提高細胞含水程度，以增加骨骼肌肌肉生長。但是我們需要喝多少水才能支持恢復和避免過度訓練呢？

所有人的醫師、營養師、教練、朋友都「知道」每天「絕對必須」喝「8×8」：每天8杯8盎司的水，相當於每天半加侖或大約 1.9 公升。請注意，一般飲料罐或瓶的容量大約 12 或 20 盎司，而 16 盎司杯在餐廳通常是「小杯」飲料，所以 8 杯市面上可買到的「飲料」不一定符合需求。

但我們真的需要喝這麼多水嗎？ 8×8 的建議其實根本沒有透過研究得來的科學根據，只不過是一個 1974 年一段營養相關文字上的主觀論點，而後臨床專家奉為圭臬，這個建議就慢慢成為臨床教條與常識。關於液體攝取量的研究資料大多指出，健康且輕量運動的人，每天攝取 1.2 至 1.6 公升的水分就足夠，比 8×8 處方中的 1.9 公升更少。這些建議當然必須考量不同環境狀況，例如身處 6 月美國佛羅里達和 10 月加拿大曼尼托巴省的兩人，水分需求一定不一樣。因此適當的液體攝取量並沒有絕對。

很難想像，自從瓶裝水產業問世以來，人體已同時喪失自我調節水分的能力。畢竟在人類史上，未曾有每天從手提包或背包拿出輕便容器，每 5 分鐘喝一口水的習慣。因此在多數情況下，因應口渴而喝水或許代表了維持身體健康和功能的適當方式。但這樣的攝取真的可以支持激烈訓練後的恢復嗎？

根據報導，每天攝取 1.2 至 1.6 公升的水分可支持輕微動態生活，但是這樣就夠了嗎？體型較大、生活型態更為動態的人，需要攝取更多水分，以支持體內更大量的新陳代謝活躍組織、漸增運動量帶來的更高熱量消耗，以及較缺乏效率的散熱機制。不管男性或女性，體型較小的運動員需要的水分較少。如同茶和咖啡，食物中的液體含量也會影響總液體攝取，因此計算時必須考量在內。***水分補充並沒有一體適用的原則***。如果你需要 1 加侖的水才不會口渴，就喝吧；但是不要因為只覺得你今天應該喝 1 加侖，就真的喝那麼多。

請注意，水分攝取過量非常危險：低血鈉症可能危及性命，但是在任何情況下，喝水過量通常比預防口渴需要困難得多，因而不太可能是意外造成。這種情況偶爾還是會在大型耐力賽事中出現，主辦單位會確保參賽者在每個休息站都可以喝水，而那些太熱情且沒經驗的參賽者會誤信「專業人員」不適當的建議，也就是在口渴前就要喝水，要「超前部署」避免缺水。

最後一個考量，就是攝取哪種液體才能補充水分。許多有名的健康從業人員都會大膽指出，只有水和一些其他「自然」飲料才能補充水；他們認為任何含咖啡因、酒精，或甚至含糖的飲料都不是合格的補水飲料。他們會說：「你不會用飲料來洗車吧？那你怎麼會用飲料來補充水分呢？」如此荒謬的言論，顯示他們根本不懂腸道吸收水分的機制：攝取任何含有水分的物質都能補充水分，只要含水量高於代謝該物質所需即可。

水本身是補充水分最理想的液體，畢竟*它就是水*，如果在正常補水情況下的實際考量，腸道吸收水的速度，比其他常見的商業飲料還快。但是，所有含水的飲料（有任何飲料不含水嗎？）都能補充水分。20 盎司健怡可樂即使含有咖啡因和人工香料，它的水分也能補充水分。充滿高果糖漿的 20 盎司一般可樂即使含有咖啡因和糖，也可以補充水分。在人類歷史上，很多時候酒精飲料也是相當有效的補水飲料。在較古早的時代，啤酒和紅酒是生存所需的主要補水液體，因為它們比未經處理的水更安全；十八世紀英國海軍的格羅格酒（蘭姆酒和水分 1 比 4 加上一點檸檬汁）也是如此。我們並非提倡飲料、啤酒、紅酒應成為訓練飲食中的主要成分，但是認清狀況迫使我們思考美式生活型態，以及這樣的生活型態如何影響恢復。撇開其他好壞處不談，適當攝取這些飲料確實有助於補充水分。

維生素與礦物質

我們常常聽到有人說，一般美國人的飲食都有維持健康生活所需的所有維生素與礦物質，而這個論述也幾乎總是延伸到努力訓練的人身上。幾乎沒有人會接受維生素與礦物質是否足夠的檢查，除非已因為缺乏而出現病症。因此，不管是靜態生活者或是運動員，幾乎沒有人能確定自己是否攝取足夠的維生素與礦物質。

美國並不常出現維生素與礦物質嚴重缺乏的案例，但偶爾還是會發生。輕微不足較常發生，例如多數美國女性長期缺乏鐵和鈣，程度雖小，但算是顯著。鈣質在神經和肌肉的生理學、生長、表現都扮演相當重要的角色，而缺乏鈣質會限制訓練的恢復。鐵質在氧氣運送和代謝功能扮演關鍵角色，輕微缺鐵就可能對身體運動後恢復的能力帶來明顯負面影響。

維生素與礦物質可調控體內生化反應，它們被稱為「微量營養素」，人體的需求相對較小，且會以不同含量自然存在於食物中。要取得生活（當然還有訓練）必需的維生素與礦物質，我們就必須攝取各式各樣的食物。但是一般美國小孩都沒做到，而如果家長都能意識到年輕運動員的飲食都必須高品質且富含變化，可能就不會有問題。美國文化就是注重便利和習慣，人們攝取的食物和食物種類往往相當有限，通常會為了提升儲存和準備的方便，而攝取加工食品。但是這樣的加工過程通常會降低食物裡的維生素與礦物質，最後的結果就是飲食的品質（雖然熱量甚至蛋白質都足夠）通常很低。

結果就是，一般運動員的飲食雖不至於造成缺乏維生素和礦物質的病症發生，但飲食含有的必要維生素與礦物質可能不夠，不利於劇烈運動後的恢復。最近針對一般靜態生活民眾的研究發現，維生素補品對壽命不會有影響；但我們重視的不是壽命，而是表現。畢竟，如果努力訓練的運動員真的需要更多的熱量、水分、蛋白質，維生素與礦物質的攝取當然也會更高。美國所有人口之間的地區、種族、文化、經濟品味和習慣差異太大，而且也沒有特定且昂貴的實驗測試，所以教練或運動員很難衡量每餐到底攝取多少維生素與礦物質。幸運的是，這樣的衡量並非必要：安全、有效、划算的營養補給品，可確保我們攝取足夠的維生素與礦物質，可幫助訓練和恢復。

最好的方法是先從單純和便宜的補給品開始。商店或網路上都可輕易買到便宜的一般維生素與礦物質補品，含有所有常見的微量營養素。花更多錢當然可以得到更好、更純、更容易吸收的產品。Bill Starr 在他的名著《The Strongest Shall Survive》（強者生存之道）一書中提倡使用「鏟子方法」，就是儘管攝取大量維生素與礦物質，身體會自然將多餘的排出。既然維生素中毒事件罕見到令人匪夷所思（特別是對於努力訓練的運動員），這個建議很不錯。

該多努力？該練多少？

週期化訓練

五十年前的蘇聯運動生理學家，或許是認識了謝耶的理論，並發現可直接利用於運動員訓練，當時就根據身體能夠逐步適應超負荷的能力，提出一些訓練方法。此種方法的源頭稱為**週期化訓練**，一般認為是出自於 1960 年代蘇聯的里歐尼德・馬特維耶夫（Leonid Matveyev），而蘇聯週期化訓練的進階版本則更可追溯回 1940 和 1950 年代的匈牙利。在 1970 年代，卡爾・米勒（Carl Miller）開始將週期化訓練帶入美國的舉重界，麥可・史東（Mike Stone）更在 1981 年將週期化訓練塑造成理論模型，用於提升運動表現的重量訓練。從此以後，無論在任何運動，週期化訓練成為成功訓練課程設計的主要工具。

所有提升表現的訓練計畫，都應使身體經過謝耶壓力理論的第一和第二階段，以提供足夠壓力來引發適應，卻不會到達第三階段的耗竭期。正確設計的計畫，會透過操弄訓練量和訓練強度，來控制施加於身體的壓力，以達到良好的結果。因此，採取的訓練方法必須能將訓練量和訓練強度量化。

訓練量指的是一個或多個訓練項目中執行動作的總次數，通常不包括暖身組的次數。能夠作為超負荷壓力的重量次數，才納入訓練量的計算。但是，只考量到訓練量本身，其實並不非常實用。一個 25 下的訓練量，可能代表 5 組 5 下，或是 25 組 1 下，它們代表的壓力型態很不一樣。因此若要讓訓練量的量化有意義，必須以**訓練總重**的型態表達，也就是訓練中舉起的總重量：

次數 × 重量 = 訓練總重

下表為一個深蹲訓練的訓練總重計算範例：

暖身組			訓練組			
45	95	135	185	185	185	重量
5	5	5	5	5	5	次數
225	475	675	925	925	925	每組訓練總重
		1375				暖身組訓練總重
					2775	訓練組訓練總重
					4150	總訓練總重

在這個訓練動作中，若包括暖身組，訓練者總共舉起了 4150 磅的重量，訓練中的每個動作都使用這種方法來計算，這樣就能量化施加壓力的總量。通常只考量訓練組的訓練量會比較有意義，因為擾動體內平衡和帶來第一階段的是訓練組，而非暖身組。如同上表所述，不考量暖身組，會大幅降低訓練量的計算結果。訓練者的暖身組訓練量如果過大，就必須考量對於訓練量的影響。

強度指的是相對訓練者的 1RM（「一次反覆最大重量」，也就是訓練者單次可舉起的最大重量）而言，在一個或多個訓練量中舉起的平均重量。

訓練量 ／ 次數 = 平均重量

平均重量 ／ 1RM × 100 = 強度百分比（%）

再次以上表為例，平均重量是 4150 磅／ 30 次，也就是每次平均 138.33 磅。如果訓練者的 1RM 是 225，則強度就是 138.33 ／ 225 × 100 = 61%。很容易可以看到過量的暖身會影響所有次數的平均重量以及平均強度，因此只用訓練組來計算強度是比較有意義的。在上表中，若只計算訓練組，則強度是 82%。

再說明一次：強度是 1RM 的百分比。1RM 的 80% 強度比 1RM 的 50% 更高。這個概念很單純，但是科學、醫學，一般文獻中對於「強度」卻有許多不同意見。有人會認為在特定運動中，強度就是爆發力輸出的程度。很多抽象的事情，例如每次動作的心理專注（「這一下要很專心做，讓*強度*提高！」），或是運動中努力程度的個人主觀感受（例如運動自覺強度 RPE），都會拿來當作強度的定義。還有人描述強度和疲勞有關：如果肌肉疲勞，代表運動強度很高。這些概念都有文獻說明，它們在耐力訓練或許很有用，因為它的訓練壓力本質就是最大努力的累積。但是毫無例外，上述定義對於肌力訓練專家而言都不實用，因為無法量化，而可量化在科學家和專業人員眼中非常重要。以 1RM 的百分比來定義強度也許有些簡單，但簡單正是它的優點，它是最實際且有用的工具，尤其對於幫一群人設計課程，並需要客觀評估表現和進步的教練而言更是如此。

以下是相對 1RM 重量的強度範圍簡單計算：
深蹲 1RM （磅） 225
95% = 225 × 0.95 = 214
90% = 225 × 0.90 = 203
85% = 225 × 0.85 = 191
80% = 225 × 0.80 = 180
75% = 225 × 0.75 = 169
70% = 225 × 0.70 = 158

傳統而言，週期化控制訓練量和訓練強度（也就是施加於身體的壓力程度）的方式，就是根據訓練者的程度，將訓練分為長度和負荷量特質不同的階段。

解讀過度訓練相關文獻時，必須了解它們很多地方都是以有氧運動為主。舉重等無氧運動引發的過度訓練，和壓力形式不同的有氧運動（訓練者通常稱之為長距離耐力訓練，或是 LSD）不同。這兩個領域在訓練量和強度的定義不同，影響了對於過度訓練的分析。例如現代競速公路自行車騎士每天可能騎上好幾個小時，有著非常大的訓練量。他們要更努力訓練時，會增加里程、小時，或訓練日，累積很多所謂的「垃圾里程」。他們通常以最大攝氧量中可持續運動的強度比例來騎乘，而如果以此來計算公路自行車的訓練強度，則每次訓練的平均強度都與前一次類似。必須了解的是，最大攝氧量約發生於肌肉收縮最大肌力的 30% 至 40%。因此，強度（以絕對肌力的百分比測量）並非美國競速自行車訓練計畫的主要訓練因子。但是因為他們操弄超負荷的變量基本上就是訓練量，公路自行車騎士通常會遭遇訓練量所引發的過度訓練。我們必須注意，對於自行車騎士和重量訓練者而言，「訓練量」是完全不同的概念。自行車訓練量的強度通常比我們定義的要低得多，也會比使用槓鈴訓練多出數千次的重複次數。

重量訓練會操弄訓練量與訓練強度，因此訓練者可能經歷兩者引發的過度訓練。「舉不重就滾回家」（go-heavy-or-go-home）方法是訓練計畫的極端之一，可能帶來強度引發的過度訓練；另一方面，「訓練到力竭法」（train-to-failure）可能帶來訓練量引發的過度訓練。兩種成分都有的過度訓練其實最常見，因為多數計畫都會操弄這兩個成分。

了解阻力訓練壓力的兩種恢復速率是很重要的。對訓練進階的舉重選手而言，強度引發的過度訓練（主要是神經系統功能，以及神經系統和肌肉系統的方面）比起訓練量引發的過度訓練更容易恢復（主要影響肌肉細胞的收縮要素和代謝系統）。在準備肌力或爆發力競賽時，計畫中的強度會持續增加，訓練量大幅下降，一直到競賽前；而在準備耐力競賽時，重量訓練的訓練量和強度在賽事前幾週都必須減少，因為訓練量恢復需要較長時間，會直接影響競賽。

過度訓練的基本解方，就是結合時間和降低負荷量。用來處理過度訓練的時間，會讓教練和運動員犧牲寶貴的進步：降低負荷量不會帶來進步，甚至也無法維持表現；無可避免地，完全休息會帶來一定程度的不訓練（detraining）效果。既然過度訓練的成本很高，預防才是最好的方法，關鍵是針對運動員和運動項目，正確設計合適的訓練計畫。雖然正確執行的單純線性模式，在初期能夠產生快速進步，而且不會過度訓練，但是對於更進階的訓練者而言，更複雜的訓練計畫（週期化訓練）有其必要。

CHAPTER 03

肌力：表現的基礎

STRENGTH: THE FOUNDATION OF PERFORMANCE

針對人類身體潛能進步的任何討論，都必須先從肌力的討論開始。本質上，產生力量以對抗外在阻力的能力，就是與環境有效互動的能力。除非你已非常強壯，否則身體能力的進步必然伴隨力量提升。如果你真的非常強壯，必然經歷過上述過程。你可能早就知道力量的重要，或者你在基因上就是比多數人還要幸運。我們先假設你不是這種奇才，才能更進一步討論。

肌力

肌力就是肌肉產生力量對抗外在***阻力***的能力，這股來自於肌肉與骨骼連結而產生的力量會導致動作發生，以及骨骼將肌肉收縮的力量傳遞至環境的能力。骨骼是一個槓桿系統，是肌肉收縮之力量和我們打算透過肌肉移動的物體之間的中介者。肌肉操縱骨骼槓桿系統的這整個系統，組成了我們身體生存的整體，這就是我們身體存在的目的，也是生命的最基本要素。

「對抗外在阻力」這個規則很重要，因為身體和身體移動的物體是一個系統，畢竟兩者都會因為身體產生的力量而移動。硬舉的時候，我們透過離開地面的槓鈴重量來評估你的肌力。但是力量是在骨骼槓桿系統內產生和施加，並施展於槓鈴上。例如，力量會施加於脊柱的各個層面中，以維持穩定的椎間關係，讓整個脊椎成為一個堅固、有效率的力量傳導體，將力量從產生動作的臀部和腿部，傳遞至移動的槓鈴。大家都知道，讓各脊椎段維持穩定會花費一些力量，但測量這複雜的力量是相當不切實際的，因為這幾乎不可能計算。因此，我們的規定是測量對抗外在阻力所產生的力量，以確保計算的可能和意義。

廣泛來看，肌力是移動一個重量的能力，不考慮花費時間，如同做硬舉時慢慢移動到髖關節鎖死。因此，測量最大肌力也不會考慮移動負荷至要求距離的所需時間。從這個角度來看，雖然***健力***（powerlifting）的命名似乎不太恰當，但它就是用這種方式，以深蹲、臥推和硬舉來測量肌力。

健力選手移動重量的速度相對較慢，重量越重，速度就越慢，直到重量超越選手的肌力，就無法以任何速度移動重量。因此，健力是最大肌力的測試，而肌力訓練的基本，就是為了舉起更大的重量來訓練。較不直接應用肌力的方式，可思考一下美式足球前鋒試著在接觸後推動對手球員，而對手球員就是這個重量。接觸後，隨著抵抗對手的力量輸出提高，動作可能完全停止。克服對手的力量以後，動作速度從零開始增加，但相對於從中線開始爆發的速度而言還是很慢。要克服對手球員帶來的阻力，必須有更大的力量，包括取得更好力學角度後維持姿勢的能力，以及在該角度產生高於對手力量的能力。

根據肌肉對骨骼施加力量的形式，肌力有三種基本型態。肌肉收縮的力量是***張力***，通常描述為弦或繩子施加於另一物體的「拉」力，並不特別強調拉力的來源。造成肌腹內部縮短的收縮機制，產生肌肉收縮的張力，並將力量施加於肌肉附著於骨骼的任一端。張力的形式包括：

向心收縮：肌肉力量造成肌腹長度縮短。

離心收縮：肌肉力量施加的同時，肌腹長度增加。

等長收縮：肌肉力量將肌腹維持在相同長度。

對大眾來說，最熟悉的向心收縮就是二頭肌彎舉，而離心和等長收縮則都被忽略。肌肉的三種收縮形式以複雜的方式互動，共同組成人類動作型態，而肌力可用這三種張力的型態來表現。

速率

速率指的是物體在空間中改變位置的快慢，是***向量***單位**速度**（有特定移動方向）的***純量***版本。物體或人體移動特定距離所需的時間，在多數運動都是重要的元素。在槓鈴訓練中，我們不特別重視速度或速率這兩個詞，也會交替使用，因為大家都知道槓鈴應該往哪個方向移動。速率對很多槓鈴動作的正確表現都非常重要，尤其是奧林匹克舉重及其衍生動作。在完成抓舉、上膊和上挺時，槓鈴速率都是關鍵因素。在這三個動作中，槓鈴必須動得夠快，才能架在鎖定姿勢，否則就會失敗。相對的，要成功完成硬舉，並不會要求速率，而打敗對手則需要速率。動作一旦開始，就要靠肌力來維持力量的快速轉移，以維持物體移動的速度，以及抵抗放慢的趨勢。

功率

功率輸出是多數運動的關鍵，是快速施加力量的能力，也就是用很快的方式展現肌力。爆發力就是功率，指的是單位時間內作功的量，這裡會特別考量較短的時間範圍。「功」指的是對物體施加的力量，以及物體因該力量所移動的距離；一個很容易了解的單位是英尺磅（foot-pound），即將 1 磅負荷移動 1 英尺所需的能量。因此，功率的單位可能是每秒 1 英尺磅，也就是移動物體作功的速率。若徵召很大的肌肉力量並且用很快的速度移動大重量，功率輸出就很高；運動史上有紀錄的最高峰值功率出現於抓舉的二拉階段。我們可將其視為力量輸出的速率，而通常會以測力板來測量。

另一方面，如果一名運動員今天訓練爬 10 段階梯的速度比上週還快，我們可以說他加快將身體質量移動 10 段階梯距離的速度。或者，如果一名運動員完成 3 輪 30 次引體向上和 400 公尺跑步的速度比上個月還快，我們可以說他的身體質量在更短的時間內移動更快。以上都是***功輸出率***的例子，可透過減少不同作功之間休息時間來改善，不需要提升動作本身的力量輸出率。換句話說，整體努力的密度提升，也就是在個別努力程度未增加的情況下提升頻率。力量輸出率和功輸出率的進步需要不同的代謝適應，但可能會有部分重疊。在我們的討論中，功率是快速產生較大力量的能力。成功的前鋒用很快的速度從線邊衝出，將自身體重加速到足以跟上對手的速度，接著完全停止反向的向前動能，再開始將對手推離原本位置。這名前鋒的功率（他的速率和以該速率移動的身體質量所產生的動能，以及接下來快速施力抵抗對手的能力）對運動表現的影響，比起動作中任何其他面向都還要多。

加速度會在功率輸出時自然產生，指的是一段時間內速度的改變，即物體速度增加或減少（負加速度或*減速度*）的快慢。槓鈴從地面上靜止的位置，開始慢慢離開地面，在舉高過程中增加速度的過程，就產生了加速度。上膊和抓舉都需要對槓鈴展現一定程度的**動能**（槓鈴的質量和速度共同產生），讓負荷持續往上，隨後舉重者在高拉的結尾和接槓位置之間停止對槓鈴施力。舉重者的腳離開地面轉換到接槓位置時，槓鈴的速度必須夠快，才能產生足夠的動能將其往上帶高，而高度足以讓舉重者在速度歸零並開始下降前鑽下去接槓。產生峰值速度的就是加速度，而加速度需要短時間內產生很大的力量，這就是功率的定義。因此，對槓鈴加速度的能力就顯示出功率，而上膊和抓舉的進步顯示出功率的提升。

產生功率的能力會直接影響所有運動表現，這點對所有運動員和教練極其重要。一切條件均等的前提下，爆發力強的運動員一定比爆發力較弱者表現更好。

請注意，功率（P）的計算方式，是克服負荷所需的力量（F），乘以負荷移動的距離（D），再除以動作花費的時間（T），也就是：

$$(F \times D) / T = P$$

請注意分母 T 數值減少對這個等式的值會有什麼影響。同樣重量的槓鈴移動速率越快，功率輸出就越高。但是增加移動的重量（F）而速率不變，功率也會提升。將負荷移動更遠當然也會提升功率，但在爆發力動作中，距離的大幅增加會改變動作的本質。我們不在乎上膊中槓鈴是否移動更遠的距離，也不在乎重複努力的累積效果，我們在乎的是讓單次上膊更快或更重。

硬舉和上膊的功率輸出，可用 1 組非常單純的計算來比較。我們以一個非常強壯的進攻前鋒的數據為例：

體重 = 140 公斤（308 磅）
硬舉最高紀錄（1RM）= 300 公斤（660 磅）
槓鈴從地面到靜止的距離 = 0.65 公尺
槓鈴從地面到靜止的時間 = 4.0 秒

計算硬舉的功率輸出，要先算出作功（力量 × 重力常數 × 距離）：
功 = 300 公斤 × 9.8 公尺／秒平方 × 0.65 公尺 = 1911 牛頓公尺（N.m）

接著計算產生的總功率（功／時間）：
功率 = 1911 牛頓公尺／ 4.0 秒 = 477.75 瓦特

我們可以算出每公斤的瓦特數或是相對功率輸出（功率／體重），以方便比較兩人之間的差異：

相對功率 = 477.75 瓦特／ 140 公斤 = 3.41 瓦特／公斤
相對功率已將運動員的體重納入計算。

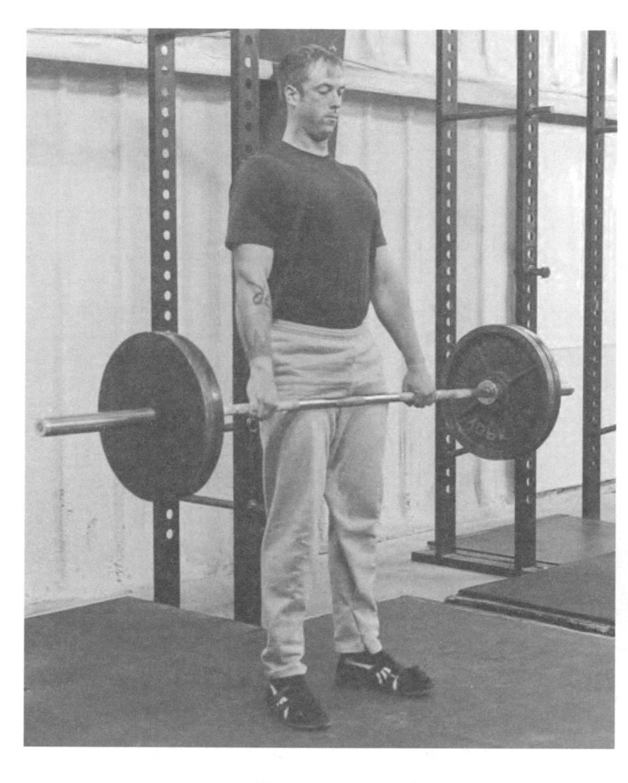
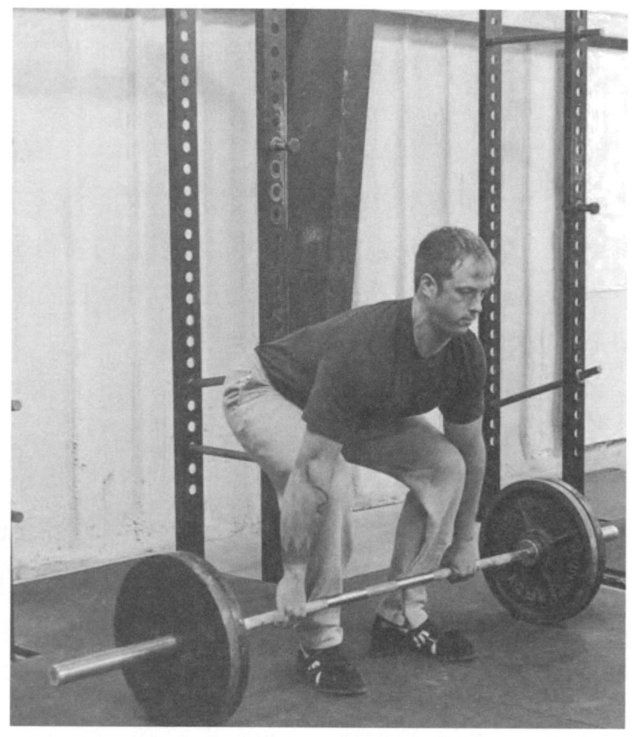

圖 3-1 硬舉和爆發上膊的比較。硬舉（上圖）移動的重量較重，但是距離較短、速度較慢；而爆發上膊（下頁圖）移動的重量較輕，但是距離較長、速度較快。爆發上膊產生的功率比硬舉大得多。

接下來計算爆發上膊產生的功率（從地面到肩膀）：

體重 = 140 公斤（308 磅）
爆發上膊最佳紀錄（1RM） = 150 公斤（330 磅）
槓鈴從地面到靜止的距離 = 1.27 公尺
槓鈴從地面到靜止的時間 = 0.6 秒

作功（力量 × 重力常數 × 距離）：
功 = 150 公斤 × 9.8 公尺／秒平方 × 1.27 公尺 = 1866.9 牛頓公尺（N.m）

產生的總功率（功／時間）：
功率 = 1866.9 牛頓公尺／ 0.6 秒 = 3111.5 瓦特

相對功率輸出（功率／體重）：
相對功率 = 3111.5 瓦特／ 140 公斤 = 22.2 瓦特／公斤

兩個動作最大的差異是移動負荷的時間。兩個動作的作功差不多：硬舉是 1911 牛頓公尺，而爆發上膊是 1867 牛頓公尺。爆發上膊的速度比硬舉快很多，雖然重量只有硬舉的一半，移動距離只有硬舉的兩倍，但會產生超過六倍的功率（圖 3-1）。

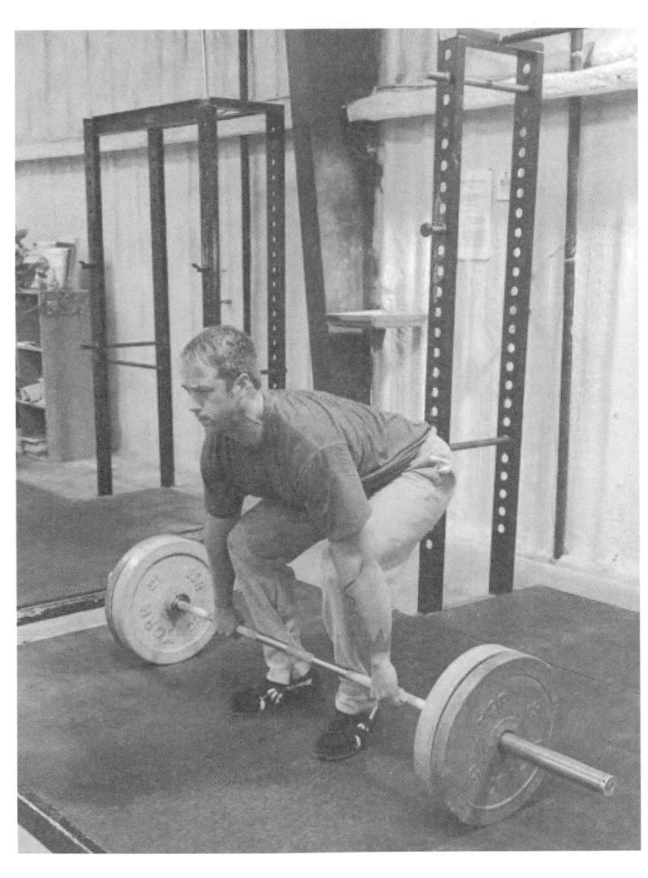

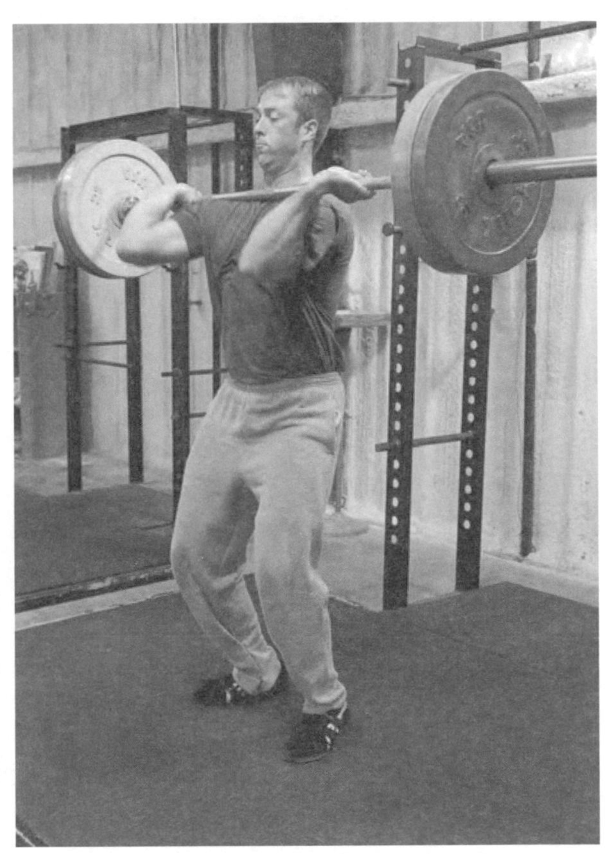

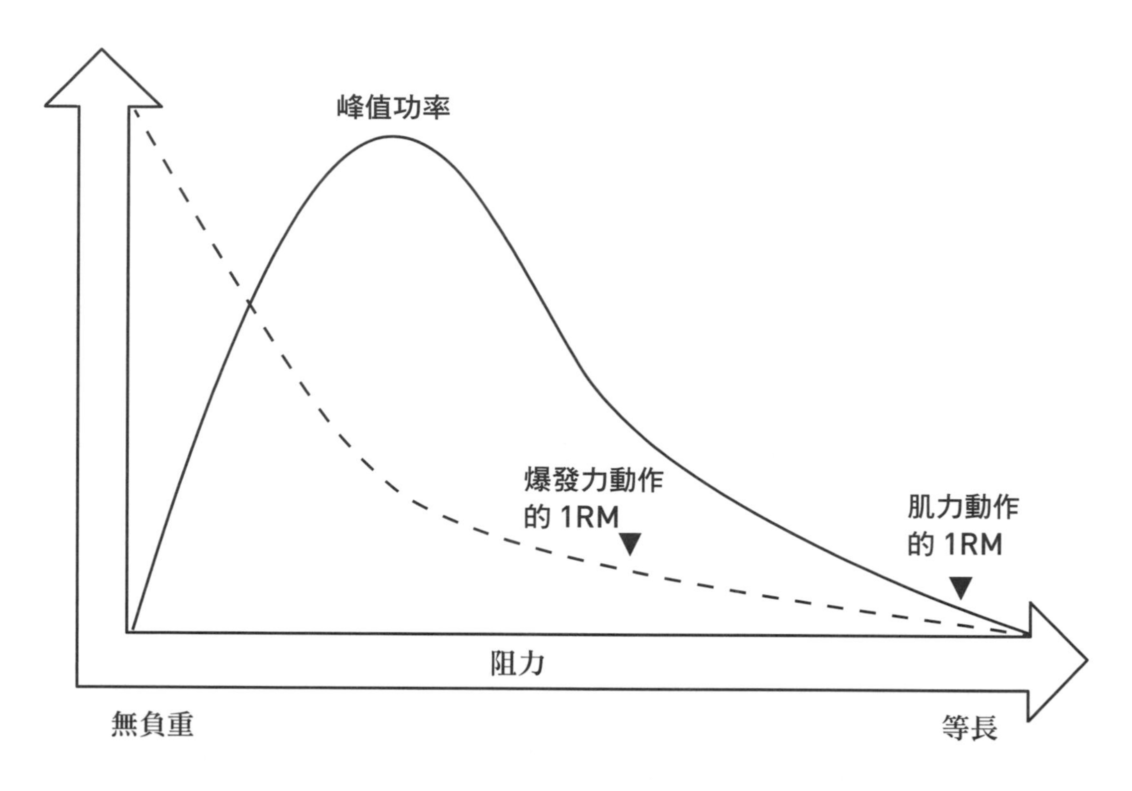

圖 3-2 速度－功率表。虛線代表速度，實線代表功率輸出。峰值功率大約出現在最大等長力量的 30% 以及最大動作速度的 30%。依據不同動作，大概就是 1RM 的 50% 至 80%。

但是請記得這個基本原則：硬舉 600 磅的人，上膊的重量一*定*比只能硬舉 300 磅的人更重。沒有例外。進階教練常常忽略這點，因為他們更在乎自己指導上膊的能力，反而忽略硬舉的重要性。對新手而言，光是提升肌力就會提升功率，因為功率取決於肌力，而新手的肌力進步很快。例如，硬舉進步會讓無經驗孩子的衝刺時間立刻進步，效果比花時間在機器上衝刺好得多。還記得嗎？做出爆發動作的身體能力（從休息狀態快速徵召很多運動單元使其收縮）很大程度（不幸地）取決於訓練者無法控制的基因，而要進步超過 20% 至 25% 會非常困難（這還是最佳的狀況，而通常訓練者很難身處最佳狀態）。因此，我們必須了解肌力發展對運動員的重要，因為肌力進步的潛能，不像爆發力受基因限制得如此狹小。既然肌力比爆發力更可訓練，也可經過多年訓練提升到很高的水準，對運動員來說，肌力發展比時下流行的爆發力發展（「發力率訓練」）更重要，因為爆發力的訓練潛能沒那麼高，對運動員來說，價值也不如單純的肌力提升。

這就是運動員會用類固醇的原因。沒有任何一種類固醇可以提升運動技術。只要你看到有人批評用類固醇的運動員打敗「乾淨」的運動員，這就完美說明了力量非常重要，對於無法藉由訓練變強壯的運動員更是如此。賭上職業生涯使用類固醇的棒球員，如果執行有效的槓鈴肌力訓練計畫，會有更好的結果，畢竟槓鈴肌力訓練是合法的。

所以，要訓練功率，肌力是最有訓練潛力的面向，而我們也必須訓練它在功率上的展現，以跟上進步的肌力。這就必須使用***快速移動***大重量的動作，例如奧林匹克舉重，包括抓舉、上膊、上挺，以及衍生動作。上膊和抓舉不可能慢慢做，慢速的上膊一定失敗，而慢速的抓舉就只是抓舉式高拉。在肩膀或過頭位置接槓，能確保高拉階段有更高的加速度，比單純*試著*把槓鈴快速拉起還高。上膊和刻意不接槓的上膊高拉之間的差別，所有有經驗的舉重者一定都很熟悉。我們考慮使用「動態努力」硬舉來訓練離地功率時，必須記得這點：接槓的上膊，表示加速度夠高，而最佳紀錄的上膊就是最大的加速度，但快速的硬舉則可能是也可能不是，你根本不會知道，畢竟快速硬舉根本不會「失敗」；上膊接槓則不是成功就是失敗。

因此上膊和抓舉本來就是（它們可能也不願意）爆發式動作；換句話說，能夠產生接槓上膊的動作型態，就必須產生足夠的爆發力才能接槓。更重要的是，這兩個重要的槓鈴動作，擁有使用槓鈴訓練的最大好處：健身房的槓片有多輕，就能用多漸進的方式來提升重量。透過上膊，我們可以準確判斷一名運動員目前展現功率的能力，接著就可以依照運動員的需求來加重。雖然針對爆發力的訓練有諸多限制，但可微調漸進加重的這個特性，使得奧林匹克舉重相關動作成為教練發展運動員功率的首選。

體重

肌力通常與肌肉大小有關。我們都看過長得很強壯的人，他們的肌肉非常顯眼。你覺得他們很強壯是有道理的：肌肉的橫截面積變大，絕對肌力就會提升。重量訓練必然伴隨肌肉變大，因此很多男人趨之若鶩，而這個效果在剛開始的時候特別明顯。不管訓練目的是肌力、功率或體重，都會發生肌肉生長。

進階健美運動員做 5 組 12 下的孤立式訓練動作，組間休息時間非常短，讓目標肌群得以生長。我們之後會再探討背後的可能生理機制。但是，健美式訓練針對的是孤立肌群，而非動作型態訓練。健美運動員大多分肌群訓練，因此他們訓練不到系統性動作型態的協調表現，而這個表現也會展現平衡體外負重的能力。所以以單一肌群肌力在運動表現應用的面向來看，它們的潛能還有很大的開發空間。因此，以孤立肌群運動為主的肌力體能訓練計畫，比起主要槓鈴動作中強調動作型態的訓練計畫，在提升運動表現應用肌力的效率會來得更差。高反覆低強度的孤立肌群訓練，會帶來目標肌群的肌肉生長，但是協調的肌力和爆發力適應，必須倚賴肌力與爆發力協調的動作，也倚賴身體作為一個平衡的協調系統。不幸的是，很多肌力體能教練（甚至是大學或職業水準的教練）都不明白這點。

肌力訓練肌肉生長的面向，對於重視體型的運動員來說是很重要的考量。舉例來說，現在的美式足球和以前很不一樣，以前體重 300 磅的前鋒和 245 磅的防守端鋒都很常見。多數重物投擲選手和大力士比賽選手的體型也都較大。很簡單，體型和力量型運動員息息相關，因為一般來說，較強壯代表體型較大。較大的體型在包含衝撞的運動項目（例如橄欖球和籃球）中很有用，甚至在傳統上依靠耐力的項目（例如足球）也有用，因為較重的選手比較輕的選手更難推動。

但是，更大的肌肉也代表重要關節附近的槓桿更有效率。膝蓋、手肘、臀部和肩膀附近的肌肉越大，功能就越強，因為肌肉橫越關節的角度對於關節槓桿系統而言，在力學上更有效率：肌腱連結到骨骼的角度越小，拉動骨骼的效率越高。因此，股四頭肌越大功能就越好，因為橫截面積越大代表越強壯，也因為至少一部分肌肉質量的位置能以更有效率的方式伸展膝蓋。

訓練肌力時，孤立的效率不如整體；肌肉生長也是一樣，內分泌系統會依劑量對壓力起反應。大規模、多關節（有時稱為「結構性」）的槓鈴動作，在產生合成型荷爾蒙刺激上，比小規模、單關節和孤立式運動更有效，而且就算使用相同強度和重複次數也是一樣。在沒有使用化學產品輔助訓練的情況下，深蹲、臥推等動作，對於有系統、協調訓練全身的運動員來說，肌肉生長效果更好，比起使用腿伸屈或夾胸等孤立式動作更有效。

訓練特殊性

一般認為運動員肌力訓練應盡可能模仿該運動的動作型態和代謝需求，在能量系統（ATP ／ CP 系統、醣解系統和有氧系統；詳見第四章）、參與運動的主要肌群、發力需求、動作速度、動作範圍及收縮頻率等，都必須有特殊性。訓練就是為了累積生理適應，以讓運動員獲益，而與其他訓練計畫一樣的是，我們必須了解目標運動的肌力應用方式。例如馬拉松或其他長距離耐力項目的選手，若使用奧林匹克舉重選手的訓練模式，將無法得到相同的益處。耐力運動員需要有氧代謝能力的適應以提升表現，而高強度低反覆的重量訓練只能帶來輔助的效果。將槓鈴訓練的動作重複次數增加也不會把肌力訓練變成耐力訓練，因為高反覆低強度也不會訓練到有氧能力。

典型的新手肌力訓練計畫，可讓耐力運動員的肌力提升，因為多數耐力運動員在肌力發展上屬於新手，而肌力提升後，就能以相對較低比例的力量，來持續進行次大努力，而耐力表現就是由持續次大努力所累積而成的。然而，對於進階短跑選手而言，由於表現上完全使用無氧代謝能力，也需要大量爆發力與功率，所以可以直接受益於肌力訓練。每個教練都應熟悉自己運動的代謝需求：最長與最短努力時間、努力的強度、努力間的恢復時間、比賽長度，和比賽中休息時間的長度。每個教練也都應該熟悉純粹肌力提升帶來的好處，因為如果肌力不足，會限制其他運動表現的發展。

所以，訓練特殊性這個概念有其限制。所有人取得和使用肌力的方式都差不多，可以透過一定時間內逐漸舉起越來越大的重量來提升肌力，透過多關節多肌群、大重量和完整動作幅度的動作來達到。諸如深蹲、肩推、硬舉和臥推等基本肌力動作，以及上膊、抓舉等爆發力動作，一直都是肌力體能訓練計畫的基礎，不管任何程度的運動員都能從中獲益。之所以會這樣，正是因為這些動作只有一個特殊性，那就是提升肌力。換句話說，這些動作可以提升應用於任何運動的肌力和爆發力。運動*練習*指的是動作型態和代謝路徑，以各種運動要求的特殊方式，來使用透過上述手段取得的肌力。在健身房裡精準模仿運動的動作型態或精確的代謝需求，既沒必要也不理想。

很多物理治療師都誤解了訓練特殊性的概念，因為他們誤解了肌力的價值，以及運動員獲得肌力的過程。我就親眼見過一名物理治療師叫他的客戶（一名壘球投手）屈肘甩動一個 3 磅的啞鈴（用正常的彎舉節奏，沒有比較慢），因為他認為啞鈴比壘球重，因此可以強化投球的動作。很多專業人員都試圖讓肌力和功率訓練更符合運動特殊性，但他們都太超過了（動作型態和代謝路徑都是），導致所使用的動作根本不可能提升肌力和爆發力。

簡單來說，透過肌力訓練獲得肌力的最好方法，就是使用最能提升肌力的動作：以平衡姿勢站在地面，操作多肌群和完整動作範圍的基本槓鈴動作，因此允許大重量的使用，讓身體在平衡負荷和控制負荷及身體位置的同時，訓練產生大量力量的能力。*練習*指的是運動員學習將肌力應用於專屬該運動的動作型態。以比平常更重的負荷，嘗試模仿運動專屬的位置、姿勢、站姿以及動作型態，無法使肌力得到最有效的發展，因為這些姿勢雖然是肌力在運動場上執行的方式，***卻不是發展肌力的最佳姿勢***。處理大重量最好的姿勢，是槓鈴訓練動作。此外，在更高的負荷下試著做出專屬運動姿勢，對運動技巧的執行有害，因為在這樣的負荷下，投擲、揮擊和推等動作都比正常情況更慢、更不精準。

*動作特殊性*指的是運動和肌力訓練動作型態的相似程度。如果我們考慮三個表面上和投擲鉛球類似的動作（肩推、上斜臥推和臥推），我們在視覺上可能認為上斜臥推最具特殊性，因為和投擲鉛球的主要動作及投擲瞬間的動作很像。許多教練和運動員認為上斜臥推很重要，但是肩推和臥推可訓練垂直和水平的發力能力，完整包含了上斜臥推所能訓練的地方。臥推可執行的重量最大，因此在建立絕對肌力上最有效果。而在三個動作中，肩推是唯一具有和投擲相同特性的動作，因為整個身體一路到與地面的接觸，都是主要動作成分。另外請記得，運動員一定也會*練習*投擲鉛球。因此在這三個動作中，上斜臥推其實是肌力*訓練*中最沒用的，即使表面上看起來最具特殊性。

讓我們看看另一個例子：騎自行車和蹲舉。騎士的膝蓋不會屈曲超過 90 度，所以若只以膝蓋屈曲來考量特殊性，結論是高於水平的蹲舉對自行車表現最有特殊性，而非深蹲。事實上，不僅自行車運動，多數運動教練認為且建議運動員應執行高於水平的蹲舉。問題是，他們誤解了蹲舉這個動作和運動技巧的關聯。仔細來看，只有部分幅度的蹲舉不會使腿後肌強烈收縮，而任何做這個動作的騎士無法平衡訓練膝關節周圍的肌力，也忽略了正確踩踏板時會使用的伸髖肌群。

從更一般的角度來分析，很多人誤會了*訓練*和*練習*的差異。表面上來看，部分幅度蹲舉更具特殊性，但一般常見的深蹲則有更高的實用性。這點對於了解運動員肌力體能訓練非常基本：深蹲對自行車更實用，對於所有重視肌力的運動都是，因為比起部分幅度蹲舉，深蹲對肌力的提升有更好的效果和效率。**任何運動動作型態與深蹲的相似性一點都不重要。深蹲之所以包含在肌力訓練計畫中，是因為它提升肌力的能力。**運動場上的動作技巧必須在運動場上訓練；肌力則必須在健身房用最好的動作來訓練，而深蹲是肌力訓練最重要的動作。

有些運動的單邊成分很高，而「功能性訓練專家」在這些運動的訓練計畫中常使用單邊動作。這是對訓練和練習的另一種誤解，也是對肌力訓練與應用的根本誤解。分腿蹲等分腿系列動作、不穩定表面訓練動作、使用輕重量的同側或對側動作，以及主打使用部分單邊收縮以孤立「核心」的無法量化的動作，都有一個共同點：它們無法像槓鈴動作一樣有效提升肌力，因為它們用平衡感的展現代替了漸進式超負荷。對於沒有訓練經驗的人來說，使用輕重量頂多帶來短短幾週的肌力提升，而分腿蹲和平衡訓練不可能使用硬舉、肩推和深蹲等動作最終可使用的重量。比起硬舉 200 磅的運動員，硬舉 500 磅的運動員的「核心」更強，因為在硬舉變強的過程中，所有相關肌肉都會跟著變強。而運動員越強壯，平衡的能力就越好（更能控制身體位置），同時在運動場上展現更大的肌力和功率。

*代謝特殊性*指的是運動表現與訓練所使用能量基質的相似程度，對具備基本肌力的中階和進階運動員較為重要。舉例來說，投擲鉛球會持續 1 至 3 秒，會使用從手到腳的全身肌肉，而提供能量的是儲存於肌肉中（之後會更詳細討論）的 ATP（三磷酸腺苷），且絕對連肌肉疲勞的邊都沾不上。投擲鉛球完全取決於以協調方式快速發力的能力，每次動作的時間都很短，也和運動員所練習的技巧一致。如果運動員尚未達到應有的肌力水準（體型夠大的鉛球選手應能深蹲 600 磅、臥推 400 磅、

肩推 300 磅、硬舉 650 磅，以及爆發上膊 350 磅），投擲鉛球的肌力訓練會注重讓運動員變得非常強壯。達到此基準後，可將更多注意力轉移至高強度的單次上膊和抓舉。請注意，這些動作看起來跟投擲鉛球都很不像，但是都能訓練到投擲表現會使用的生理適應；而中距離跑步或 100 次伏地挺身、仰臥起坐和引體向上都不會訓練到投擲表現的生理適應，因為能量來自碳水化合物或脂肪代謝，缺乏快速產生巨大力量的成分。代謝準備必須符合運動項目，也必須符合訓練內容，但動作模式本身必須在運動場上***特別練習***，使用的是在健身房透過***訓練***所***普遍***獲得的肌力。

高反覆訓練看似更適合需要持續用力的運動，但以發展肌力來說是一種不好的方法，而且對於還不夠強壯的運動員而言，持續出力的能力其限制因素是肌力。顧名思義，高反覆運動一定會使用輕重量，又因為不需要發出很大的力量來舉起重量，所以輕重量並不能提升發力適應。這點看起來單純到令人訝異，甚至到了簡單的地步，但其實根本不需要更複雜的分析。肌力必須透過舉起大重量來訓練，而可舉起 20 次的重量絕對不是大重量。訓練計畫的特殊性，必須考量提升運動員最基本能力（肌力）的最理想方式，也必須依照訓練程度來考量運動員的需求。

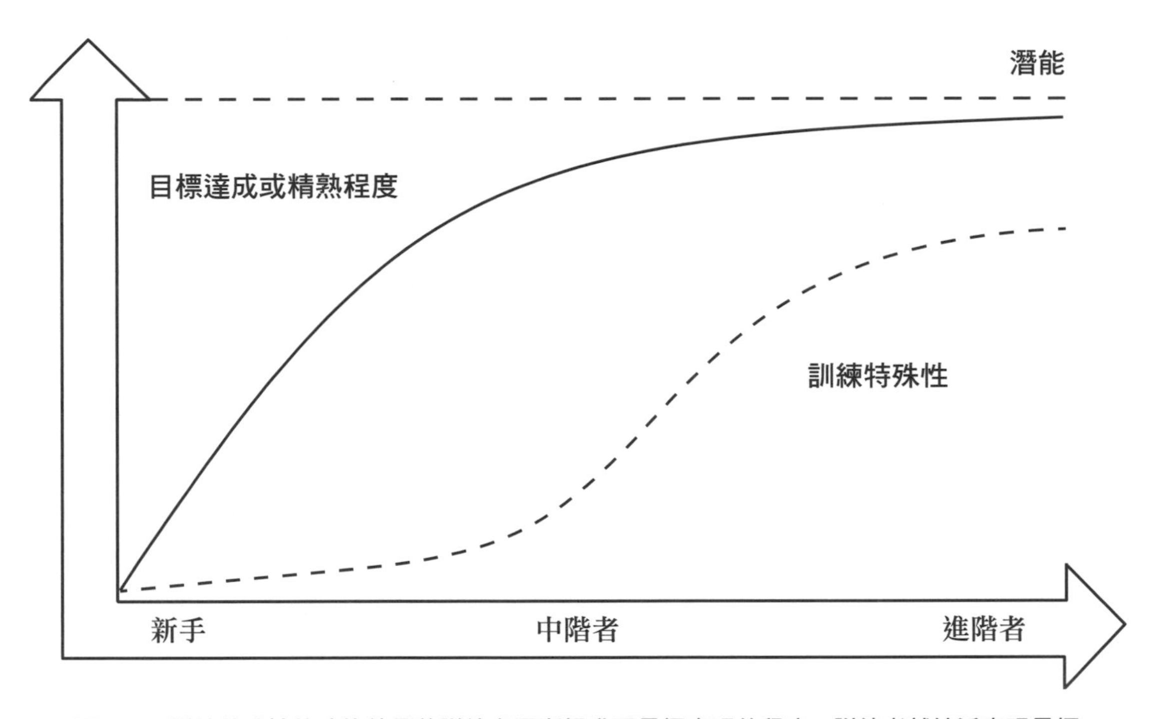

圖 3-3 訓練特殊性的功能就是將訓練者逐漸提升至目標表現的程度。訓練者越接近表現目標的潛能，訓練刺激就必須越接近該目標的物理特質。新手用一般訓練就可以大量進步，但進階者必須使用更具特殊性的方式，當然絕對特殊化的效果也不好。

特殊性程度存在一個傾斜的光譜。舉例來說，請比較 50 下伏地挺身、較輕重量 12 至 15 下的健美式臥推，以及大重量 3 下的臥推。對鉛球選手來說，伏地挺身可能需要 60 秒的時間，就缺少了代謝特殊性；而 15 下的臥推在特殊性上也不如大重量臥推。運動休息比也是代謝的一個重要考量，一個明顯的例子是美式足球比賽。美式足球比賽通常包括 6 至 8 秒的高強度活動，接著是 45 秒強度很低的活動與恢復。健身房或運動場上的訓練，若採用類似的運動休息時間，更能讓運動員達到場上運動表現的需求；而槓鈴訓練時休息時間拉長，也能讓最大肌力有更好的發展，在運動場上也很有用。教練必須善加判斷選擇最佳的運動休息比，以提升運動員的表現，當然不同運動員之間會有些差異。

新手幾乎不需要任何形式的訓練特殊性，因為離最終表現潛能還非常遠。對新手來說，任何形式的運動都能提升表現，而設計良好的漸進式槓鈴訓練會在短時間內顯著提升表現。相反的，精英運動員的訓練必須配合運動項目而有高度特殊性，因為在肌力和運動表現上已相當接近身體潛能。對精英運動員而言，維持運動技巧的*練習*很必要，但絕對不足夠，必須加入*訓練*才夠（圖 3-3）。很重要的是，絕對特殊性（也就是只以專項運動來訓練）對多數運動員來說都不夠，尤其是你所有的競爭者都在健身房努力訓練的時候。除了極少數基因條件特別好的人以外（不幸的是，一般大眾的訓練方法都和他們一樣），所有人的運動技巧都必須透過不斷練習來提升，但若要以更高的程度來展現技巧，就需要提升其他最受訓練影響的身體素質，例如肌力。

上膊和上挺是上述關於訓練和練習典範的最好例子。脫離新手階段後，只做動作一定會遇到無法驅動適應的狀況。當然必須做這些動作，因為這是*練習*，而肌力*訓練*則會提升更重的上膊和上挺所需的發力能力。若表現技巧已達最高水準，持續操作最大重量的上膊和上挺，卻沒有提升深蹲、肩推和大重量硬舉的肌力，將無法帶來滿意的體內平衡擾動。這是因為最大重量的上膊和上挺同時需要技巧和力量。技巧的成分（技術、心態和爆發力）必須透過練習才能提升；而肌力則需要訓練，和任何其他運動都一樣。

CHAPTER 04

適應的生理學

THE PHYSIOLOGY OF ADAPTATION

肌肉收縮：動作的基礎

要了解如何訓練身體以提升表現，就必須清楚知道表現中的身體如何運作。肌肉是動作的基本生理單位，肌肉結構負責控制功能，而訓練則會改變肌肉結構並且影響後續的功能。要設計有效的訓練計畫，必須熟悉基本生理學原則，而這些原則和肌肉及訓練至最高表現息息相關。

肌肉結構

肌肉系統最大的結構單位就是肌肉本身，肌肉透過一個稱為***肌腱***的結締組織，至少與骨骼有兩個附著點。肌肉的收縮機制，會在骨骼上的附著點之間產生張力，而這個力量負責操作骨骼系統的槓桿。收縮的肌肉變短的幅度通常有限制，但骨骼系統槓桿由於具有長度優勢，可放大肌肉有限的縮短功能。肌肉骨骼系統利用的力學優勢，讓我們的身體得以與環境互動，可以跑得快、投得遠，以及用爆發的方式舉起大重量。

每條肌肉之間由另一種薄薄的結締組織分隔開來，稱作***筋膜***。每條肌肉都是數千個肌肉細胞組織而成的整體，而這些肌肉細胞稱為***肌纖維***。這些細胞呈現束狀，與其他束的細胞之間由更多的結締組織分隔。組成這些肌肉束的肌肉細胞中，包含數百個肌原纖維，是包含收縮成分的細胞器。這些結構不斷組成基本的收縮單位，稱為肌小節。肌小節由蛋白股組成，它們彼此互動以產生整條肌纖維的淨縮短（收縮）。肌肉中所有肌纖維共同收縮，會產生很大的收縮力，足以產生動作。肌肉細胞也包含正常代謝功能所需的***細胞器***：細胞膜、細胞質（在肌肉細胞中稱為肌漿）、細胞核、粒線體、核糖體和內質網等等，這些單位全都對肌肉收縮有重要貢獻，也都對訓練產生適應。

肌肉細胞中的肌原纖維都呈橫紋狀，原因是每個肌小節的結構排列方式。主要收縮蛋白（肌凝蛋白和肌動蛋白）以重疊的絲狀（細絲和粗絲）方式排列（圖 4-1）。有些蛋白質與細絲（肌凝蛋白）有關，其中兩個稱為肌鈣蛋白和原肌凝蛋白，是肌肉收縮控制機制的主要部分，它們的細節很重要，但超出本書的範疇。

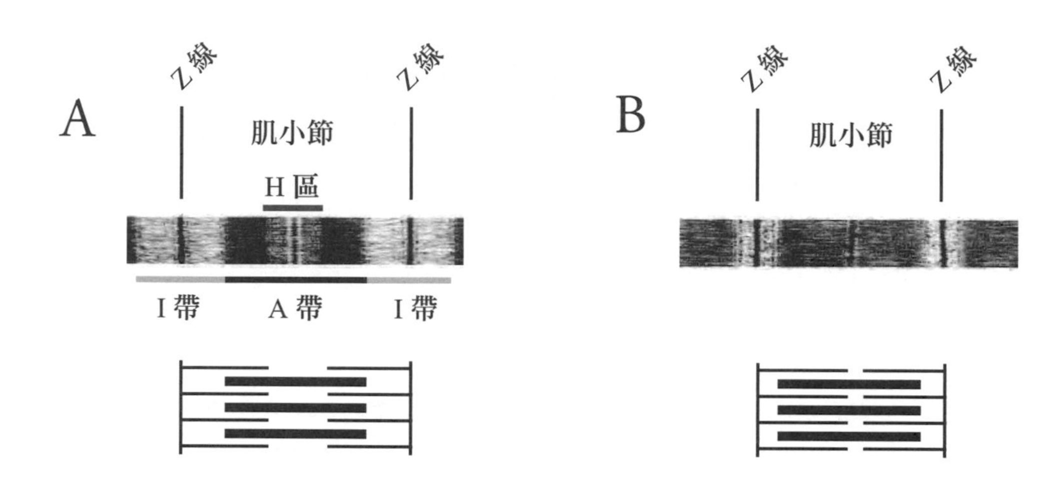

圖 4-1 肌小節的結構（A）。Z 線組成每個肌小節的界線，而一系列的重複就形成肌原纖維。請注意，在放鬆的肌小節中，包含肌凝蛋白的細肌絲和包含肌動蛋白的粗肌絲只有部分重疊，顯現出明顯的 I 帶和 A 帶，可透過電子顯微像觀測。赫胥黎的肌絲滑動理論（sliding filament）認為，使用 ATP 會造成肌凝蛋白和肌動蛋白暫時彼此互動，拉動粗肌絲和細肌絲越過彼此，造成肌小節兩端的 Z 線一起移動（B）。

肌纖維有一些不同的種類，我們常常稱為「快縮」和「慢縮」肌纖維，但這種分類方式無法指出兩種肌纖維的真實差異。一個更好的肌纖維分類系統，是透過代謝活動主要能量來源來分類，即脂肪酸代謝（或 β - 氧化）以及糖解代謝。表 4-1 說明肌纖維種類的光譜，有一定範圍的解剖和代謝特質。這些特質決定了肌纖維比例各異的不同肌肉如何運作，以及它們對訓練的反應。重量訓練會大幅改變肌肉結構和代謝，因此改變肌肉功能。

肌肉功能

肌肉由許多功能性單位組成，最大的單位就是肌肉本身。肌肉收縮時，會將兩端附著的骨骼向彼此拉近，造成骨骼間關節處周圍的動作。訓練最終的目標就是提升這個大規模移動的能力，而較小規模的肌肉組織成分，就是真正必須訓練適應的元素。

肌凝蛋白和肌動蛋白是肌纖維的蛋白（常稱為「收縮蛋白」），在肌肉收縮扮演非常重要的角色。兩種蛋白彼此連結時，肌動蛋白分子的形狀會改變，將肌纖維末端以及包含這些蛋白的細胞拉近中線。一旦足夠數量的單位產生互動，就會產生足夠的力量讓整條肌肉縮短，不過肌肉相對於自身長度可縮短的百分比（大約 25%）受限於肌小節本身的結構。為了彌補這點，比起骨骼兩端的距離而言，關節和肌肉結點之間的距離非常短，而這個長度差距提供可利用的槓桿效應，將肌肉長度的小小變化，放大成關節周圍的大幅移動半徑。

引發肌動蛋白內部組態變化所需的能量來自於三磷酸腺苷（ATP），它是多種代謝路徑的高能量產物。ATP 是生命的必要組成物，負責身體細胞幾乎所有化學能量的運送。因此，ATP 是化學能轉變為動能的基礎，這就是肌肉組織的基本功能，在生物化學上扮演至關重要的角色。

一般認為肌肉產生力量的潛能與橫截面積成比例，也就是肌肉越大，就能產生越多力量。這是因為所有肌纖維基本上都從肌腹的一個點開始，一路延伸到另外一端，所以肌纖維中收縮肌絲數量增加時，整體的直徑也會增加。其他因素不變的情況下，使肌肉變強壯的唯一方法就是讓肌肉變大，讓肌肉包含更多收縮蛋白。但是不太可能會有其他因素不變的情況，有些許因素會帶來有效的肌肉功能。其中一個與肌肉功能直接相關的因素，就是 ATP 的可用程度，以及肌肉內利用和合成 ATP 機制的效率。ATP 濃度低，或是合成或利用 ATP 的能力不佳，都會造成肌肉功能下降，而訓練會增加儲存和合成 ATP 的能力。

如前所述，肌纖維有許多種類，各有與 ATP 利用相關的獨特代謝特質。I 型肌纖維屬於慢速有氧或「慢縮」肌纖維，意思是它們主要依賴有氧或需要氧氣的代謝方式，而且代謝路徑比不依賴氧氣的過程更花時間。比起其他種類的肌纖維，I 型肌纖維體積較小、產生的力量較小，增大的潛能也較小。但是由於它們主要依賴的酵素，會使用一種根本不會耗竭的能量基質（脂肪酸），因此 I 型肌纖維抗疲勞的能力非常強。分解脂肪酸的酵素若要運作，必須有氧氣的存在。I 型肌纖維是率先徵召、最後放鬆的肌纖維，在站、坐和走等所有低強度長時間收縮中都有作用。

特徵	I 型	IIa 型	IIb 型
收縮速度	慢	快	非常快
纖維直徑	小	中	大
運動神經元大小	小	大	非常大
抗疲勞能力	高	中	低
活動種類	有氧	長時間無氧	短時間無氧
力量 ／ 功率	低	高	非常高
粒線體密度	高	高	低
微血管密度	高	中	低
有氧能力	高	中	低
無氧能力	低	中	高
主要能量來源	三酸甘油酯	磷酸肌酸、肝糖	磷酸肌酸、肝糖

表 4-1　肌纖維種類與特質。I 型（慢縮）肌纖維在化學、結構和功能上都與兩種 II 型（快縮）肌纖維不一樣，II 型肌纖維包括快速有氧（IIa）以及快速糖解（IIb）。當然還有其他常用的肌纖維分類方式，但此表最適合用來討論肌力和功率的適應。

比起 I 型肌纖維，II 型肌纖維很大程度依賴分解葡萄糖（***糖解***）所得的能量，對氧氣的依賴程度也小得多。IIb 型肌纖維被稱為快速糖解或「快縮」肌纖維，意即主要使用糖解過程分解葡萄糖以產生 ATP，而且此過程不需要氧氣的加入，在細胞內發生的速度也較快。IIa 型肌纖維介於 I 型和 IIb 型肌纖維之間，功能可依目的和訓練刺激而偏向任何一邊。比起 I 型肌纖維，IIa 和 IIb 型肌纖維體積較大、增大潛能較大、代謝 ATP 速度更快，而且抗疲勞能力較弱。但是，訓練可以改變這些肌纖維的運作方式。肌力訓練產生的適應會讓肌纖維增大，會產生更大的收縮力量；而耐力訓練產生的代謝適應，會提升肌纖維有氧機制的效率，提升對抗低強度疲勞的能力。***同時***訓練力量產生能力***和***抗疲勞能力的肌纖維，兩個特質進步的程度不如分開訓練。

能量代謝：為肌肉提供能量

能量來源

肌肉收縮和所有細胞內活動的能量來源都是 ATP。身體分解食物以產生 ATP，我們吃的所有食物（碳水化合物、脂肪和蛋白質）都可作為 ATP 的來源。（脂肪和蛋白質在爆發力表現能量學中較不重要，因為只要數量足夠，碳水化合物專門達成這個目的，而主控這類活動的是 IIb 型肌纖維。）身體分解食物再經過一連串生化反應後，就可產生 ATP 這個無可取代的分子。為了此討論的目的，ATP 透過三種方式產生：第一，磷酸肌酸內原先儲存的 ATP 重新產生或回收；第二，不依賴氧氣的葡萄糖代謝（糖解）；第三，利用脂肪酸和糖解最終產品（氧化磷酸化）的有氧代謝過程。傳統上，前兩個 ATP 產生機制稱為「無氧」，而第三種稱為「有氧」。以上各路徑皆以不同速率提供 ATP，而在不同情況下，各路徑對所需 ATP 的貢獻程度將有所不同。

能量利用

肌肉收縮時會利用體內儲存的 ATP 作為能量來源。肌肉收縮過程中，ATP 丟掉三個磷酸基的其中一個，變成二磷酸腺苷（ADP），將儲存於分子中的能量釋放，運用於肌肉收縮。隨著 ATP 存量耗盡（通常只需要幾秒），ADP 迅速回收進 ATP，透過從磷酸肌酸（CP）分子高能量磷酸鹽的置換，轉移回 ADP。因此，磷酸肌酸扮演 ATP 能量補充傳遞者的角色。

ATP 由上述兩部分機制利用與再合成，是諸如衝刺、重量訓練等高強度短時間運動（少於 10 至 12 秒）的能量來源。如果運動時間超過體內儲存 ATP 可負荷的這幾秒時間，原本該是取代已使用 ATP 的 ATP 就必須當作這個運動的能量來源。這些稍長努力的能量來源有二：首先，如果努力持續數分鐘，能源來自糖解代謝產生的 ATP；而如果努力持續非常久，則來自脂肪酸和糖解產品氧化產生的 ATP。然而，***肌肉收縮時使用的所有 ATP 都來自體內 ATP 的庫存***，以及上述取代這些 ATP 的其他過程。

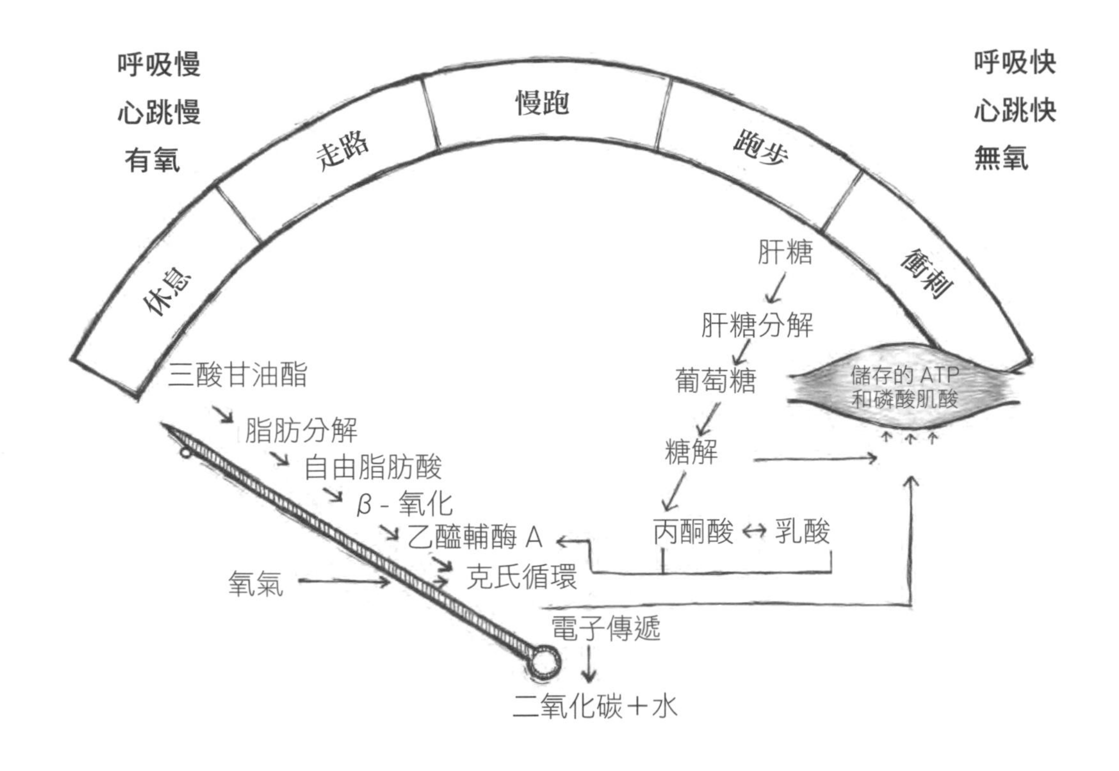

圖 4-2 代謝時速表。運動的努力程度和時間，會直接影響身體用來提供能量的代謝路徑。所有身體活動都在這條光譜（從休息到最大努力）的其中一點，所有活動的能量來源都是現存於肌肉內的 ATP，而所有的生物能量活動都會運作，以補充 ATP 的庫存。低強度運動依賴心肺運送和肌肉利用氧氣，而當下可用的氧氣讓身體得以利用有氧代謝路徑以及脂肪酸作為基質，這些有氧代謝過程發生於肌肉細胞的粒線體內。隨著運動強度和能量需求增加，氧化代謝的能力就不足以應付越來越高的 ATP 補充需求。重量訓練和其他形式的高強度訓練存在於此光譜的無氧端，利用的基質不需要氧氣。此圖說明能量基質間的關係，以及不同運動型態中利用的代謝路徑。除了非常短時間、用盡全力的 1RM 努力以外，沒有任何活動只使用一種代謝路徑，所以此量表說明活動強度漸增的持續性光譜。（《肌力訓練聖經：基礎槓鈴教程》）

肌肉中的能量以肝糖的形式儲存，是葡萄糖儲存起來的形式，由長支鏈的葡萄糖分子共同組成。超過 12 秒及長達數分鐘的高強度運動（例如較長距離的衝刺以及高反覆重量訓練），需要將肝糖分子分解成葡萄糖，這個過程稱為肝糖分解。分解出來的個別葡萄糖分子，會透過糖解代謝的過程進一步分解，過程中會生成 ATP，而糖解作用產生的 ATP 可作為持續高強度運動的能量來源。

除了 ATP 以外，糖解作用會產生的最終產品還有丙酮酸和乳酸。葡萄糖分解後的這些產品，可進一步透過氧化代謝來生成 ATP。乳酸可以移動離開細胞，讓其他細胞作為氧化代謝的燃料，或是在肝臟和腎臟作為新葡萄糖組成的前驅物。在能量需求非常高的情況下，血液中的乳酸濃度會因釋放超過攝取而提高。

對訓練肌力和爆發力的人而言，透過氧化代謝產生的 ATP 較不重要，克氏循環（Krebs cycle）以及隨後的電子傳遞鏈（ETC）才是處理脂肪酸和糖解之最終產品的方式，如持續數分鐘至數小時的低強度節奏性反覆運動（例如慢跑、走路或長距離自行車）。脂肪酸透過 β - 氧化（beta-oxidation）分解為乙醯輔酶 A（Acetyl-CoA），隨後再進入克氏循環。丙酮酸和乳酸被轉換成乙醯輔酶 A 後也會進入這個系統。β-氧化和氧化磷酸化都發生在稱作粒線體的細胞器中。氧化代謝會產生大量的ATP，過程中需要氧氣。

但是1組重量訓練所花時間比1分鐘少得多、強度非常高，同時也消耗很多ATP，所以氧化代謝在這種訓練中不會起作用。即使氧化代謝確實在運作（各種ATP產生過程都隨時在運作），但是因為所需時間太長、產生ATP的速度較慢，所以對1組大重量訓練的實際表現幾乎沒有貢獻。圖4-2是基礎能量學的簡介圖。

訓練造成的肌肉適應

肌力訓練讓肌肉結構和功能產生很多改變。如果訓練計畫設計得當，運動也正確執行，運動帶來的改變會提升肌力和功率。如果運動計畫不佳且（或）執行錯誤，可能就不會進步，甚至可能造成表現退步。圖4-3以每組的次數，說明對不同訓練計畫組成的反應光譜。

關於訓練計畫中反覆次數影響的理解，兩派人馬之間的意見不一樣。一種人仰賴實務經驗，另一種人則假設詮釋不合格的研究就足夠，只要這些研究是由終身教授詮釋就可以。有些學術來源宣稱，本質上所有反覆次數對肌力、爆發力和體重增加的效果都一樣，也就是1組3RM的結果和1組20RM一樣。對熟悉運動員訓練的專業人員而言，這顯然與他們的認知顯著不同。這種論述忽略了代謝特殊性的基本原理，而很多人早已將這個原則熱烈應用於跑步和自行車。40公尺衝刺和800公尺賽事是完全不同的比賽；跑1英里和跑26.2英里完全不一樣；1公里衝刺和100公里道路賽完全不一樣。這些賽事的訓練都要求一定程度的特殊性，而沒有任何運動生理學家會說所有類型的跑步結果都一樣。只要對運動員訓練有那麼一點興趣的人，為什麼會說3RM深蹲（只花幾秒的時間，而且在代謝光譜上完全在ATP／CP那一端）和20RM深蹲（會花60至120秒，而且完全在代謝光譜中段的糖解區）有一樣的訓練效果？已經有數十年的基礎研究支持圖4-3反覆次數光譜的效度，也針對此概念的生理學基礎提供了完整的理解。這個資料額外的優點，是有超過一百年有紀錄的實務應用支持。若無法正確應用這個資訊，會造成訓練時間的浪費和訓練計畫的失效。

重量訓練最直接相關的效果之一就是肌肉大小增加。這個現象稱為***肌肉生長***，是來自蛋白質合成增加和蛋白質降解減少，造成肌肉細胞中蛋白質累積，也讓整個肌肉的大小增加。理論上，肌肉生長有兩種基本類型：第一種是肌纖維肌肉生長，細胞中會新增更多肌凝蛋白、肌動蛋白和其他相關蛋白質，而肌肉中收縮元素增加，代表肌凝和肌動蛋白的交互作用增加，產生更多的力量。這種肌肉生長是低反覆、高強度訓練的典型效果，雖然增加的肌肉質量較少，但是在每單位區域的肌肉帶來的力量卻會提升，比第二種肌肉生長類型更多：肌漿質肌肉生長。在肌漿質肌肉生長中，細胞質和代謝肌質的累積比肌纖維肌肉生長更多。低強度、高反覆的訓練讓肌纖維內元素顯著增加，但是增加幅度不如高強度、低反覆訓練。對新手而言，兩種肌肉生長會同時發生，因為在尚未適應的肌肉中，相同壓力會產生兩種適應。

健美式訓練利用非常高量低強度的組數次數，造成肌肉中代謝肌質的減少（以及隨後的增加）。細胞中肝糖以及高能量磷酸（有效肌酸補給的背後機制）的增加，造成更多水分儲存於細胞中。以上效應，加上脂肪滴和額外活動相關酵素的累積，以及收縮蛋白的少量增加，造成細胞數量也增加。然而，這類訓練缺乏力量產生的重要成分，這就解釋了為什麼有些肌肉量較小的人，會比透過健美式訓練得到大量肌肉生長的人還要強壯。

訓練也會使驅動 ATP 產生的酵素濃度提升。1970 年代的一些研究者獨立指出，酵素濃度的提升，會催化先前討論的三種 ATP 路徑。最有趣的發現是，驅動 ADP 再合成 ATP 的酵素濃度，以及造成糖解代謝的酵素濃度，可透過重量訓練提升。酵素濃度增加的程度，和訓練長度、頻率或強度有關。帶來酵素濃度提升的訓練計畫，會透過 ATP 更有效率地產生和利用以提升運動表現。

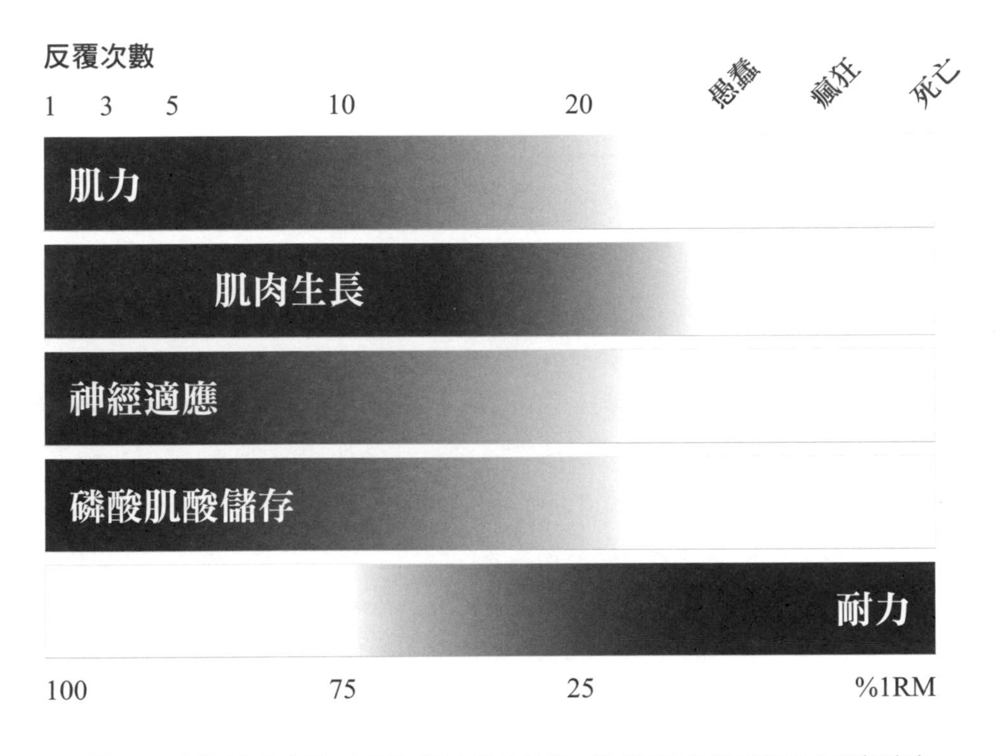

圖 4-3 反覆次數光譜。不同反覆次數的計畫，造成不同的解剖學和生理學適應。

儲存於細胞內的能量也會因重量訓練提升。在一段時間的訓練後，ATP 和 CP 的存量提升大約 20%，讓更多能量可立刻用於收縮。更多的 ATP 和 CP 存量帶來更高的功率輸出。一段時間的訓練也會增加肝糖存量，使快速可用的能量變多，並帶來肌肉生長。

功率輸出、絕對肌力和發力率等收縮特質的測量值，都能透過訓練顯著提升。這些改變可能和重量訓練對肌纖維種類組成的影響有關，因為不同肌纖維利用 ATP 的速率不同。幾十年前的人認為肌纖維種類不會改變，但最近的研究指出，不同訓練種類確實會改變肌纖維種類。此外，即使肌纖維種類沒有改變，肌力訓練也會讓有慢縮特質的肌纖維，具有更多快縮特質。四至六週的阻力訓練已證實可以減少慢縮肌纖維的數量。同時值得注意的是，肌肉內部 ATP 和 CP 的濃度也和肌肉纖維組成有關；若肌肉中 ATP 和 CP 耗竭的時間太長，就會從快縮特質轉變成慢縮特質。大重量訓練帶來的 ATP 和 CP 存量提高，也可能驅動反向的結果，讓更多肌纖維具有快縮特質。

神經整合：刺激肌肉動作

結構與功能

肌纖維固然是收縮的基本單元，但如果沒有與神經系統之間的精密連結，就不會產生協調動作。中樞神經系統透過運動神經元連結到肌纖維，這些神經元大小都各異，並依據肌纖維種類和肌肉功能，支配數量各異的肌纖維。慢縮肌纖維由較小的運動單元支配；快縮肌纖維則由較大的運動單元支配。從傳導速度和流量來看，可以將 I 型肌纖維的運動單元想成吸管，而 II 型肌纖維的運動單元則是消防水帶。

單一運動神經元支配的肌纖維數量取決於肌肉及其功能。負責大規模動作的大肌肉（例如大腿的股四頭肌），運動神經元和肌纖維的比例較低，一個運動神經元支配很多條肌纖維，最多可達 1000 條肌纖維（1 比 1000）。負責精密動作的肌肉（例如一些眼部肌肉），運動神經元和肌纖維的比例較高，可接近 1 比 10。**運動單元**一詞指的是運動神經元及其支配的所有肌纖維，而**神經肌肉系統**指的是全身神經和肌肉的整體功能。運動單元是神經肌肉系統的基本功能單位，因為運動單元內的肌纖維只能全部一起「開火」（在神經刺激下收縮），不會個別開火。長時間、大重量和高速度的訓練會提升***徵召能力***。徵召能力的定義是肌纖維收縮時，肌肉內啟動的運動單元和產生的力量。肌肉內徵召的運動單元比例越高，肌肉產生的力量就越大；而在較短時間內徵召越多的運動單元，***功率***輸出就越大。徵召更多運動單元收縮且收縮更快的能力，是有效肌力訓練的指標之一。神經肌肉系統的進步，是肌力和功率可以在肌肉量不增加的情況下進步的一大主因，雖然肌肉生長通常伴隨肌力增加，***因為對訓練壓力的適應包括肌肉生長和神經肌肉效率提升***。因此，新手只要一開始訓練，體型和肌力都會立刻成長。

一個運動神經元支配的肌纖維數量，決定了該運動單元在收縮時可產生的最大力量。運動單元內的肌纖維數量越多，就能產生越大的力量。一個活躍的運動單元可刺激其支配的所有肌纖維收縮。肌肉產生力量的大小，會隨徵召運動單元的數量而改變。如果肌肉中所有運動單元同時徵召（只有在訓練中執行有計畫的 1RM 才會產生），就會產生最大力量。

運動單元的徵召會依據每個運動單元收縮所需刺激的閾值而有特定順序。不管運動強度為何，低閾值的慢縮運動單元在一開始就會被徵召。這些運動單元與坐姿和站姿等正常姿勢的維持有關，只要身體沒有躺著休息就會開火。走路會增加低閾值運動單元的徵召，因為身體維持姿勢的同時還要強迫往前走。因此，與姿勢和走路相關的肌肉（例如小腿肌和豎脊肌）理當有比例最高的慢縮肌纖維，而它們確實如此。低強度有氧運動主要徵召慢縮運動單元，不過隨著強度提升，高閾值的快縮運動單元也會被徵召收縮。高強度運動會持續徵召低閾值肌纖維，但與高閾值肌纖維所貢獻的力量相比之下，低閾值肌纖維對於淨力量的貢獻幾乎可忽略。如果訓練計畫的目標是功率輸出，就必須正確設計，以提升徵召高閾值快縮運動單元的能力。

神經適應

人類身體最悲劇的問題之一就是神經系統的固執，不管是神經系統從受損或疾病自癒的能力，還是適應來自表現運動員和艱困生活的壓力都一樣。我們讓神經系統更有效率的能力天生受限：例如，站姿垂直跳（SVJ）是測量神經肌肉效率的黃金指標。它的價值在於它診斷的能力，畢竟很難透過訓練來讓站姿垂直跳進步，因此這是測試爆發力基因潛能非常好的辦法。事實上，訓練 SVJ 是一種本末倒置的行為。SVJ 達到 36 英寸的男性是怪物，而男性的平均大約是 22 英寸。一個 SVJ 只有 10 英寸的男性不管再努力訓練，都絕對不會有超過 25% 的進步，這是因為控制神經肌肉效率的神經適應得不好也不快，畢竟神經是身體最特殊化的組織。如果再加上爆發力其他受基因控制的面向——肌纖維分配、受體型控制的槓桿配置、身高和性別等——很明顯，通常是基因決定了我們能看到誰達到人類運動表現的顛峰。

不過，在一定程度內，透過提升技巧和運動單元徵召，我們還是可以讓神經肌肉功能更有效率，而這些表現必須透過訓練。隨著表現提升，肌力和功率提升漸漸與肌肉量提升更直接相關，與神經功能的關係越來越少，這是因為在技巧和神經進步停滯以後，肌肉還是有非常多的空間生長。然而，對新手和進階運動員都一樣，主要訓練目標應該是以更完整、協調、有效的方式來徵召工作肌群的運動單元。

荷爾蒙：生理適應的媒介

荷爾蒙是由腺體產生的化合物，負責調節細胞、器官和全身大多數的生理功能。荷爾蒙以有系統的方式分泌至全身，有些組織會包含對特定荷爾蒙敏感的受器，而荷爾蒙的特殊功能就在這樣的組織內發揮。每種荷爾蒙系統都能對外部壓力起反應，因為身體就是利用這些系統來面對壓力，並促進未來面對壓力的適應。因此，荷爾蒙系統是謝耶適應理論運作過程的重要機制。每種荷爾蒙對特定目標組織都有特定的影響（表 4-2）。健身雜誌充滿關於荷爾蒙的廣告和文章，討論如何透過運動、飲食和補給品來操弄荷爾蒙，使之變得更大、更強壯、肌肉更多、體重更重以及更有力量。不過正如你所想，這些廣告並非全都準確。

荷爾蒙功能

荷爾蒙以兩個基本方法影響生理。首先，荷爾蒙會改變特定物質的合成速率，例如收縮蛋白合成的增加，或酵素分泌增加。第二，荷爾蒙會改變細胞膜的滲透性。細胞膜是選擇性的屏障，允許某些分子進入，同時隔絕其他分子。荷爾蒙引發的細胞膜滲透性改變，會以很多方式影響細胞功能，而這些影響全都很重要，因為細胞外的物質通常都是細胞內環境修正所必需。

訓練計畫的組成（訓練頻率、訓練長度、運動選擇、組數、次數及組間休息）會影響體內荷爾蒙分泌，有效的計畫會利用身體對這些變化的固有荷爾蒙反應。

荷爾蒙適應

在運動生理學領域中，關於荷爾蒙特殊性已有數量可觀的研究。一般來說，運動都會影響許多荷爾蒙系統，但有些荷爾蒙與重量訓練相關，對於肌肉結構和功能有直接影響。

睪固酮：由於睪固酮在合成作用（蛋白質合成和組織生長）的角色早已眾所周知，多年來一直是科學和大眾目光的焦點。睪固酮也會影響神經肌肉效率、骨骼生長、代謝率、肝糖存量、紅血球製造，以及礦物質平衡。高濃度的荷爾蒙對身體有益，但是能證明運動或訓練會提升睪固酮濃度的研究並不多。

研究員做了很多實驗，使用例如重量訓練等高強度、短時間的運動，結果顯示在運動過程中，睪固酮濃度可能提升、下降或常常維持不變。這些研究彼此不一致且缺乏明顯模式的原因，可能是因為阻力訓練相對複雜的本質。先前研究曾使用各式各樣的訓練量、訓練負荷、訓練強度、組間休息，以及執行動作會使用的肌肉總量。上述因子彼此交互作用，影響運動壓力的本質，因此也影響產生的反應。讓實驗設計和詮釋更複雜的是，睪固酮濃度會有正常的晝夜節律波動，可能讓濃度改變更難獨立、觀察和詮釋，選擇分析時間點很少的時候更是如此。

荷爾蒙	功能和特性
睪固酮	促進肌肉生長和男性性徵發展；合成型；提升代謝率
皮質醇	面對壓力時會增加；分解型；長期提升會造成表現下降
生長激素	讓所有組織型態生長和變大；維持結締組織完整性
胰島素	將葡萄糖運送至細胞；合成型
升糖素	將葡萄糖移動至血液；分解型
類胰島素生長因子 I	調節生長因子的作用；合成型
腎上腺素	動員肝糖；提升肌肉中血流；提升心臟收縮功能

表 4-2　與訓練特別相關的荷爾蒙。

皮質醇：與睪固酮相反，皮質醇的淨效益屬於分解型，它就像是抗發炎反應，將受損組織拆解，並將其引至排泄路徑，因此創造空間讓新組織合成。作為一種分解型荷爾蒙，皮質醇會抵銷合成型荷爾蒙的效果，包括睪固酮、生長激素、類胰島素生長因子 1（IGF-1）及其亞型機械生長因子（MGF）。皮質醇也可能透過干擾蛋白質複製的細胞機制，來抑制蛋白質合成，或許是因為如此一來就不需要破壞剛合成好的組織。皮質醇的分泌可以是因為努力訓練帶來的身體壓力，也可以是任何影響心理狀態的心理壓力，例如人際關係問題、睡眠不足、失眠、生病過程的心理狀況或是摯愛過世；或者單純因為工作、規畫好的行程，甚至假期等生活型態被打亂。

無論如何，壓力施加於身體時，皮質醇分泌就會上升，因為它的功能就是移除受損組織，如果訓練壓力足以造成適應，這就是一個正常結果。正常皮質醇分泌會促成蛋白質降解，以及蛋白質變成碳水化合物，也會以促進脂肪利用而儲存肝糖。如果濃度過高，可能會造成高血糖、免疫功能受損，或是疲勞感。皮質醇可能也是嚴重過度訓練相關的臨床憂鬱症狀背後機制之一。

我們必須了解，只要訓練足以造成適應，皮質醇濃度就會*上升*。*超負荷*就是足以擾動體內平衡的訓練壓力，也會提高皮質醇濃度，不管訓練程度為何，這在任何時候對任何訓練者都一樣；而上升的皮質醇濃度，在超負荷的訓練不久之後就會回到基線。新手只要進行新手程度的單純訓練（詳見第六章），就會產生超負荷帶來的皮質醇濃度上升，而皮質醇濃度在下次訓練時就會回到基線。中階者可能在週一的訓練量日產生皮質醇濃度大幅上升，又在週五的訓練強度日（詳見第七章）讓濃度繼續升高，但是在兩次體內平衡擾動以後，皮質醇濃度會在這些訓練過後幾小時回到基線。進階者需要數週訓練量（詳見第八章）的累積才會產生超負荷帶來的壓力。在上述三種情況下，皮質醇濃度上升，是壓力足以擾動體內平衡產生適應的指標。

由於運動只會引發皮質醇濃度暫時升高，如果皮質醇濃度長期偏高，就有可能是因為訓練重疊的影響，因為沒有足夠時間讓濃度回到基線。以上狀況，如果再加上與過度訓練相關的負面心理因素（即因為比賽而擔心和害怕失敗），以及長期偏高的皮質醇濃度，就成為造成過度訓練的潛在元凶。

生長激素：人類生長激素（GH）是一種肽類（由胺基酸構成，與類固醇相反）荷爾蒙，具有很多生理學效應：促進骨骼生長、軟骨生長、細胞分裂，以及細胞內蛋白沉積。它也會刺激免疫系統、促進肝臟中糖質新生，並驅動利用脂肪的代謝。因此，在節食或長期熱量不足的情況下，生長激素的濃度會提高。生長激素主要的合成功能似乎會作用於發育中的孩童和青少年身上；而在成人身上，它的功能主要是維持結締組織完整性。生長激素濃度會在大訓練量的多關節動作後增加八至十倍，同時也扮演結締組織受傷後的修復角色，所以高濃度的生長激素會以系統性方式輔助大重量訓練的恢復。

訓練壓力在生長激素分泌扮演的角色仍不清楚。在先前的分析中，生長激素與節食和低血糖的關係，不確定是因果關係還是純粹相關。很清楚的是，身體處在熱量不足的環境壓力下時（容易由努力訓練的立即效果引起），生長激素濃度會提升，但這樣提高的濃度可能是為了管理基質的使用，而非促進成年人的生長。並沒有研究指出生長激素會提升成年人的除脂體重，而肢端肥大症（生長激素過多所造成，會導致骨骼和內臟質量大幅提升）的成年人身上並未觀察到高於正常值的肌肉量，符合以上論述。

胰島素：胰島素屬於高度合成型的肽類荷爾蒙，可調節細胞膜的滲透性，並將葡萄糖及其他物質運送至細胞裡。這個功能對訓練的恢復非常重要，因為耗盡的葡萄糖和胺基酸必須補充，才有可能完全恢復。動物研究顯示，肌肉生長在沒有胰島素的情況下仍會繼續，所以其他機制也會同時運作，但胰島素還是所有合成型荷爾蒙中最強大、最豐富，也是最容易操弄的其中之一。

類胰島素生長因子（IGF-1）：類胰島素生長因子也是肽類荷爾蒙，組成與胰島素類似，在孩童和成人身上都有很強的合成型效果。肝臟會因生長激素而分泌類胰島素生長因子，而 GH 的濃度偏低以及蛋白質和熱量攝取不足，都會抑制它的分泌。它影響了體內幾乎所有細胞，也是細胞生長和 DNA 合成的強力調節劑，主要是透過重要代謝產物機械生長因子（MGF）的運作。大重量訓練後，MGF 是血液中循環的 IGF-1 的主要變體，而它促進骨骼肌肉生長的效果，可能來自它對肌肉細胞核的增生影響。

腎上腺素、去甲基腎上腺素：這些兒茶酚胺可作為神經傳導物質和荷爾蒙，對人類生理學有非常廣泛的影響，也是造成人類熟悉的「戰或逃反應」的主因。腎上腺素（又稱 EPI 或 adrenaline）和去甲基腎上腺素（又稱 NE 或 noradrenaline）都是內分泌荷爾蒙，由腎臟上方的腎上腺直接分泌進到血流中。作為神經傳導物質的 NE，是在交感神經的末端被釋放出來。交感神經直接刺激、EPI 和 NE 同時釋放進血液中會產生*許多*效果，其中一個是會增加每分鐘心輸出量，以及促進肝糖分解。高強度訓練時，腎上腺素濃度可能提升十幾倍，可以透過將更多血液送至工作肌群和提供快速能量來源（肝糖、葡萄糖或 ATP），幫助身體面對運動的快速開始。這個反應是暫時性的，運動引發的腎上腺素濃度提升，在運動結束後 6 分鐘內就會回到正常值。

對運動員來說，關鍵是身體面對訓練壓力時會有特定順序的荷爾蒙反應，這些反應來自身體正常的壓力反應和適應機制，如同謝耶理論所述。如果教練設計的訓練計畫合理，且運動員能夠堅持，並取得足夠的休息和良好的營養，身體會對訓練產生最佳適應（主要透過荷爾蒙機制），最後帶來運動表現提升。教練可試著運用各種訓練方法，以引發和利用短期荷爾蒙反應，以及長期荷爾蒙調節造成的適應。然而在大部分的情況下，教練都被迫以自由心證的方式來執行這個任務。血液測試對一般教練來說不容易取得或使用；一般教練必須依靠自己對運動員的觀察，並根據自己對荷爾蒙反應的好壞結果的了解，提出觀察結果和現象及症狀之間的關聯。每個運動員對壓力的反應不盡相同，而荷爾蒙反應也受年齡、性別或恢復狀態影響很大。基本上，教練必須以有根據的方式，猜測如何為運動員特製訓練計畫，以帶來驅動表現提升所需的荷爾蒙變化。

心血管考量

大重量訓練時，會發生一些現象，使心血管系統產生壓力。其中一個是肌肉收縮會壓迫血管，產生對血流的阻力，造成血壓急遽升高，甚至曾經出現血壓上升至正常值的四倍。這些壓力對心臟造成很大的負擔，而心臟就必須更用力打血來彌補，並繼續把血液輸送至受壓迫的工作肌群和全身。

長期重量訓練的結果，會提升左心室肌肉壁的厚度，使心臟適應壓力。心臟肌肉量提升，讓心臟即使面對運動中血壓暫時升高，也能有效將血液送至全身。

心肺適應

心肺適應有時會和有氧或耐力適應搞混。有氧或耐力適應與有氧氣參與的代謝效率直接相關，而雖然耐力訓練可能驅動心肺適應，它們卻和肌力訓練帶來的產物不一樣。更明確地說，心肺適應影響含氧血液有效率運送至工作肌群的能力；有氧或耐力適應影響長時間、低強度運動中依賴氧氣產生 ATP 的代謝機制，而這種能力以最大攝氧量（VO_2^{max}）來測量。更有效率的有氧能力不會造成直接／間接的肌力或爆發力表現提升。很多科學家都在很強調有氧運動的學術單位接受教育，他們會說所有運動員都需要有氧運動，即使很多研究已經顯示，有氧訓練其實會干擾最大肌力和爆發力的發展和表現。

在討論這些論述時，必須考量四件事。首先，心肺「適能」主要是健康問題，是醫療界對一般大眾的關心；而競技運動員並非應該關心心臟病預防的一般大眾（事實上，精英競技運動員根本不關心健康，他們關心勝利）。心肺功能低於平均的人，得到高血壓和心血管疾病的風險確實較高，它們對運動表現當然有害；而競技運動員是從一般人中精挑細選出來的。有氧訓練（練「心肺」）的人，根本就在處理一個不存在的問題，還不如把時間花在技能學習、更完整的恢復，或乾脆去做其他有興趣的事。

第二，雖然確實需要一定程度的心肺能力，以更有效率從每組或每次的運動恢復、將需要的氧氣和營養素送至工作肌群，並將廢物快速帶走以確保適當恢復，但肌力訓練本身就能提供特殊壓力讓這個適應機制產生，根本不需要使用跑步機。事實上，光是無氧訓練就足以將有氧能力提升至高於平均的水準，再次確認了壓力－適應－恢復這個典範。來自無氧訓練本身的壓力，就能有效帶來成功提升肌力和爆發力表現所需的適應。因此，肌力和爆發力運動員的訓練計畫必須包含有氧訓練的論述，就不攻自破。

第三，就算希望提升最大攝氧量，慢速度長距離型的耐力訓練的效率，也不如強度更高的訓練方法。持續數分鐘的密集高強度糖解型訓練，使用包含大量肌群和完整活動範圍的運動，會造成明顯的缺氧狀態和相當高的心跳和呼吸。這樣的訓練已證實能夠驅動最大攝氧量進步，效果比完全不會造成缺氧的低強度慢速度長距離訓練好得多。

最後，關於肌力和爆發力運動員使用耐力訓練的研究，都強烈指出耐力訓練***會干擾這些運動員想要發展的所有身體素質***。有氧訓練和無氧訓練一起做，或是間隔很近時，有氧運動使無氧進步幅度降低的趨勢非常明顯。此外，如果這兩種能力一起訓練，彼此的進步幅度都會受到大幅影響。有氧和無氧的適應會競爭代謝資源，不能同時以高強度訓練。如同先前討論，對較虛弱的耐力型運動員來說，針對耐力型運動員的肌力訓練相當有益。但是反過來看，情況就完全不同：1980 年代起，大家都知道耐力訓練計畫會讓垂直跳高度大幅退步，而針對相關主題設計精良的研究也指出，不管從長期或短期來看，耐力訓練都會降低爆發力。對於運動項目需要結合無氧和有氧（耐力）訓練的運動員而言，兩種訓練之間至少間隔一小時，就可以抵銷些許耐力訓練帶來的負面影響。實務經驗指出，如果運動員或教練想要，可以在訓練計畫中加入少量和低強度的有氧訓練，但這樣對肌力訓練的益處和時間管理都毫無貢獻。這個做法的結果，就是許多有天賦且才華洋溢的運動員，雖然做了很多沒必要且有反效果的耐力訓練，還是能夠好幾十年的時間在自己的運動上表現優異；讓他們傑出的並非這些耐力訓練。

心肺能力和有氧能力的差異特別重要。任何做過 1 組 20RM 深蹲的人，都知道其中絕對有心肺能力的成分。這類高強度糖解訓練所產生的血氧飽和擾動，比傳統低強度有氧（「心肺」）訓練，更能擾動氧氣運送和利用的體內平衡。也許這就是傳統重量訓練會讓最大攝氧量少量進步，以及高強度糖解訓練會讓最大攝氧量大幅進步的原因：如果你想更會呼吸，在訓練中呼吸得更用力是一個很好的辦法。

身體潛能

「基因」是人們談論運動時常常隨意提及的詞。基因潛能一個好的定義，是運動員是否具備足以在該運動表現傑出的活躍基因型，或更簡單地說，運動員是否有合適的基因（且啟動的成分夠高）使之在所選的運動中表現傑出？以及環境中生物體的發展如何影響基因型的展現？

基因天賦和運動表現有很大的關係。雖然人類都屬同一個基因庫，但彼此之間擁有的基因和活躍表現的基因有很大差異，而這些差異造成表現潛能的差異。因此，不管你喜不喜歡，規則就是：DNA → RNA →蛋白質→功能。事實就是，基因潛能最終會影響所有人的表現，因此是個人身體潛能的重要面向。

基因型（生物體的基因天賦）最終會限制表現型（生物體在環境中的身體表現），因為任何*沒有*寫進基因的東西就*不會*表現出來。但是我們須了解，並非所有存在的基因都會表現出來——雖然***不存在的基因絕對不會表現出來***。更重要的是，基因特質的表現取決於基因型，但環境也會決定是否允許該生物體在發展過程中將這些基因特質表現出來。一個人很有可能繼承能夠垂直跳 38 英寸所需的所有基因特質，但也許小時候得到小兒麻痺。在這個悲慘的案例中，基因型就無法以表現型表現出來。一個人可能繼承猶如冠軍賽馬般的基因天賦，卻終其一生都被關在馬廄裡。所以要有超越基因型平均的終極表現型，環境就必須允許***並偏好***它的表現。

反過來說，一個人也有可能繼承一隻驢子的基因天賦。驢子是很棒的動物，個性討喜，長得又好看。一定有一些很好的驢子，但肯定沒有跑得很快的驢子，不管怎麼餵食、訓練、威脅或是哄騙都一樣（以後有機會再來討論賽馬和驢子的養成）。21 歲至 30 歲男性的平均 SVJ 大約是 22 英寸，而 SVJ 是辨認爆發力基因的黃金指標。換句話說，大約一半人口的 SVJ 會低於這個數字，其中一些更會***遠***低於這個數字。一個 SVJ 只有 7 英寸的 21 至 30 歲男性，可能是一名不錯的高爾夫球選手，但他絕對不會成為具有優秀能力的爆發力運動員。

但是並非所有運動員都是爆發力運動員。精英馬拉松表現和奧林匹克舉重表現一樣，都相當依賴特定身體潛能。肌纖維分配、身材、最大攝氧量、心理忍痛能力、長時間做重複動作的能力，以及維持較低體重又吃得夠多足以恢復的能力（寥舉數例而已），都是成為成功馬拉松選手的典型基因型和最佳表現型範例。

因此，一名運動員的最終身體潛能，是由基因天賦和拿出最佳表現的能力來決定，若要達到最佳表現，就必須提供允許最佳表現效率的條件，包括肌力、體能、運動專項，以及完美飲食、休息及恢復等最佳恢復條件的正確指引，而日常生活中也不能有干擾這些最佳條件的各種因素。

很偶爾才會出現一名運動員，具備絕佳的基因條件、對成功有很高的動機、永遠最佳的指引和恢復條件、對訓練反應良好，並且進步超越預期。這些情況雖然都屬於例外，但是罕見的運動員能讓一名普通的教練看起來很傑出。多數教練都必須面對形形色色的運動員，他們有各式各樣的天賦，而且對環境控制的程度各異，因此對自己的身體潛能控制程度也不一樣。唯有在最高層級運動工作的教練，才能有幸與許多天賦異稟的運動員合作。多數教練必須學習面對一般的運動員，因為多數的隊伍和客戶都由一般運動員組成，所以教練如果偶爾有機會遇到基因怪物，必須好好珍惜。

教練固然無法改變一個人的「基因潛能」，但是可以妥善設計訓練計畫，以利用每個訓練者的基因天賦和環境，讓身體潛能獲得最佳表現（當然前提是潛能有得到正確評估和辨識）。如果一名運動員的潛能得到正確辨識以及訓練，會進步得更快，最後也能達到更高的表現水準。所有人對訓練的反應都差不多，也會透過相同的機制來反應；會改變的只有進步速度和幅度，因此訓練和執教的實用原則就可以歸納出來。但這也代表個人化的訓練有其必要，而你也必須了解你的運動員，包括他們的優點、缺點，以及身體潛能的本質。

身體潛能很棒的運動員常常無法接受最佳訓練，因為對他來說成功總是來得太容易。有的時候，出眾的基因反而會***造成***工作倫理的缺乏，而過分自信偶爾會使一名有天賦但並未適當訓練的運動員，敗給天賦較差、接受適當訓練，且成功動機更高的運動員。

我們常常可以從運動準備看到人類的狀況。人類生來就是要移動，我們演化的環境需要每天從事劇烈身體活動，而即使是在身體潛能較低的人身上，也能看到好不容易留到今天的基因型。現代坐式生活造成運動表現相關的基因無法啟動；這些表現以前曾經是人類生存的關鍵，而今天對於基因型的正確或是健康表現仍然十分重要。這些基因還在，只是毫無作用，因為身體所受刺激不夠，不足以達到啟動這些基因所需的生理適應。靜態生活者的心臟、肺臟、肌肉、骨骼和腦袋功能都遠不如演化所允許的程度，也不如他們自己的最佳功能。

倒退：停止訓練

一名運動員停止肌力訓練計畫時，肌力水準會倒退。肌力適應的程度比耐力更持久，下降速度比最大攝氧量慢得多，因為這兩種能力的適應本質不同。肌力的適應包括肌肉結構、神經系統和骨骼結構的改變，這些改變需要時間，所以要逆轉也同樣需要時間。事實上，一個透過有效槓鈴訓練計畫而變強壯的人，不管他停止訓練的時間多長，回歸訓練的反應一定會比新手時期第一次訓練更健全且更快。

相反的，耐力適應都是暫時性的，因為它們來得快去得也快。你可能注意過你第二次跑 3 英里比起第一次輕鬆得多，只要兩次間隔不超過 4 到 5 天。這是因為依賴最大攝氧量活動的適應，會發生在細胞中現存的代謝機制，也就是如果我們要跑得比上次更快更遠，不需要建立新的組織，只需要「提高」現存的化學機制即可。

耐力表現依賴有效率地將氧氣和基質送至工作肌群、氧氣和基質的有效率使用，以及將廢物運離該區域。精英長距離選手的心血管系統，長時間下來已發生結構性改變，也因為特殊表現以外的原因流失肌肉組織，同時經歷例如粒線體數目增加等組織性改變。但是對於希望維持更一般身體潛能的典型運動員，可以在其他能力沒有大規模流失的情況下提升耐力。對於較一般目的的耐力適應（即每週跑數次 3 英里的能力），可在很短時間內獲得且維持，因為這種適應不需要大量的結構改變（都是改變現有的東西）。

這兩種適應的差異，對於非運動特殊情況的應用身體表現非常重要。比如說，一名被派遣到戰場的士兵必須依賴自己的身體準備才能活下去。目前已廣泛認為，肌力比 30 分鐘內跑 5 英里的能力更珍貴，因為在寫這句話的時候，我們的軍隊已經***機械化***。他們不需要走路或跑步去打仗，因為我們已有相關的機器。如果真的需要一定的耐力（有時候可能真的需要），這種能力可以很容易在派遣之前幾週訓練取得，而更珍貴的肌力適應則必須花數月或數年才能取得，肌力在戰鬥準備也比耐力更重要，***在被迫停止訓練的情況下，肌力適應也比跑步能力的適應更持久***，而且在戰場上也用不上跑步的能力。在戰鬥準備上，對於耐力準備的固執堅持，是一個不幸的時代錯置，必須馬上重新評估。

一名訓練者產生力量的能力，會在最後一次超負荷後緩慢下降。訓練生涯越長，完全停止訓練所需時間越長，但是只要訓練停止，所有人都會流失肌力。肌力的流失完全符合我們所知的壓力－適應反應。在這個情況下，壓力就是缺乏活動，而相應的適應就是停止訓練。

一名運動員如果停止訓練幾個月後開始訓練，他應該要從比原本程度低一階（詳見第六、七和八章）的地方開始。舉例來說，一名停止訓練六個月的中階者，會用新手的訓練計畫重新開始，並繼續使用這個計畫，直到回到先前的肌力水準後，再回到他停止訓練前的計畫。這個過程會比第一次快得多，原因是一個通稱「肌肉記憶」的整體現象。持續的神經肌肉適應加上肌肉細胞核數量增加，讓這個重建的過程更快。休息引發肝糖存量耗竭後的恢復，以及細胞質數量，是肌肉大小能快速恢復的主因。換句話說，由於先前訓練所建立的所有代謝機制，以及將其削弱卻可以快速恢復運作的基質水準，使得恢復先前獲得的肌肉大小和功能比先前所需時間快得多。

更長的訓練中斷就需要不一樣的方法。如果進階者或精英訓練者「退休」了，一、兩年後決定再開始訓練和比賽，最好還是從新手版本的計畫開始，而非只退一階回到中階者計畫。這名運動員從他的身體潛能和先前身體的能力退步太多，所以短時間的單純漸進式計畫是修復表現能力最快且最安全的方法。單純線性計畫帶來的進步停滯後，該名運動員可短暫受惠於中階者計畫，然後進步停滯或教練覺得他準備好的時候，他就可以再次回到進階訓練計畫。取決於運動員、運動項目或休息時間長短，這整個過程可能需要三個月至一年，不過無論如何，所需時間都比一開始從基線進步所投資的時間快得多。

我們必須了解，有訓練經驗的運動員在休息回來之後（即使是相對短的休息），必須小心面對訓練。志氣很有用，但是貪心很危險。你回來訓練我們感到很開心，但請試著記得，你已經***今非昔比***，而且必須做些功課才行，否則會受傷，甚至可能很嚴重。即使是有中階訓練史的運動員，神經肌肉系統的效率都比未訓練者高得多；該運動員還是可以徵召很大比例可用的運動單元，雖然這些運動單元尚未準備好要非常用力。運動員的神經肌肉系統，會讓肌肉產生比現在環境所需更大的力量。從實務層面來看，這意味著這些訓練者會非常非常痠痛，除非前幾次訓練使用顯著的限制。運動員或教練如果忽略這點，會有很大的風險。極端的疼痛、功能喪失、殘障，甚至橫紋肌溶解症（機械、物理，或化學傷害導致的肌肉分解，會因為血液中堆滿肌肉分解後的物質，造成急性腎衰竭）都有可能發生，且真的有前例。所以教練和訓練者從休息回歸訓練時，必須抵抗推向極限的誘惑。在建議的單純漸進計畫中，我們正快速重新訓練肌肉內的機械和代謝適應，以匹配停止訓練這段時間仍維持住的神經能力。但是這會花費一些時間，所以耐心是非常重要的。

CHAPTER 05

訓練計畫基礎

TRAINING PROGRAM BASICS

肌力訓練計畫會因運動項目、目標、運動員以及教練而有很大的不同，不過所有肌力訓練都會使用一些基本的工具。過去一百多年來，數以百萬計的聰明人在不斷變強壯的過程中，留意什麼方法有效、何者卻無效，長久下來累積的經驗，造就了這些肌力訓練的基本工具。

反覆次數

有系統的肌力訓練計畫會以「最大反覆次數」（RM 或 max）或個人最佳紀錄（PR）為基礎，意思是一個人可以舉起特定次數的最大重量：

1RM = 1 次可舉起的最大重量
10RM = 1 組 10 下可舉起的最大重量

顧名思義，所有比 1RM 輕的 RM 測試都是次最大重量，因為 1RM 的定義就是最大重量。5RM 的重量是 1RM 的 85% 至 90%，因此屬於次最大重量。當然，5RM 也算相對很重（畢竟最多只能做 5 下），但仍屬於 1RM 的次最大重量。

沒有任何一種反覆次數可單獨達成所有訓練目標（圖 5-1）。每組的反覆次數很重要，因為**不同反覆次數會造成不同形式的適應**，這是運動計畫中非常重要的原則，而沒有相關背景的人常常不會注意到；有相關背景的人也常常產生誤解。

肌力就是產生力量的能力：要產生很高的力量需要大重量，而要產生最大力量則需要 1RM 努力。因此使用 1RM 的 90% 至 100% 的單次、2 次、3 次訓練組，需要產生的力量最大，也最能夠提升肌力。

事實上，如果我們要盡可能徵召 100% 的運動單元收縮，就必須執行 1RM，因為沒有任何其他方法可以確保這麼多的運動單元收縮。

傳統上，肌肉生長會以較高次數（8 至 12 下）以及較輕重量（1RM 的 65% 至 80%）來訓練，同時限制組間休息時間，讓接下來的訓練組在疲勞或血管阻塞（就是所謂「充血」）的狀況下進行。如果將血液運送至肌肉的血管長時間被充血的肌肉給擠壓（阻塞），分解出來的物質就無法馬上移除，會延長對阻塞組織的影響，因此增加了成長和修復阻塞周圍組織的訊號。

然而，任何訓練者經歷肌肉生長最快的時期都會是一開始的新手階段，使用 1 組 5 下的訓練以最快的速度變強壯，因此肌肉也能用最快的速度變大。更強壯的肌肉就是更大的肌肉，因為肌力與肌腹的橫截面積成正比，而肌肉讓自己得以產生更多收縮力量的方法是讓肌纖維生長，就會造成肌肉變大。1 組 12 下的訓練讓新手達成此目標的速度和效果都不如 1 組 5 下，所以在這個既特別又非常常見的情形下，3 組 5 下的肌肉生長效果，比起已進步超過此訓練階段的進階健美訓練者一般使用的計畫更有效。我們會看到，1 組 5 下真的非常有用。

爆發力是以最快速度產生最大力量的能力，可使用 1RM 的 50% 至 75%，以最快速度執行較低次數（1 至 3 次）來顯示和練習。快速徵召最多的運動單元收縮，是每次用最快速度執行動作所使用的爆發力面向。爆發力的另一面向（產生的力量）可透過大重量來訓練，而當負荷的加速成為動作的主要特色時，肌力就會以爆發力的形式應用。上膊、抓舉等本身包含槓鈴加速度的動作形式，最適合在肌力提升的同時慢慢同步訓練爆發力產出。「動態努力」硬舉等自願加速動作效果不如上膊和抓舉，因為槓鈴加速度並非這些動作本身具備的成分。

大部分的人可透過每下使用 1RM 的 50% 至 75% 來訓練最大爆發力，因此多數人可以上膊的重量落在硬舉 1RM 的 50% 至 75% 就不是巧合。這個重量夠重，在加速的時候必須使用夠多的力量，但是也夠輕，讓峰值速度夠高，產生足夠的爆發力。

某些爆發力運動需要在長時間的比賽中不斷累積高強度努力（美式足球、籃球，以及足球和曲棍球的某些位置），而在這些運動中的耐力，指的是連續產生許多次無氧努力的能力，這和傳統上對「耐力」一詞的理解（長時間和低強度）不同。在這種無氧耐力中，肌力扮演關鍵角色，而對於已經很強壯的運動員而言，最好的訓練方法是增加低次數的組數，因為更能模仿這種運動的代謝需求。很多人會誤解這種類型的耐力，在每組訓練使用越來越多的次數，因為他們誤以為運動場上展現的能力是低強度耐力。事實上，這類耐力展現的一個範例，是使用多次數的短距離衝刺（例如 40 次的 20 公尺衝刺），而非以較慢的速度連續跑 800 公尺。

雖然多數人通常將耐力視為長距離慢速度（LSD）或有氧運動，但我們必須了解，耐力有很多不同形式。LSD 只是其中一種，但是耐力不止於此。局部肌肉耐力（30 秒至幾分鐘的高強度努力中，忍受肌肉疼痛的能力）可透過重量訓練有效提升，使用的是高次數的訓練組。而提升耐力運動員的絕對肌力，可能對於延緩疲勞產生時間相當有效，因為減少了每次次大努力收縮的相對努力程度。這類運動員可使用超過 15 下的高反覆次數，來有效提升疼痛忍受能力和疲勞時肌肉收縮能力；並可在其他訓練日使用 5 下的大重量組數，來提升絕對肌力。即使這兩種反覆次數都不會直接提升有氧代謝的任何面向，但其實都會提升有氧耐力表現。

20 下以上的訓練組會顯著提升肌耐力，但因為使用的重量較輕，不會帶來大幅的肌力提升，因此對任何以提升爆發力或肌力為主要目的的運動員而言，絕對不理想。需要長時間重複產生爆發力的運動員，首先還是需要訓練產出爆發力的能力，而高次數的訓練組沒辦法做到這點。使用多組少次數的好處是，爆發力和肌力都能依照競賽所需的精準代謝條件來訓練。

但最後的分析告訴我們，5 下的訓練組幾十年來證實是肌力訓練最有效的每組次數。肌力教練使用 5 下的訓練組，將訓練者從新手訓練成世界級選手，是有原因的。5 下的訓練組使用的重量夠重，能帶來有效的肌力刺激，又沒有接近 1RM 負荷潛在的受傷風險；5 下的訓練組比單次訓練更符合一般訓練目的，因為較高次數允許較多的技術練習。5 下的重複次數足以讓教練在 1 組訓練中和訓練者有效互動，讓訓練者修正並改良動作模式，因此可即時提升動作技巧。3 至 5 組的 5 下訓練可累積足夠的訓練量和訓練負荷，帶來有效的耐力和肌肉生長刺激。因為以上原因，成功的運動員和訓練者一輩子都會使用 5 下的訓練組。

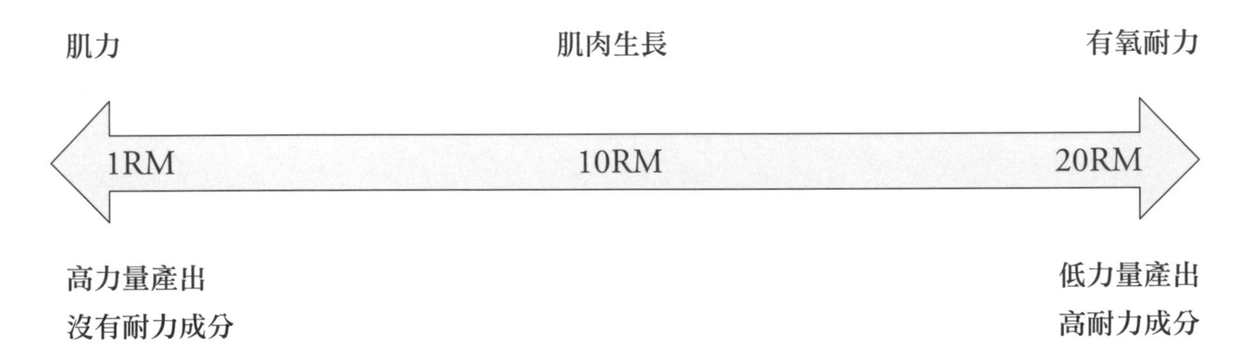

圖 5-1 反覆次數光譜。不同反覆次數會帶來不同的訓練效果，必須根據訓練者的目標來決定正確的反覆次數。

組數

多數全國運動和認證組織都建議，不管體能目標為何，每次運動都做 1 至 3 ***組***（反覆次數的組合）。這是運動的方法，不是訓練的方法。這個方法一般來說可接受，是因為總比完全不運動好，因此對完全不運動的人而言會有進步效果；但如果組數能確實根據特定結果或特定目標來設計，效果會好得多。做 1 至 3 組的 8 至 12 下對一般健身俱樂部會員來說，可能足以達成運動的目標，對槓鈴訓練後的輔助項目來說也可能合適，但是對於嘗試提升肌力和爆發力的運動員而言卻完全不夠。

從訓練的其他面向來看，組數的數量必須能帶來預期的代謝適應效果。只做 1 組無法有多組數帶來的壓力，因為***壓力是累積性的***。如果 1 組的訓練足以帶來適應，表示這名運動員並沒有訓練很久，或者未以正確方式訓練，因為運動員對訓練量的適應能力，本身就是會適應的生理學面向。運動員越進步，就需要越多壓力來擾動體內平衡。1 組訓練（不管多努力、多長或多重）帶來的壓力，絕對不足以在已適應的運動員身上帶來肌力適應。運動員脫離新手階段後，適應能力已提升至必須累積壓力的程度，不僅 1 次訓練需要更多組數，甚至若干次的訓練都需要更多組數，而就必須用訓練複雜性來處理這個情況，需要比 1 組力竭、1 組 20 下，或其他單組訓練模式更加複雜的訓練計畫。

要善用在健身房訓練的時間，必須使用多組數。提升運動表現的關鍵基本動作，應操作多組數。依不同訓練者的程度，新手可能只需要 3 組，而進階運動員可能需要十幾組。如上所述，組數的數量可不斷累積，以強調長時間競爭壓力運動中的耐力成分，例如美式足球或拳擊。

討論組數數量時，必須區分暖身組、為較重訓練所準備的較輕組數，以及訓練組，而訓練組才能完成訓練目標。暖身組讓身體組織和運動路徑準備好，以面對接下來的訓練，所以暖身組不應帶來疲勞或干擾訓練組：暖身組的目的就是輔助訓練組，本身不能當作訓練。***在一個適當的計畫中，暖身組不需計算為訓練組，因為暖身組總是很輕，若沒有接下來的訓練組，根本不會因為做過暖身組而產生適應。***

訓練組指的是帶來訓練效果的較重組數；訓練組帶來的壓力才會造成適應。訓練組可以是漸進式的（可每組加重 5 或 10 磅），也可以「每組同重」，也就是每 1 組都一樣重。如果不確定運動員的負荷能力，漸進式組數是探索的好辦法。舉例來說，一週未訓練、受傷或生病後回歸訓練，就可能需要在訓練組的強度上操作小幅度的漸進。對於一個可以操作 315 × 5 × 5（5 組 5 下的深蹲，槓鈴重量都是 315 磅，這也是每組同重的範例）的運動員而言，一個漸進式組數的範例是 5 組 5 下的深蹲，重量是 285、295、305、315 和 325。每組同重是累積高品質總訓練量的好方法，因為所選的重量每 1 組都重複，產生相當於訓練者能力極限的較高平均負荷。

組間休息

組間休息是訓練計畫中一個很重要的變項。若干運動組建議組間休息 30 秒至 2 分鐘。如果主要的訓練目標是肌力提升，超過 2 分鐘的休息不僅可以，甚至是必須的。從無氧訓練部分恢復固然很快，但幾分鐘之內不會完全恢復，並且取決於許多因人而異的因素，例如每組的強度、訓練者的疲勞與營養狀態、訓練者年紀、場館的溫度，以及受傷狀況等等。取決於負荷，競技肌力和爆發力運動員常常需要 10 分鐘以上的組間休息。反過來說，如果肌肉生長是唯一目標，則常使用 45 秒以下的組間休息。如果訓練的目標是提升肌耐力和體能，不同運動的組間休息將非常少。

我們也必須考量不同性質組的組間休息。暖身組的目的是為訓練組準備，執行的時候必須謹記這點。最輕的暖身組的重量根本不足以產生任何疲勞，因此組間休息只需要加裝槓片的時間就夠了。重量越重，暖身組的組間休息就必須慢慢加長。請記得：暖身組是為了輔助訓練組，不應該干擾訓練組。如果暖身後要執行每組同重的 3 組大重量訓練，15 組暖身一路做到只比訓練組少 5 磅，顯然會造成反效果，因為暖身帶來的疲勞會干擾訓練組的強度。

訓練頻率

美國運動醫學會（ACSM）建議每週訓練 2 天以提升「肌肉適能」。許多運動組織建議每週訓練 3 天，但多數精英舉重選手一週訓練 6 天，每天還有多次訓練。為何會有如此大的差異？首先，ACSM 的建議是最基礎的，適用於靜態生活或完全未曾有運動適應的一般美國大眾，不適用於訓練多年的運動員，而從事訓練的運動員應忽略這些針對一般大眾的建議。第二，教科書的建議幾乎不可能考量能力、訓練程度以及訓練目標等個人差異，也不可能考量會影響從頻繁訓練恢復能力的其他指標。最後，精英運動員已對訓練高度適應，不僅可以忍受，甚至還需要比新手和中階者更高的訓練負荷，才足以擾動體內平衡並帶來進一步適應。這種程度的訓練壓力無法從每週 3 次的訓練取得，而是必須在一週中用更一致的方法分配，這就需要每週遠多於 3 次的訓練，甚至有些運動員一天可能需要不止 1 次訓練。相關特殊細節會在後續章節探討。

每週訓練次數太少，對身體的壓力就不夠，也不會產生向上適應。休閒訓練者和健美訓練者常使用「分部位」的方法，也就是每天訓練一個身體部位或「肌群」，直到全身都累積到足夠的訓練。如果一週只練 1 次「胸」，則即使每週都有很多次訓練，「胸」得到的訓練不足以形成超負荷，不會發生最佳適應。同理，「胸」的訓練通常會包含肱三頭肌，因為臥推是多數人最喜歡拿來練胸的動作；而如果「肩膀」訓練包含肩推、「手臂」也單獨一天，然後這些人認為「背部」真正的意思是闊背肌，因此會做滑輪下拉或引體向上。這樣一來，一週內可能讓肱三頭肌訓練 4 次以上，這就是不良訓練計畫的範例，同時包括了***不足***和***過量***的運動頻率。

同樣必須注意的是，肌力訓練的受傷機率並不會因為更高的訓練頻率而顯著增加。然而，每週超過 5 天的有氧訓練，受傷機率就會相當高。這種有氧運動會做數千次相同、重複的動作，以及使用較短的動作範圍；因此即使重量訓練的頻率很高，有氧運動和重量訓練還是有本質上的不同，最後造成的結果就是耐力訓練因重複使用而帶來的受傷機率，比肌力訓練還高。

動作選擇

單次訓練和長期訓練計畫的動作組合會直接影響進步，最重要的是必須選擇可直接應用在訓練目標的動作。新手的主要考量是肌力，因為對於還沒有非常強壯的運動員而言，提升運動表現最好的方法就是提升肌力。肌力可普遍應用於任何運動表現，而新手的訓練動作不需要特別專項化，因為肌力提升就能普遍應用於任何運動。

肌力及其衍生的爆發力，只能透過少數本質非常普遍的動作來訓練：深蹲、肩推、硬舉、臥推、爆發上膊，以及爆發抓舉，是訓練肌力和爆發力的最佳動作。肌力和爆發力的提升可應用於所有運動，無論這個進步如何取得，因為肌力和爆發力可透過運動場上技巧的***練習***運用在賽場上。透過上述動作，可使肌力以最有效率的方式獲得***訓練***。不需要讓肌力訓練動作看起來像運動的動作，因為這樣就意味著該動作訓練肌力的效果已成為次要考量。

這個概念對於了解運動員肌力和爆發力基礎非常重要：肌力及其衍生的爆發力最好是透過最能訓練肌力和爆發力的動作來取得，***而不要使用看起來像運動場上肌力和爆發力應用的方法***。肌力和爆發力的普遍特質，要透過肌力和爆發力的***訓練***來提升，然後再透過專項運動的***練習***運用在賽場上。舉例來說，深蹲是建立一般肌力的最好方法，所以我們會用最長最有效率的動作範圍（ROM），利用最多的肌群，做最強壯的深蹲，因為這是產生最強壯深蹲的方法，因此也是最能提升肌力的方法。我們***不會***模仿美式足球等運動中的位置或站姿來深蹲，因為這樣的深蹲效率較差，會降低深蹲產生最大肌力的能力。試想，哪一個比較有用？一個前鋒用完整的 ROM 以及最能輔助完整 ROM 的站姿深蹲 550 磅？還是一個前鋒模仿賽場站姿做出 650 磅的四分之一蹲？這是一個很重要的問題，答案可能不明顯，所以回答的時候要小心。（提示：完整深蹲 550 磅的人，四分之一蹲可以蹲多重？使用任何站姿或任何比四分之一更深的深度呢？）

幾乎所有提升運動表現的有效計畫，都會包含下列為數不多的重量訓練動作：深蹲、肩推、硬舉、臥推或上膊；爆發上膊、上挺、抓舉或爆發抓舉；以及正手或反手引體向上。對於任何訓練階段的運動員而言，要有效提升肌力和爆發力，幾乎不需要其他動作。新手和進階運動員使用相同動作，因為這些動作型態變強之後就能帶來肌力和爆發力提升，而訓練計畫的差異只在於負荷、強度、頻率，和休息的變化。

以上概念對於運動員肌力體能訓練有相當重要的意義。與「功能性訓練」界流行的方法很不一樣的是，肌力和爆發力訓練操弄的變項是負荷、強度、頻率和休息，不是訓練中動作的數量或變化。肌力和爆發力訓練的目的是變得更強壯和更有爆發力，而使用七種或八種動作和它們的變化型，漸漸提升強度和訓練量，就能有效達到這個目的；使用三十種不同動作則無法達到這個目的，因為動作太多無法頻繁複習以顯著加強，或者更重要的是，這些動作缺乏足夠的肌肉量和神經肌肉資源，不足以創造帶來系統性適應的系統性壓力。只有少數槓鈴動作符合運動員變強壯然後爆發力變強的需求，而這些動作必須拿來*訓練*，其他動作只能拿來*運動*。

動作選擇的另一個考量，就是一個動作（或同類型的動作）每週要做幾次，這會取決於訓練者的訓練程度。新手每週訓練 3 次，每次訓練都會做深蹲、肩推或臥推、硬舉，還有爆發上膊，然後每週找一天做一些引體向上。更頻繁的訓練不會讓新手得到更多好處，細節會在第六章探討。

完成新手階段，建立穩固肌力基礎後，其他考量就變得重要。此時訓練者對自己的訓練方向已有些概念，競技奧林匹克舉重、健力，或其他需要肌力和爆發力的運動，是他持續訓練的原因，而他使用的方法取決於所使用訓練中的應用路徑。奧林匹克舉重選手訓練頻率一般高於健力選手，每週大約訓練 5 至 6 天，不僅因為他們必須練習困難的技術，也因為這些動作帶來的疲勞沒有絕對肌力動作大，他們同時也必須繼續訓練肌力。健力選手每週一般訓練 3 至 4 天，而田徑選手的肌力訓練必須配合團隊活動的時程。

一般而言，越進階的訓練者訓練頻率越高，但還是要看狀況。極度進階的健力選手因為累積許多年的經驗、身上有些傷害以及肌力水準相當高，可能會認為一週兩次訓練就足夠。這個狀況或許在其他競技運動員身上不太典型，我們常常看到快 30 歲的進階運動員有很高的訓練頻率以持續驅動適應。

訓練應由三至五個動作組成，必須最強調基本動作，而任何輔助動作都要在訓練的結尾來做。運動員幾乎不會需要更多的動作，但是如果情況迫使他必須使用例如六種動作，則拆成同一天兩次訓練會比全部放在一起更有效。不過教練和運動員在健身房訓練的時間都有限，如果 1 次訓練一定要做六個動作，就必須有效率（或許組間休息可先為下個動作暖身），或重新審視訓練計畫。

動作變化

我們常常以一些層面調整訓練計畫中的個別訓練和運動總數：個別訓練、訓練週期，以及根據訓練者的進階程度。對新手而言，有效訓練的特色是時間短、基本、強度高又快速漸進。選擇的運動必須以最有效率的方法達到訓練的特殊目的，這就代表必須使用大規模、多關節運動，包括深蹲、硬舉、肩推、臥推和爆發上膊，除非因為受傷導致動作無法執行。但是請再次注意，有效訓練來自可拿來訓練的動作，並非所有動作都符合這個敘述。

理由很簡單也很明顯：深蹲、肩推、硬舉、臥推或是奧林匹克舉重都會同時訓練到全身，因此可以使用足夠重量來創造很高程度的壓力，並帶來後續的適應。將身體部位分開並使用孤立訓練，就沒辦法產生這樣的改變。同時只對一個部位施加的壓力，加總後的壓力也不如對整個系統同時施加的壓力。而基因型和表現型所累積的選擇性過程，讓整個身體進化成一個整體運作的系統。

「整合」的意思就是系統中許多元素互動，以產生比個別元素加總更好的協調效果。身體複雜的槓桿和運動系統中，各個部位依照自己既定的解剖學和生物力學角色來運作所累積的動作，是其定義，也是協調的定義。肌肉骨骼系統各個元素的正常功能，沒有辦法透過將各元素孤立來模擬，也沒辦法只讓它們獨立扮演系統中的角色來模擬，因為它們的功能中有很大一部分取決於與其他元素之間的協調關係。

所以有效肌力訓練計畫的基礎，就是使用多關節的槓鈴動作，讓大肌群以協調的方式運作，而且這些動作都是使用槓鈴和漸進式負荷的人體自然動作。重量越重，正確執行動作就越重要，因此肌力訓練若要有效，教練就必須善於教導動作技術，運動員也必須更擅長學習動作技術。訓練者從新手階段進步到中階者階段時，計畫中的動作數量會增加，因為他們的肌力和運動技術已經提升，現在可以忍受並直接得益於更多樣動作型態的使用。

然而，有效的肌力訓練計畫絕對不會只為了變化和刺激而輪換動作。有效肌力訓練的變項只有訓練負荷、訓練量、訓練強度以及休息；為變化而變化是***運動***的特色，不是***訓練***的特色。肌力訓練的進步代表力量產生的能力逐漸提升，這需要使用能帶來漸進提升的動作，像是深蹲、肩推、硬舉、臥推或是奧林匹克舉重等基本動作，可用很多年的時間使用漸增的重量，而***輔助動作***則不行。

訓練計畫中若錯誤使用動作變化，元凶通常是輔助動作。輔助動作使用的肌肉量較少、動力鏈較短，或是一些主要動作的衍生動作，在舉起相同重量上的效率較差，或能舉起更多重量但是只有部分的 ROM。在《肌力訓練聖經》第三版（Aasgaard, 2011）中，這些動作被分為兩種，一種是***輔助動作***，指的是主要動作的衍生動作，例如架上拉、直腿硬舉、RDL（羅馬尼亞硬舉）、窄握臥推以及低箱蹲；另一種是***附加動作***，會訓練到主要動作沒訓練到的肌群，例如反手引體向上或背部伸展。輔助動作可以有效處理主要動作 ROM 中特定部分的弱點。

例如架上拉、半程臥推和架上肩推等半程動作的重量比主要動作更重，ROM 比主要動作更短。這些半程動作可以和主要動作一起進步，可訓練以驅動進步。但是，它們無法取代主要動作，因為沒有使用完整的 ROM；不過，較進階的訓練者會使用它們來驅動主要動作的持續進步。

以上原則的一個例外是半程蹲舉，或許是所有健身房最常出現的錯誤。半蹲的 ROM 較短，所以可以蹲更重，但是在 ROM 的底部無法徵召後側鏈參與動作（包括內收肌、外旋肌以及腿後肌的完整負荷），因為半程蹲舉會使用膝蓋前後的垂直技巧，也因為從解剖學來看，這些肌肉要在完整的 ROM 才會徵召收縮。低於水平的箱上暫停深蹲，對進階者是很有用的變化動作，但是半程蹲舉不應該成為***任何***運動員訓練計畫的元素。請記住：用完整 ROM 深蹲 550 磅的前鋒，一定比四分之一蹲 650 磅的前鋒更強壯。

新手用主要動作來進步的時間越長越好，而當他們到達很難在這些動作上進步的進階階段，就開始引入變化，加入這些輔助動作。對新手而言，讓肌力訓練計畫停止進步，最快、最簡單的方法就是過早讓輔助動作取代主要動作。

更不應該出現的是不能驅動長期肌力和爆發力進步的輔助動作。訓練單一肌群的孤立動作，例如坐姿二頭肌彎舉和大腿伸展，是利用改變力臂來製造對抗工作的孤立關節之阻力。**任何肌肉或肌群在運動場上絕對不會孤立使用**，所以孤立訓練肌力和神經肌肉功能沒有意義。相反的，主要槓鈴動作的特色是以身體為平衡中心（腳掌正中心），對抗地面將外在阻力沿一條直線移動，或是在臥推的情況下，將肩胛骨抵在板凳上。這種平衡的動作型態就是人類處理負荷的典型方法，外在負荷靠近身體平衡中心，比起讓單一關節接觸很長的力臂還要安全。

此外，所有基本槓鈴動作都可以用 1 次反覆最大努力來測量，不過這不代表每個動作都***應該***測量 1RM，只是它們可以測量而已。新手每次訓練都會有不同的 1RM 理論值，因為他們每次訓練都用 5 下的組數來變強壯，所以測量 1RM 對新手沒有意義，對中階者也一樣，因為他們每個星期都在繼續變強壯。相反的，輔助動作無法有效測量 1RM。請想像 1RM 的坐姿二頭彎舉或啞鈴飛鳥，甚至 1RM 的 RDL（偶爾可以試試，但沒辦法準確量化），你就會明白。

因此，動作變化度的增加，必須考量是否對訓練計畫的目標有幫助。終將成為進階者的運動員，會在新手階段後期和中階者階段決定生涯的方向，選擇一種運動來訓練和競賽，而這個時候的運動員需要做很多決定，考量的面向包括優點和缺點、能力和興趣、時間和金錢限制、家人和朋友的支持，這就需要實驗訓練以及在運動上的應用，必須有超過新手需要或能夠忍受的動作變化。中階者的運動技巧和肌力、爆發力以及恢復能力進步得一樣快，而在這個學習能力最顛峰的時期，運動員最能夠得利於接觸新的動作型態和壓力種類。這就是引進奧林匹克舉重作為例行訓練動作的最好時機，因為這些動作符合有效訓練動作的標準，能增進運動員的運動技術，也能訓練他們以更多力量和爆發力有效移動槓鈴的能力。奧林匹克舉重動作不僅用於專項本身，更是任何運動準備的重要動作。

進階者已經學會中階者正在學習的東西，且顧名思義，他們的生涯也已發展至專精於一項運動。進階者使用的動作較少，因為他們很確定哪些動作可以輔助競賽成功，也知道如何操弄他們已經高度訓練的壓力——適應機制。精英運動員是成就非凡的競賽者，是該運動的專家，不僅已經走到訓練曲線的尾巴，同時很接近潛能的極限，並已發展出可能只需要四到五個動作的高度個人化訓練計畫，但這些訓練計畫也只能專門提升他們已高度適應的肌肉、神經肌肉和心理能力等關鍵面向。

對進階運動員而言，肌力訓練計畫也可能更針對該專項運動的代謝需求。多數運動員不需要比中階者更複雜的訓練，因為他們沒有足夠時間，在訓練年度中的肌力訓練計畫完全用盡中階者每週超負荷的潛能。進階訓練者通常是健力或奧林匹克舉重選手，但是取決於在健身房的執教方式，進階訓練計畫也有可能適用大力士比賽選手、田賽投擲項目選手、高地運動會選手以及某些美式足球選手。如果運動需要全身在短時間產生很大的爆發力，訓練計畫就必須能夠帶來這種適應，不管在賽場上或在健身房都一樣。如果運動需要長時間下來不斷產生數秒的爆發，則用於肌力訓練計畫或賽場練習（也許兩者都是）的動作就必須挑戰 ATP － CP 系統的能力深度，以提供需要的能力。如果運動需要在接近無氧閾值強度的長時間肌耐力，訓練計畫就必須能夠以可控制、可設計的方式來製造糖解壓力。這些所有的需求都取決於運動員的肌力，也就是肌力必須足夠，才有必要進行後續更精細的準備。

運動員的程度遠超過新手階段且已非常強壯的時候，才會需要這樣的專門化（動作變化和代謝特殊性都一樣），而「非常強壯」在不同運動有不同的意義。一名深蹲 300 磅的前鋒在他能深蹲 600 磅 5 下前都不算「非常強壯」；而一名深蹲 135 磅的馬拉松選手只要能夠深蹲 185 磅 5 下就算「非常強壯」。請記住，肌力是爆發力的基礎，也是多數其他能力的基礎。雖然在只能深蹲 225 磅 5 下的時候進行「美式足球專項」訓練聽起來很誘人，但過早專項化會讓運動表現付出非常大的代價。

一名深蹲 225 磅 5 下的前鋒如果對抗深蹲 600 磅 5 下的前鋒，不管專項的程度為何，一定***每次***都被輾壓。請記住：對任何需要爆發力的運動來說，變強壯是最佳的一般準備，也是你所能做的最重要的一件事。

不應只為了增加新動作而將其加進訓練計畫。例如對於奧林匹克舉重選手來說，合理的深蹲變化動作可能是低於水平的暫停深蹲以及前蹲舉。腿推可能不是合理的選項，因為所使用的肌肉量不足以產生運動場上的肌力適應。再次強調，這並不代表訓練動作要精準模仿運動場上的動作型態，但是訓練動作必須複製理想適應會出現的環境，例如對於衝刺來說，騎自行車和游泳就不是很有效的訓練動作；對於以站姿進行的運動而言，腿推不會產生訓練特殊性。多數肌力型運動都有一個重要特色，就是在執行運動時都有可能跌倒，所以你必須確保自己不會跌倒。動作平衡的面向加上可使用大重量來執行，是訓練動作選擇的關鍵指標。

如果中階者需要在訓練週中加入額外的訓練（中重量或輕重量日），或是決定要把困難的訓練切成每週兩次，並在第三天使用替代動作，則建議使用與主訓練動作有握距或是站距差別的變化動作。這就是「變化動作」的意義，藉由仔細選擇與基本動作目的相同的變化動作來維持高訓練品質，只是用稍微不同的方式來執行動作。另外，也可以用 80% 的強度來執行標準訓練動作，這個方法可以加強動作技巧，同時允許身體從前次的高強度或高訓練量動態恢復。

對新手來說，每週 3 次的訓練日都應該是大重量日，因為這樣才會符合線性進步。達到中階程度後，就必須使用更多變化，每週訓練就必須包含中重量和輕重量日，而新的動作應放在這兩天，因為對神經肌肉系統會帶來新的刺激，用低強度就能帶來有益的適應。如此一來，輕重量日可以帶來顯著的訓練刺激，同時允許身體從前次較重的訓練恢復。

必須注意的是，任何新動作的重量都可以加很快，就像在新手身上看到的一般適應一樣。這個早期進步很重要的原因是神經肌肉效率適應，以及運動協調性提升。增加新訓練動作時，要花些時間讓運動型態提升效率，前幾次訓練時不要加到最重（雖然聽起來很誘人），很多人就是因為這種貪心的心態而受傷。

動作順序

訓練時應先做最重要的動作。完全新手的訓練主要考量是基礎肌力，所以應該先從深蹲開始。在使用一些相同或多數相同肌群的肌力動作之間，可以加入使用其他肌群的動作，同時允許一定程度的恢復動作。臥推或肩推常常放在深蹲和硬舉中間，讓這兩個下肢動作得以在中間一段時間的休息後得到最佳表現。新手做完深蹲後，並且經過臥推或肩推的一些休息時間，可以有效執行爆發上膊。因為新手的動作技術還不夠，這樣小幅度的疲勞還不至於帶來負面影響。任何其他輔助動作都應在主要動作之後，但只有較進階的新手需要，而且還要時間和精力允許，因為完全新手還不需要輔助動作，甚至對於較進階的訓練者而言，輔助動作都不是訓練計畫的必要成分。

訓練者越來越進階，情況就會越來越複雜。如果訓練的主要目標變成爆發力的展現（例如奧林匹克舉重選手和投擲類選手），訓練重點就會移到爆發力相關動作，也會先做這些動作，並把深蹲移到最後。一般而言，動作速度越快就必須越精準，因為在動作中可用來調整姿勢的時間較少；而動作越必須精準，不受疲勞干擾就越重要。對中階和進階運動員而言，抓舉、上膊、上挺及各種相關動作應該在訓練開始時執行，而較慢的肌力相關動作應擺在後面。

疲勞會降低運動單元徵召模式的精準程度，也會直接影響動作執行和練習的技巧。高度依賴執行技巧的動作應在訓練開始時就先做，否則疲勞就會干擾動作的力量產生效率。抓舉這個動作是否做得好，取決於訓練者將槓鈴盡可能沿直線往上加速的能力。如果運動員的肌力（也可說是爆發力）受疲勞干擾，則正確使用這種力量的能力就會干擾動作技術。正確的技術取決於在正確時間以正確姿勢把最大力量帶到槓鈴上的能力，而產生最大力量的能力會影響這一切，也最會受到疲勞影響（圖5-2）。

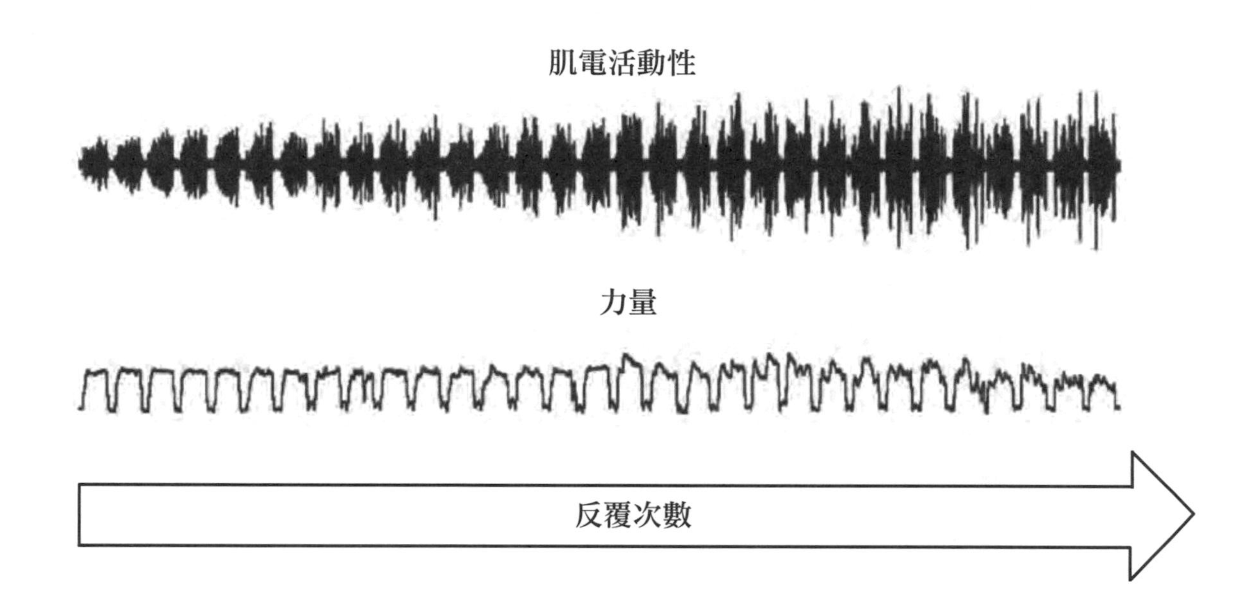

圖 5-2 高反覆次數組的肌電圖（EMG）和力量輸出追蹤。值得注意的是，從 EMG 圖的散落程度可以看出，反覆次數越高，肌肉會越疲勞，運動控制也會受疲勞影響。這個影響可能來自同一個訓練組（如此圖所示），也可能是多組後的累積結果。

動作速度

社會大眾和許多私人教練、一些運動教練甚至少數運動科學家都一直認為，重量訓練動作應該要慢慢做。重量訓練時刻意使用慢速動作，顯示這些人不懂爆發力有效產生的特質、不懂作功的物理學，也不懂健身房安全原則。

慢速節奏會增加「壓力下時間」（肌肉收縮的時間），而有人認為這樣會增加肌肉作功，也會提升肌肉發展。我們必須檢視爆發力輸出的生理學知識才能了解這點。

爆發力就是肌力的快速展現，是爆發對抗阻力的能力（詳見第三章）。高爆發力輸出取決於最多運動單元的快速徵召，以產生帶來這種爆發力的足夠力量。要有更高的爆發力，就必須更有效率徵召大量運動單元，而其必須快速同步收縮。

對於想擁有更多肌肉的人最重要的是，大量運動單元同時運作，代表實際上有更多肌肉組織參與動作。越多「高閾值」運動單元（只有最高程度刺激才能徵召的運動單元，可產生最大的力量）

受到徵召以透過更高的力量輸出來產生更高的爆發力，肌肉中運作的肌纖維數量就越多，也就會使用更多 ATP，必須透過主動代謝恢復過程來取代。研究顯示，壓力下時間較長的動作，一下反覆次數需要的時間較長、代謝需求較低，不如較大量運動單元同時運作的快速反覆次數，這是因為在慢速動作中，只有低閾值運動單元會受徵召，並因為較慢速度的動作而疲勞。

運動單元持續收縮或高反覆（8 至 12 下以上）帶來的疲勞，確實會產生一種「燃燒」感，而許多私人教練認為這代表高品質刺激。但事實是，比起低速度動作而言，高速度動作徵召的運動單元更多，使用的總肌肉量也更多。因此，以肌肉量和爆發力訓練來看，高速度的效果較佳。

一般商業強調的器械式訓練，是很多重量訓練迷思的來源，原因不只是運動生理學的考量而已。器械的設計方式造成使用上的諸多限制，其中一個限制是如果一疊重量一起掉下去，槓片可能會破掉。幾十年來，由於 Universal 和 Nautilus 器械的發明，上述的器材使用限制產生了一個教條，即必須使用慢速動作節奏（2 上 4 下之類的）才能帶來重量訓練的最佳結果。這個教條還真不錯，因為同時也控制了水療區的噪音，這充其量是很好的健身房管理原則，根本不是有效的肌力訓練。一般人對於慢速動作的認知，其實根本來自於健身房想要延長器械使用壽命，並營造更寧靜的商業環境而已。

安全也被牽扯進動作速度的討論，因為許多人認為快速代表危險，就像開車一樣，畢竟「十次車禍九次快」。但重量訓練和開車一樣，都取決於操作者的能力。運動員槓鈴動作的經驗越多，高速度動作就越有效率且越安全。高速度深蹲對新手來說可能很危險，但對進階運動員來說是非常有效的動作。如果技巧正確，所有多關節動作都能以提升爆發力輸出的方式來執行。安全來自於***正確***的動作技術，不管速度快慢都一樣。如果要練習爆發力輸出，就必須做高速度動作，這很明顯表示爆發力訓練本質上並不危險；畢竟如果真的那麼危險，所有爆發力訓練的運動員都會受傷。無論速度或負荷，不良的動作技術本質上就很危險。好的動作技術讓動作更安全，因此每一間健身房都應強調這點。

動作的正確速度應取決於動作型態，以及預期產生的效果，而非強度或安全的武斷概念。奧林匹克舉重和衍生動作無法以慢速度執行，慢速上膊就不是上膊；事實上，要執行上膊，就必須在將槓鈴拉起的過程中加速，對重量產生足夠的動力，讓它持續往上足夠的距離，以變換腳步來接槓。另一方面，有些單關節動作無法同時快速和正確執行，例如嚴格的槓鈴二頭肌彎舉無法以完整動作範圍快速執行。事實上，我們可以說一個動作所必須執行的速度越慢，在運動訓練的價值越低。同樣的，重量越接近 1RM，速度就越慢，任何動作都是如此，無論動作本質為何，例如很重的抓舉離地速度比輕的抓舉更慢，雖然重的抓舉也必須加速才能在高處接槓。受絕對肌力限制的動作，在真正的 1RM 時會接近零速度，也一定比 1RM 的爆發力動作更慢。動作速度受許多因素影響，而任何關於最佳速度的概括論述都不太實用，除了以下這句：***若要透過肌力訓練來提升運動表現，動作速度越快越好***。

暖身

暖身是訓練的必要元素，但不必過度裝模作樣，不需要太多甩手、在健身房跳來跳去、扭轉來展現動作精熟程度，也不一定會很疲勞。再次提醒，暖身應配合訓練，而如果接下來的訓練是重量訓練，暖身就必須讓身體準備好做重量訓練。準備有肌肉和神經肌肉兩個層面：可提升肌肉和相關組織的溫度，讓它們更柔軟且更不易受傷；也會提升肌肉收縮特質，同時練習動作模式，讓身體在訓練組的時候對動作更熟悉、更舒服也更自動。

暖身的溫度提升階段，只需要花 2 至 5 分鐘的時間騎運動腳踏車，或最好能夠使用划船機。暖身時間取決於健身房的溫度，如果在冬天室內很冷，就必須用更多時間；但如果是在夏天的休士頓，根本就不需要暖身，只需要幾分鐘逐漸增加動作強度就夠了，結束後就可以直接做第一個槓鈴動作來準備動作型態。先用空槓執行該動作的完整動作範圍，可做較多組來為動作範圍準備（受傷的運動員或動作不穩的老年人可能需要 5 組）。然後在接下來的 3 到 5 組平均增加重量，直到準備好面對訓練組的重量。訓練中的所有動作都遵循這個模式，只要省去有氧的部分即可。

在新手前幾週的訓練後，暖身組可降至每組 2 下，最後 1 組甚至只要 1 下就好，以為訓練組保留體力。但新手的前幾次訓練必須練習神經運動路徑，也應該每 1 組都使用完整的反覆次數，直到技術水準提升後才能降低暖身反覆次數。

運動員應了解暖身的正確角色：為了訓練組準備，而非干擾訓練組。如果最後的暖身組太重（也就是太接近訓練組重量），疲勞效果就會大於暖身效果。暖身的價值在於為了訓練組準備，但***暖身本身不會讓我們變強壯***。如果臥推訓練要做 295 磅的 5 下 3 組，則最後的暖身組用 290 磅做 5 下就不適當。如果 295 磅就足以構成適應負荷，則 290 磅可能會降低 15 下反覆次數全部成功的機率，因為 290 磅的重量很接近訓練組。同樣的，如果 295 磅真的能做完全部 15 下，則 290 磅做 5 下就不會帶來肌力提升，因為這個重量的適應早已產生，否則 295 磅就會做不完。

伸展

傳統上，活動度的定義是關節做到完整的動作範圍。更有用的定義，也許是肌肉限制關節動作以延伸至超過靜止長度的能力，這會影響關節的活動範圍。放鬆肌群的能力是活動度很重要的部分，而最極端的放鬆就是全身麻醉。伸展會將肌肉拉長以提升活動度，而非直接對關節本身的結締組織產生作用。傳統上，伸展是訓練前和賽前準備儀式的一部分。許多人認為運動前伸展能讓關節準備好達到完整的動作範圍，因此提升運動表現和降低受傷機率。很多人花了大筆金錢製作探討如何有效伸展的海報和書籍，而很多運動專業人員都認為運動前必須伸展。但真的是這樣嗎？

檢視科學和醫學期刊，我們發現完全不同的狀況。多數現有的資料都指出，訓練前伸展不會降低受傷率，也無法有效提升活動度，而這些剛好是伸展應該帶來的效果。其他研究指出，延遲性肌肉痠痛（DOMS）開始後做伸展不會降低痠痛，而且過度積極的伸展甚至可能有效帶來痠痛。DOMS 屬於發炎過程，是身體治癒訓練動作離心階段所造成損傷的過程，而所有的伸展都無法減緩發炎反應。更重要的是，關於垂直跳和立定跳遠運動表現的研究都指出，賽前伸展其實會降低爆發力輸出，而其他研究也指出，其他爆發力運動（例如舉重）也有同樣狀況。

如果訓練前伸展不會增加活動度，什麼才會呢？答案是適當動作範圍的槓鈴運動。負重的人體移動至最大活動範圍，其實會對主動和拮抗肌群帶來伸展刺激（主動肌造成關節動作，而拮抗肌抵抗動作、讓動作減速，或穩定相關關節以輔助主動肌動作）。許多研究顯示，完整動作範圍的重量訓練可提升活動度，髖關節和膝關節活動度增加 40% 以上的情況都屢見不鮮。這是因為正確的活動需要相關關節的完整動作幅度，而如果維持正確姿勢，重量會讓身體在每次反覆的底部（或頂部）進入正確伸展姿勢，讓拮抗肌在每次移動負荷時都得到伸展刺激。

這很顯然需要好的動作以及好的指導。如果執行恰當，每個負重反覆次數的伸展效果都比傳統無負重伸展更好，而因為有重量的輔助，更容易達到完整動作幅度。更重要的是，尤其是對於腿後肌而言，背部的正確姿勢（必須透過腿後肌完整伸展才能維持的關鍵腰椎伸展）最好是透過負重的脊椎來達到，因為負荷會給予豎脊肌群一些阻力來收縮對抗，以維持正確的腰椎曲度。常常看到運動員試著圓下背來伸展腿後肌，這不是一個有效的做法。

必須注意的是，嚴重缺乏訓練的族群（老年人、未訓練的病態肥胖者，以及病態虛弱者）可能因為肌力不足，導致關節系統周遭缺乏正常活動範圍。如果一個人無法安全做出某個姿勢，就不會維持那個姿勢，因為人都很討厭跌倒和受傷。這個保護機制甚至可能不是有意識的過程，缺乏經驗的教練常常將肌力不足誤認為活動度不足。

如果真的要做傳統伸展運動，應該在訓練結束時做，因為這個時候肌肉溫度較高，伸展不會干擾運動表現。現行有許多種伸展方式，但除了完整活動範圍的肌力訓練帶來的主動活動度以外，唯一需要的伸展形式就是靜態伸展。將關節移動至輕微不舒服的位置停留 30 秒，重複 2 至 3 次的效果最好。有問題的部位（很年輕和年長的運動員特別需要注意腿後肌）應在每次訓練後伸展。如果活動度嚴重不足，且會干擾運動表現提升，提升活動範圍的最好辦法就是找具備主動放鬆治療（ART）或筋膜放鬆背景的物理治療師。手動處理肌腹中緊繃的筋膜成分，會立即改善問題根源，而一次療程可能比自行伸展數月更有效。

請注意，許多年長者（其中有些可能想成為運動員）的關節囊常常有骨骼病變，尤其是肩關節。如果伸展和按摩不能立刻有效改善活動範圍，表示情況可能無法改善，而聰明的做法就是避開這個部位。若以太熱情的方式來處理無法改善的問題，可能會讓關節炎的肩膀嚴重受傷。

但是更關鍵的問題可能是：運動員的活動度要怎樣才夠？若訓練的所有姿勢都能達到完整動作範圍，也能在有負荷和技術執行的情況下達到正常的運動表現，運動員就具備足夠的活動度。以完整的活動範圍來訓練並且正確練習運動技巧，不僅能建立活動度，也能維持活動度；若試著取得更多的活動度，充其量只是浪費時間。

訓練日誌

所有認真的訓練者都必須以訓練日誌來記錄訓練歷程，這是非常重要的資料，可以判斷訓練停滯、過度訓練、新動作的效果，以及訓練計畫的整體效果。若因為訓練者無法控制的個人生活因素，或是訓練目標的改變，導致對訓練的反應意外不足，以及無法從訓練計畫恢復，有時候可能必須大幅改變訓練計畫。訓練日誌記錄訓練和計畫實行的趨勢，對進步有絕對的影響，內容應包含運動員對當天訓練的印象、發現的有用指導語，以及任何可能有用的主觀資訊；也可以包括睡眠紀錄及其他與恢復有關的資訊。訓練日誌對訓練者和教練而言都是必要的工具，所以***絕非可有可無***。

記錄訓練最好的方法是使用欄位格式，由上而下，字體必須夠小，將整個訓練寫進一個欄位，一頁至少包含 4 至 5 次訓練。如此一來，一次翻開兩頁就能看到多達三週的訓練資料，清楚呈現這段時間的趨勢。

這就代表必須有一本品質夠好的書。這本書至少必須使用一年的時間，所以必須使用裝訂品質良好的筆記本。不需要很貴，但必須使用比線圈裝訂更好的書。線圈裝訂的書無法使用太久，因為紙張很容易撕掉。訓練日誌最好可以使用紙張相對較素的分類手帳，但有斑點封面的簡單作文用筆記本也可以。現在也很流行（其實已成為主流）使用線上訓練日誌，但是紙本日誌不會當機，請記住這點。

CHAPTER 06

新手
THE NOVICE

幫新手設計訓練計畫，是教練最重要的工作，也是運動員最重要的任務。若設計得當，就會奠定良好的基礎，讓運動員養成一輩子正確的訓練習慣，達到長期進步，以及遠超過不當訓練計畫的運動成就。若不夠注重細節以及此階段的訓練反應，將會無法達到進步的效果，往後也很難恢復到正確的訓練模式。

從一個重要的面向來看，訓練新手很簡單：**只要比睡覺還辛苦，幾乎任何方法都能帶來進步**。人生中幾乎任何事情都是如此：一開始的進步都很快，尤其是與幾年後的進步幅度相比。因此，很多人對自己訓練系統的品質會有錯誤的印象。單組訓練、多組訓練、高訓練量、高強度、超級慢動作、超級組、巨人組或是超級怪獸組都一樣，幾乎所有看起來很像有這麼一回事的訓練計畫，對新手而言都比沒有計畫更有效，這就是所謂的「新手效應」，是訓練新手時必須考量的面向。

這個無知的簡單原則，讓肌力體能業界的很多學者和教練產生困惑，讓很多人賣出了數百萬份運動計畫，也賣出數百萬台運動器材，最後只能摺起來放在床底下。許多教練認為訓練所有運動員只有一種正確的方法，許多學者也認為針對未訓練 18 歲男性的研究可適用所有族群，包括運動員。可是一個很單純的事實是，還*尚未*非常強壯的人，變強壯的速度會快於*已經*非常強壯的人。一個專門執教已有運動成就、才華洋溢運動員的大學肌力體能教練，對於新手效應可能相當無知，程度就和專門教導大眾「運動」的私人教練一樣。他們都沒看過從新手進步成進階者的過程，因為他們都不在乎過程，也不知道背後的機制。這些肌力體能教練認為所有人都是「進階者」（否則這些運動員就不會出現在他的訓練計畫了對吧？），而這些私人教練根本不知道自己做的事情和*訓練*不一樣。

多數重量訓練研究的受試者，都是大學重量訓練課裡缺乏訓練經驗的學生，大多都是不健康的年輕人，參加研究只為了加分。根據定義，不健康和沒經驗的人，距離自身運動表現的身體潛能非常遙遠。年長者、中年婦女、多數的護理師、30 歲動態生活喜歡走路的人，以及任何其他相對靜態生活的族群，都常常是相關研究的受試者。他們從未經歷時間夠長、夠有組織的重量訓練，通常也不會接觸槓鈴訓練計畫，用有效率的方式變強壯。這些研究的受試者都算是新手，而在短暫時間接觸重量訓練後，不管訓練本質為何，肌力都會大幅進步。文獻中有許多案例指出，在使用幾乎***任何***訓練計畫幾週的時間後，肌力在統計上顯著提升（文獻中通常將肌力稱為「體適能」）。圖 6-1 描述新手運動表現的大幅進步。任何未適應的有機體都很容易產生適應。

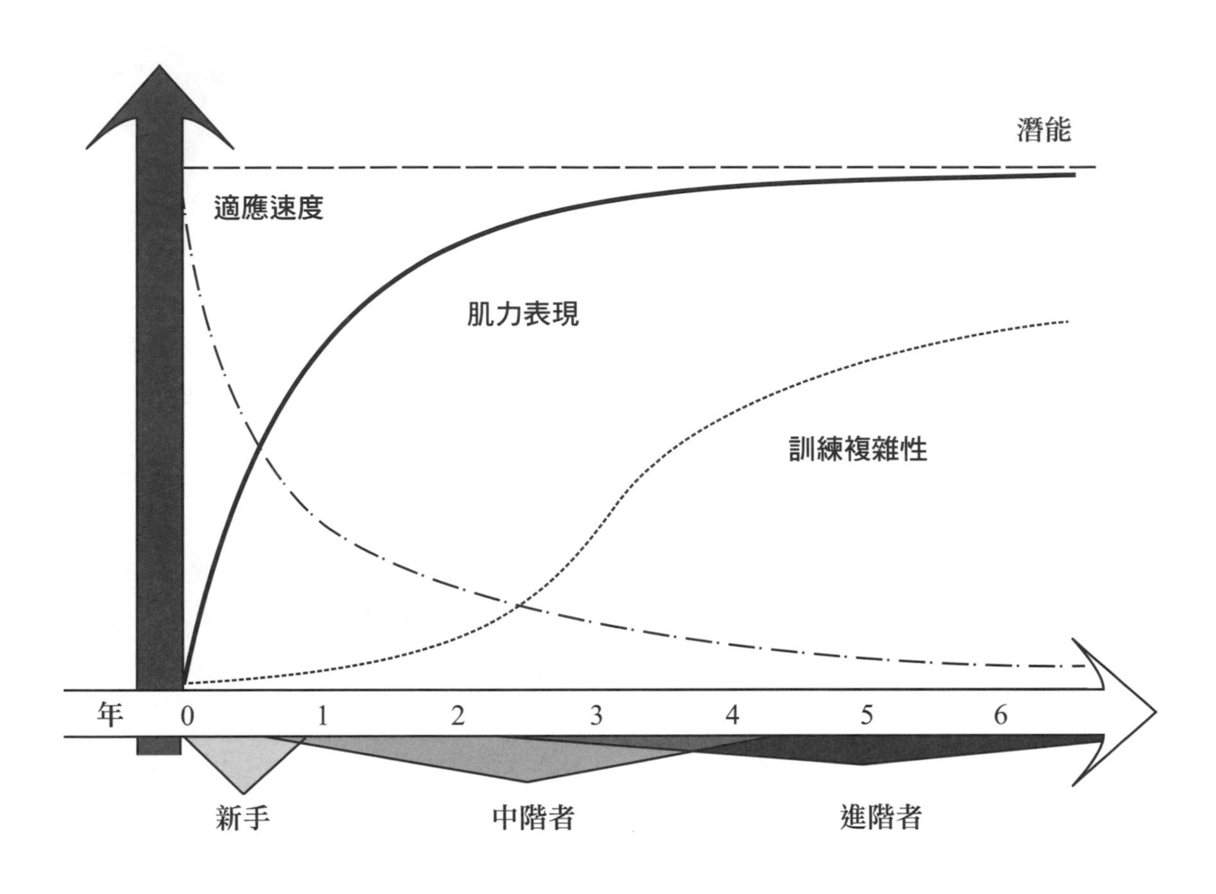

圖 6-1　運動表現進步與訓練複雜性相對於時間的概略關係。請注意新手階段的斜率特別陡。

結果取決於實驗設計者的訓練經驗，這些研究對於受試族群可能有效，但情況常常不是如此。聽起來也許很難理解，但是很多運動生理學的研究者，都沒有真正在健身房訓練的經驗。他們本身可能是跑者或自行車騎士，而他們在運動生理學系作為實驗計畫主持人的角色，很可能代表學生研究員（本身可能缺乏經驗）受到的指導不僅品質不良，也缺乏肌力訓練相關的實務背景。這些人設計的實驗通常使用不真實、不切實際的方法，任何有經驗的教練都會覺得很詭異。

這還不是最嚴重的問題。這些實驗的設計很糟糕，而且受試者幾乎都是新手，但是透過這些研究所取得的資料，卻常常廣泛應用於所有訓練族群，從新手到奧林匹克選手、從健康到生病、從年輕到年老都有。用「不合適」來形容這個狀況，實在客氣到令人匪夷所思。針對特定族群（具備與其他族群相當不同的特殊狀況）的研究結果***只能適用於該特定族群***，不能適用於其他族群，因為不同族群之間的特色不同，而且會改變研究結果。正如訓練計畫必須配合運動項目以產生適應，訓練計畫也必須配合運動員的適應程度。

當然，這就代表研究者必須了解，不同程度的訓練適應（程度）***真實存在***，但幾乎沒有人真正明白。訓練的本質就是正確應用壓力－恢復－適應循環，而這個循環的結果非常依賴個人的生理學特性。個人的特質改變後，若要持續適應，就必須改變壓力。新手的適應程度終將超越新手訓練計畫所能帶來的適應，因此進步至中階者甚至進階者階段。患病族群對訓練的反應也會依病情而有所不同；老年人對壓力的適應效率較差；兒童與青少年只對特定的壓力有更好的適應效率；男性和女性對訓練的反應不同；動力強的運動員進步速度快於休閒訓練者。不同族群、不同人生階段、不同訓練程度的人，都需要特定的訓練安排，而針對所有族群廣泛實施同一種訓練計畫，根本荒謬、不合邏輯，而且也很不專業。

我們上面才剛提過，所有新手對任何壓力都能適應，這聽起來有點矛盾。不過重點是，***對未適應的訓練者而言，任何壓力都能造成適應，但妥善應用新手快速適應能力的計畫，比未妥善應用的計畫好得多***。隨著新手對壓力的適應漸增，當壓力越來越接近身體潛能的限制，其必須隨著訓練者的進階程度與之俱進，才能持續產生適應。

新手訓練計畫基礎

普遍「新手效應」的結果就是，有多少教練，就有多少可讓初學者至少微幅進步的訓練計畫。這些訓練計畫都會有效果，因為新手可快速適應任何***超負荷事件***，只需要 24 至 72 小時（圖 6-2）。這代表新手訓練計畫只要有超負荷的成分，就能提升運動表現。

意思是任何訓練計畫模型運用在新手身上時，都符合謝耶一般適應症候群理論。任何壓力都能造成適應，因為發生過的適應太少。

這樣有什麼問題呢？如果大家都是對的，繼續下去不就好了嗎？確實，大家都是對的，但有些人比其他人更對，而且多數人的對只是剛好。「更對」指的是依照運動員最佳的壓力—恢復速度來設計訓練計畫，因此不會浪費時間和潛能。要讓新手的肌力獲得最有效和最高效的提升，訓練計畫必須漸進提升合適的訓練負荷，要和新手從超負荷事件恢復的速度一樣快（經驗顯示大約為 48 至 72 小時）。

多數人都會很直覺地下這個結論。全世界的健身房都一樣，沒經驗的人自己訓練，都知道自己可以做得比上一次更重，也知道上一次就是幾天以前。多數人都會這樣，除非有懂更多的人告訴他們這樣不行。多數人都很喜歡用更重的負荷或是更多的反覆次數來測試自己，因為進步可以帶來樂趣和成就感，但是一旦進步停滯，就會對重量訓練感到挫折。不是所有人都可以做到單純的漸進，它的運作方式十分精妙，也是許多虛弱者快速變強壯的方法。

讓單純漸進達到最高效率的關鍵，就是正確選擇每次增加的負荷，並仔細計算增加的時間，以配合從前次訓練恢復的時間。這就是教練角色重要的地方：在經驗不足，缺乏運動紀律或判斷力，但又渴望進步的運動員身上，應用訓練計畫的紀律。

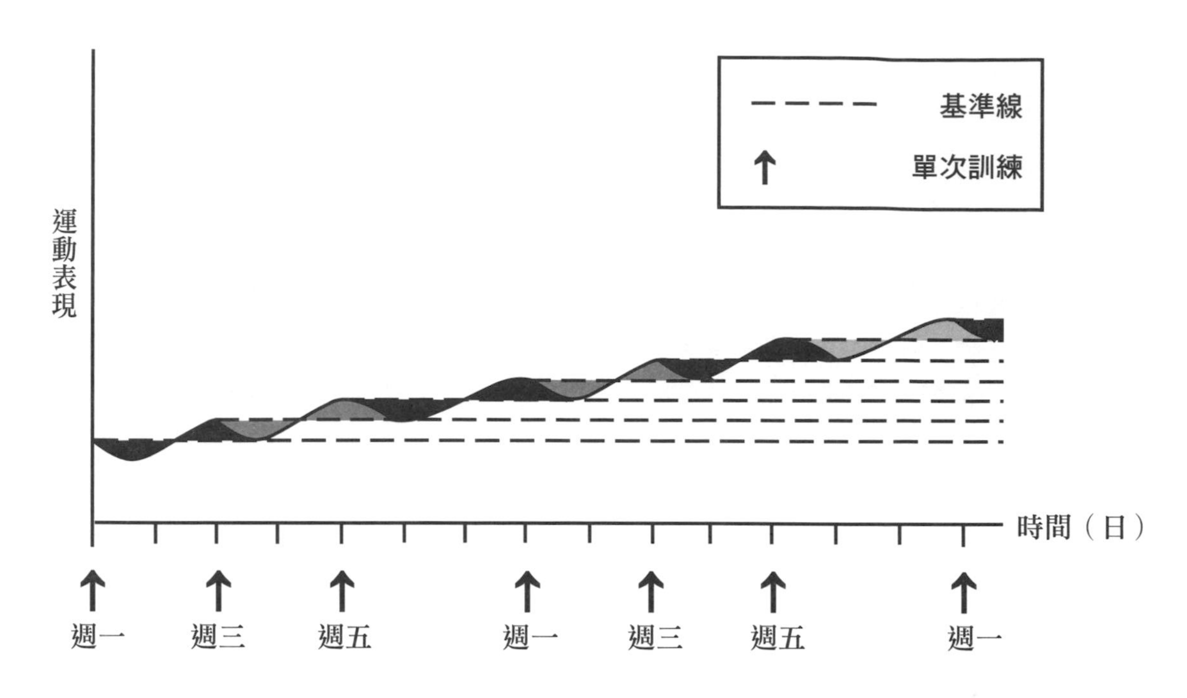

圖 6-2　新手壓力－恢復－適應循環。每次訓練都會產生 48 至 72 小時內可恢復和適應的壓力。有效的訓練計畫會依照線性進步來應用每次訓練的超負荷事件，以充分發揮這個快速進步的能力。

新手適應壓力的速度，比典型運動科學家或肌力體能教練一般認為的更快。如圖 6-2 所示，1 次訓練後最佳的訓練時間大約是 48 至 72 小時後，例如週一訓練，週二休息，週三或週四同樣時間再訓練。目標是讓適應盡快產生。對完全新手而言，恢復時間大概就是 48 至 72 小時，也就是每週訓練 3 次的結果最理想。

所有成功和有效的訓練，都需要身體本身適應壓力的能力。新手訓練很可能是一名運動員首次真正以有計畫、合理、漸進式的方式來努力訓練。這種嚴格控管的訓練方式可能不好玩，專注時間較短的人甚至可能覺得無聊和重複，但是產生的結果會讓任何有動力的人都覺得鼓舞人心。測試個人極限的欲望，在這類訓練計畫中首次受到控制，以合理的方式努力訓練，產生可預測、可控制的結果。運動員對此訓練階段的反應（有若干可能性）決定進步至下一層級的能力。

根據定義，新手幾乎（或根本）沒有重量訓練經驗。曾經是水療俱樂部的會員、使用過 YMCA 的器材，或是在車庫裡用包塑膠的重量來彎舉，都不算重量訓練經驗。新手的運動技巧能力還不夠，不足以執行訓練計畫核心的槓鈴動作，而他們必須學習適當和安全的動作執行。新手也尚未接觸過系統性運動壓力，對於能造成全身適應的運動需求，還沒有能力反應。新手應先學深蹲、硬舉、肩推和臥推，等到技巧和能力允許時，再加入爆發上膊和爆發抓舉。

過著動態生活或有運動經驗的人，很喜歡假設自己也會做槓鈴動作。但是**不管曾經做過什麼運動，沒有重量訓練經驗的人都是新手，他們的訓練計畫也應以新手的方法來設計**。更重要的是，從對線性計畫的反應來看，***即使有很多重量訓練經驗，但如果從未使用以線性方式驅動進步的計畫的人，也算是新手***。任何人新手階段的進步都非常快，因為從數學來看，每次訓練增加的重量都是可能進步的最快速度，因此能最有效率地利用訓練時間。但如果一名訓練者馬上使用訓練組重量增加較不頻繁的計畫，則新手階段的初始進步就***不會發生***。許多資訊不足的教練常常每週甚至每月才增加重量，有些甚至根本不加重。健康的訓練者可以忍受每48至72小時的負荷漸增，體能不佳的人也一樣可以，而快速的初始進步，正是設計精良課表的目標。

已經很強壯的新手，和其他人有兩個重要差異。首先，強壯的訓練者在新手階段前幾週的初始重量漸增，比體能不佳的人還多。第二，正因為如此，他們進入中階型訓練計畫之前所需的時間可能較短，因為初始進步發生的速度較快。這是因為這些訓練者已從先前的運動經驗得到一定程度的體能，雖然他們尚未適應槓鈴訓練，但比起完全沒運動經驗的人更接近身體潛能，因此要走的路相對沒那麼遠。強壯的新手可能可以維持六至七個月的線性進步，單組5下的深蹲可以達到500磅以上。

計畫基本要素

新手的首要目標應該是發展基本可用的全身肌力。在新手階段，無法變強壯的目標都不重要，哪怕是短期目標也一樣。要取得運動表現、體能、好看的線條，都必須先有基本肌力。肌力是所有其他身體進步的基礎，因此必須是訓練者的首要考量。

動作

新手訓練計畫的核心只需要有發展新手肌力水準的「大」動作：深蹲、肩推、臥推，以及硬舉。在幾週的成功訓練後（或更快，取決於運動員的初始肌力和天賦），可將爆發上膊加入訓練計畫。爆發上膊是多數運動項目的核心訓練動作，但必須等新手的肌力和運動技巧達到一定水準，可以用合理的技巧來執行動作時，才加入訓練計畫。幾十年來，很多強壯的男人女人都用上述四大基本動作來提升基礎肌力，沒有任何動作能取代它們。這四個動作加起來，就成為一個負重動作的完整組合，可正確刺激身體各個部位，提升運動和生活所需使用的肌力。訓練計畫中的所有人都必須學會正確執行和教導這些運動。

熟悉基本動作後，可將反手引體向上加入訓練計畫。最珍貴的輔助動作可填補訓練計畫中極少數的空缺，同時也都是多關節動作。反手引體向上（雙手反握）是最重要的上肢輔助動作，因為對整條手臂和上背的訓練，很像運動和工作中手臂和手掌的拉和抓握功能。反手引體向上也是很好的基本肌力指標；無法做很多下的訓練者必須多做一些，因為這個力量和推力很有關係，而將反手引體向上練強，將有助於推系列的動作。反手引體向上對手臂以及闊背肌的訓練相當足夠（滿足一般男性對於外型的考量），因此可說是新手計畫中最重要的輔助動作。

同時負責訓練很多新手的教練，例如體育老師或公立學校運動教練，應考慮只使用四大基本動作。爆發上膊有時候不太適合加入訓練計畫，因為時間、執教經驗，以及器材限制。

專門的腹肌訓練是最不重要的輔助動作。下背部靠前側的腹肌支撐，而深蹲、硬舉、肩推或是反手引體向上對腹肌都有足夠的刺激，所以訓練計畫中不需要特別訓練腹肌。事實上，全世界多數上健身房的人都浪費很多時間訓練腹肌。如果你可以深蹲、硬舉、肩推很重的重量，你就***已經在訓練腹肌***了。額外花時間來獨立訓練腹肌，還不如好好休息以從大重量訓練恢復，甚至可能代表訓練者有自戀的特質，不利於專注提升肌力。

次數與組數

圖 4-3 說明各種反覆次數和強度生理學反應的光譜。絕對肌力可透過很低的次數來取得，肌肉量增加時次數要高一些，而局部肌肉和整體耐力的次數則更高（20 以上）。對新手而言，處於無氧區正中間的反覆次數是最有效的：也就是每組做 5 下。5 下夠接近光譜的肌力端，可顯著提升肌力，達到新手訓練的主要目標；5 下也足夠提升對更高等級訓練的耐受度，並提供足夠的肌肉生長，因此肌肉重量也會提升。這些綜合的適應會是很好的體能基礎，讓後續進步更順利。5 下對多數新手都非常理想；因為可有效刺激肌力成長和其他形式的進步，卻不會製造太多肌肉或神經肌肉疲勞，導致最後幾下的動作技巧惡化。新手女性和一些年長訓練者可能例外，每組 3 下也許會更合適，稍後會有詳細討論。

有些訓練計畫提倡在多組同重量的最後 1 組做到力竭，這麼做的目的不外乎測試當天的能力，或因為假設本來的 5 下帶來的刺激不夠，因此增加一些訓練量壓力。取決於新手訓練者的進步程度，結果可能是做了 2 組 5 下，以及 1 組 9 下。這邊請跟我一起思考：9 下的訓練組和 5 下的訓練效果不同，今天訓練的價值，在於為下次訓練加重而準備，而任何疲勞或無法順利恢復等可能干擾下次訓練加重的因素，都沒有用。我們在*訓練*，不是在*表演*。請按部就班，照上述說明來做就可以了。

如同第五章所述，多組同重量有若干好處，例如可累積足夠的訓練總量以帶來必要的適應刺激，比只有 1 組更可能有效；同時也允許教練觀察足夠的次數，以分析訓練者可能有的任何動作問題，然後在下 1 組觀察修正的效果如何。很大的技巧問題，只要是對動作熟悉的人都能立即看出；但較不明顯或時有時無的問題需要更多次數才看得出來，而多組同重量就提供了這個機會。

訓練計畫後來加入的輔助動作，可能可以做出較高的反覆次數。例如反手引體向上在可以做到 15 下之後，可以加重，這時候如果想要，就可以改成多組 5 下的負重反手引體向上。

訓練組數取決於運動員的狀況：第一次訓練或第二個月訓練、因前次訓練而痠痛或精力相當充沛、動作完美或技巧需要練習等等。也會取決於訓練動作種類：主訓練動作或輔助動作、沒有做太深的肩推，或夠重的硬舉 5RM（對多數人來說 1 組就夠了）。這些都必須依照個人情況來決定，但也有可能建立一些一般準則。基本上，新手的深蹲、臥推、肩推應採用 3 組同重量，但在某些特殊情況下，可能採用多達 5 組同重量或 1 組就足夠。

每個動作的組數是暖身組和訓練組的加總。暖身組要視情況做，如果訓練者身體痠痛、活動度不夠，或需要動作練習就多做一些；而如果前個動作已讓他暖身完畢，則可以少做一點。暖身組算進總組數後（以及訓練總量），在某些情況下，如果算進了很多輕重量暖身組和 3 組同重量的訓練組後，可能會高達 12 組。暖身組的動作次數可盡量壓低，即使需要用低次數組來做額外暖身。一般來說，訓練組前的暖身組可降至 2 下或 1 下，對多數訓練者而言，需要數週的經驗。

請注意：本書將使用下列格式來特別說明訓練負荷：重量 × 次數 × 組數。例如：45 磅 ×5 下 ×2 組。除非特別註明，重量都以磅來計算。在重量沒有特別說明的例子中，格式是：組數 × 次數，例如 3×10 ＝ 3 組 10 下。

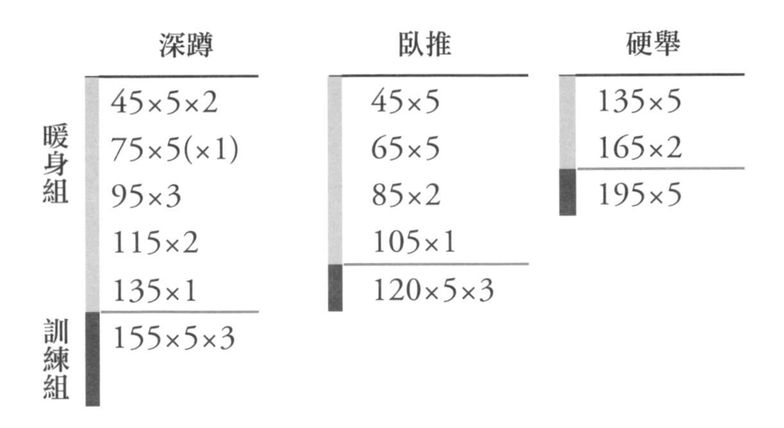

時程安排

新手對新訓練負荷的適應會發生在 48 至 72 小時之間，每週 3 次訓練就會得到 2 次 48 小時和 1 次 72 小時的間隔。每週 3 次的訓練很適合多數人的工作時程，這是對大部分新手一個很重要的因素，就是試著把訓練時程融入生活中。

多數每週 3 次訓練的人，顯然都是在週一、週三、週五訓練。事實上，所有健身房最多人的日子就是週一和週三，因為週一是所謂的罪惡良心日，很多人週一來健身房彌補上週五的缺席。因此，我們可依照不同場館，使用週二、週四、週六的時程，或週日、週二、週四。

取決於個人時程的彈性、恢復能力、個人喜好，訓練者可能決定使用不同天的時程，即每週的訓練日都不一樣，但都間隔 48 小時。這樣的時程安排使得兩次訓練之間不會出現更長的休息時間，而有時候可能還沒從前幾次的訓練恢復，就必須有更長的休息時間。

訓練負荷

任何學習新動作的新手，無論訓練歷史、明顯的體能程度、先前動作的天賦，再怎麼不想要，都必須從空槓開始。取決於訓練者程度，空槓可能必須比標準的 20 公斤（45 磅）槓還輕。新手必須注意的原則是：先學動作，再加重量。以後會有很多時間加重，首要任務就是學習動作型態，不要擔心重量是多少。***重量***總是會犧牲***正確***，而此時正確比重量重要得多。

多數情況下，第一次訓練的時候，訓練者的動作都能學得夠好，可以加重，但是必須先建立良好的動作型態才能加重。取決於教練和訓練者，這個過程可能會花 3 組的時間，也可能需要 3 次訓練才做到。這個過程急不得，必須有耐心。如果一名體重 150 磅的訓練者的第一次訓練，用空槓做了 3 組 5 下之後，再做 75×5、95×5、115×5，最後做到 135×5×3，動作都很好，且訓練組的槓鈴移動速度只慢了一點點，這就是非常好的第一次訓練。這次的訓練足以擾動體內平衡，帶來謝耶理論第一階段的反應。

這名訓練者做的訓練量比他習慣的更多，而在第一天訓練加更多重量沒有意義。如果訓練者以完整活動範圍執行一個不熟悉的動作，新動作範圍的離心階段會讓他肌肉痠痛。第一次訓練會造成一點點痠痛，但不會嚴重到明顯干擾日常生活。讓新手在第一次訓練隔天起床時連床都下不了，是完全沒意義的，而很多人一想到第二次訓練會跟第一次一樣，就會非常氣餒，甚至可能放棄。不小心發生的情況是有可能的，但是運動專業人員***絕對不能***故意讓這種事情發生。

第一次訓練建立了起點之後，接下來的訓練應漸進增加所有動作的訓練組重量，每次訓練都要。在這個階段，重量是唯一可調整來增加壓力的變因。如先前所述，次數已經因為訓練計畫設計來提升的生理學效果而決定，而如果預設的訓練負荷是 5 組，休息時間也就不能減少，否則會導致可能做不完所有次數。訓練組重量增加的程度，取決於動作本身，以及訓練者的能力。

一般而言，一個動作中參與的肌肉越少，就需要越多時間來增加肌力。使用很多大肌群的動作，例如深蹲和硬舉，提升力量的速度比臥推等上肢動作還快。肩推、上膊、抓舉等動作使用很多肌肉，但因為受限於很長動力鏈中所有元素力學效率的控制能力，肌力提升的速度也比較慢。反手引體向上，以及例如肱三頭下推等單關節輔助動作，肌力提升的速度非常慢，進步以月為單位來計算。

個人進步的速度，會依不同**性別、體型、年齡、運動能力與經驗或是動機高低**而有所不同。如同謝耶理論所預測，能最快適應外在壓力的族群進步最快。在高強度訓練之下，具備最佳荷爾蒙、飲食、休息、動機狀況的人，最能從身體負荷的壓力下恢復（例如飲食狀況良好的男性運動員），進步速度會比任何其他族群更快。其他族群進步的速度較慢，也只會獲得相應較低的絕對肌力水準，雖然他們的相對表現可能也能和運動員相比擬。

所以，對於體重介於 150 磅至 200 磅的年輕男性而言，硬舉每次訓練都可能提升 15 磅、深蹲可能提升 10 磅，在穩定進步二至三週之後，進步速度會降到一半左右。在前幾次訓練中，臥推、肩推、上膊可能每次提升 5 至 10 磅，在二至三週後，這三個動作的進步幅度降至每次提升 2.5 至 5 磅。年輕女性在深蹲和硬舉的進步速度，在計算自身體重之後（大約 5 至 10 磅，而非 10 至 15 磅）大約和年輕男性差不多；但是肩推、臥推、上膊、抓舉和輔助動作的進步速度較慢。進步可以持續好一陣子，而進步開始趨緩時，應採用特定策略來將進步幅度最大化，並延緩訓練高原期的開始。這些方法將在以下討論。

盡可能拉長線性進步的時間，是有效利用新手訓練時間的最好辦法，因為每次訓練都能帶來肌力進步，即使只有很小的進步也一樣；肩推每週進步 2 磅，一年也可以有 104 磅的進步。如果你能做到，這是挺了不起的進步。進步開始趨緩時（即訓練組越來越難做、越來越難完成，或開始會有失敗次數），每次重量漸增的幅度應減少。小幅增加能繼續帶來更多的線性進步，可以在必須大幅改變訓練計畫前，再累積一些進步。小幅增加一開始是浪費時間，但之後卻是絕對必要。

小幅增加就必須使用小槓片，也是進步的必要策略。了解這個非常實際的事情，對訓練表現持續提升至關重要。

如同先前討論，訓練持續進步，適應訓練壓力的能力就會減緩。每組 5 下每次跳 10 磅本來很容易，但是後來跳 5 磅都會變得困難。若使用標準 2.5 磅（1.25 公斤）的槓片，就難免變成每組 4 下。我們的目標是使用每組 5 下，因為 5 下才能產生特定的生理學反應，而我們就是基於這個特別理由，圍繞特定反覆次數來設計訓練計畫。因此，我們必須持續漸進提升重量，同時維持一致的反覆次數，而要達到這點，漸增幅度必須夠小，讓適應可以在預設的時間內產生。正確使用這種計畫的新手，最終將無法適應每組之間跳 5 磅的重量。

但是，取決於動作種類，這名新手能每次進步 1 至 2 磅。可以肯定的是，上膊、抓舉等要求技術和爆發力的動作，以及肩推、臥推；反手引體向上等相對小肌群的動作，若要平穩地累積進步，就必須使用小幅的重量增加。而如果每次只能跳 2 磅，就必須有 1 磅的槓片。

不少公司都有生產小槓片，以磅或公斤為單位的都有。也可以在車庫中將 2 吋的墊圈以各種方式黏起來、綁起來，或焊接起來；2.5 磅的槓片也可以在機械工廠取得。若以磅數來算，必須有 0.5 磅、1 磅和 1.5 磅；若以公斤來算，則必須有 0.25 公斤、0.5 公斤和 0.75 公斤。

我們也必須了解小槓片和其他器材之間的關係。標準「奧林匹克」槓片都是鑄鐵槓片，而鑄鐵本身就不太精確。即使是經過高品質校對、磨到非常耐用的槓片，都不會完全準確。以槓片將槓鈴加重時，本身就會有小誤差，而若干槓片加起來，如果每一片都有小誤差，則整支槓上的重量可能就不是表面上顯示的重量。

對於暖身、倒退組，或與從上次訓練漸增重量無關的任何事情來說，以上的討論都不重要。如果槓上的重量應該是 173.5 磅，但槓片誤差造成實際重量是 175.5 磅，我們就無法達成目標了。不可能有完全準確的槓片，甚至可能也不需要；我們可以使用跟上次一樣的大槓片，而增加重量可使用準確的小槓片。反正重點是，***今天舉起的重量，必須比上次多出特定的重量***。如果在大型健身房或學校健身房訓練，可在槓鈴和 1 組槓片上寫上數字或記號，讓每次訓練時都可以辨認，同時購買並攜帶自己的小槓片，這樣就可以準確控制每次增加的重量，更能確保進步。

Starting Strength 模式

如同《肌力訓練聖經》中所述，新手一開始使用 3 至 4 組基本的全身性動作，在暖身後依據前次訓練表現，選定一個重量做 3 組訓練組（硬舉除外）。以指定重量完成預設的組數次數後，下次訓練可提升重量，這樣非常單純，對多數正常新手而言，也能有效運作一段時間。只要有適當的休息和營養，幾乎所有人都可以在改變訓練計畫以前提升一定程度的肌肉量和肌力，否則就必須考慮調整休息和營養的狀況。事實上，這個計畫十分可預測，而如果新手無法進步，就代表沒有嚴謹遵守計畫。

一名完全新手可使用最簡單的訓練順序，這個簡短的計畫可用於前幾次訓練：

A	B
深蹲	深蹲
肩推	臥推
硬舉	硬舉

可在前幾週的週一、週三、週五交替使用這兩種訓練順序，直到硬舉的進步速度已不如一開始那麼快，以及初始的快速進步讓硬舉遠超過深蹲時，就可以加入爆發上膊：

A	B
深蹲	深蹲
肩推	臥推
硬舉	爆發上膊

使用此計畫一陣子後，可加入反手引體向上，也可使用背部伸展或臀腿舉（GHR）來代替每次都會出現的硬舉或爆發上膊。這個有點複雜的計畫如下：

A	B
深蹲	深蹲
肩推	臥推
硬舉或爆發上膊	背部伸展 反手引體向上

在這個版本中，硬舉和爆發上膊在每次 A 訓練輪流出現。這個兩週的計畫如下：

第一週

週一	**週三**	**週五**
深蹲	深蹲	深蹲
肩推	臥推	肩推
硬舉	背部伸展、反手引體向上	爆發上膊

第二週

週一	週三	週五
深蹲	深蹲	深蹲
臥推	肩推	臥推
背部伸展 反手引體向上	硬舉	背部伸展 反手引體向上

深蹲、臥推、肩推都做 3 組 5 下；請注意，在這個計畫中臥推和肩推每次都會交替。硬舉則因為本身重量較重，所以每 5 次訓練會做 1 組 5 下，並與爆發上膊交替訓練，操作 5 組 3 下相同重量。每次訓練都可以持續操作深蹲，因為行程較長所以重量比硬舉輕，也因為動作底部可使用牽張反射，得到的疲勞較少。未加重（自身體重）反手引體向上使用反握以增加肱二頭肌參與，可做到 3 組力竭，直到訓練者可以每組完成超過 15 下（還很陌生的新手不太可能做到）後，就可以加重。如果訓練者體重增加，還能同時維持反手引體向上的次數，他其實正在變強壯。

對新手而言，這是合理的動作選擇，也是合理的每週計畫。如果小心注意重量漸增、休息、適當營養，並且在此快速提升肌力的重要階段中，避免從事競爭恢復資源的活動，此計畫可以使用數個月。

執行良好的新手線性進步

以下是一名客戶（男性，35 歲，曾是第一級大學美式足球員）的真實數據：

週次	週一	週三	週五
1	深蹲 135 × 5 × 3 肩推 95 × 5 × 3 硬舉 185 × 5	深蹲 145 × 5 × 3 臥推 155 × 5 × 3 硬舉 205 × 5	深蹲 155 × 5 × 3 肩推 100 × 5 × 3 硬舉 225 × 5
2	深蹲 165 × 5 × 3 臥推 165 × 5 × 3 硬舉 235 × 5	深蹲 175 × 5 × 3 肩推 105 × 5 × 3 硬舉 245 × 5	深蹲 185 × 5 × 3 臥推 175 × 5 × 3 硬舉 255 × 5
3	深蹲 195 × 5 × 3 肩推 110 × 5 × 3 硬舉 265 × 5	深蹲 205 × 5 × 3 臥推 185 × 5 × 5 爆發上膊 115 × 3 ×5	深蹲 210 × 5 × 3 肩推 115 × 5 × 3 硬舉 275 × 5

4	深蹲 215 × 5 × 3 臥推 190 × 5 × 3 爆發上膊 125 × 3 ×5	深蹲 220 × 5 × 3 肩推 120 × 5 × 3 硬舉 285 × 5	深蹲 225 × 5 × 3 臥推 195 × 5 × 3 爆發上膊 135 × 3 ×5
5	深蹲 230 × 5 × 3 肩推 125 × 5 × 3 硬舉 295 × 5	深蹲 235 × 5 × 3 臥推 200 × 5 × 3 爆發上膊 140 × 3 ×5	深蹲 240 × 5 × 3 肩推 130 × 5 × 3 硬舉 305 × 5
6	深蹲 245 × 5 × 3 臥推 205 × 5 × 3 爆發上膊 145 × 3 ×5	深蹲 250 × 5 × 3 肩推 135 × 5 × 3 硬舉 315 × 5	深蹲 255 × 5 × 3 臥推 210 × 5 × 3 爆發上膊 150 × 3 ×5
7	深蹲 260 × 5 × 3 肩推 140 × 5 × 3 硬舉 325 × 5	深蹲 265 × 5 × 3 臥推 210 × 5 × 3 爆發上膊 155 ×3 ×5	深蹲 270 × 5 × 3 肩推 145 × 5 × 3 硬舉 335 × 5
8	深蹲 275 × 5 × 3 臥推 215 × 5 × 3 爆發上膊 160 × 3 ×5	深蹲 220 × 5 × 3 肩推 147.5 × 5 × 3 硬舉 345 × 5	深蹲 280 × 5 × 3 臥推 220 × 5 × 3 爆發上膊 165 × 3 ×5
9	深蹲 285 × 5 × 3 肩推 150 × 5 × 3 硬舉 355 ×5	深蹲 230 × 5 × 3 臥推 225 × 5 × 3 爆發上膊 170 × 3 ×5	深蹲 290 × 5 × 3 肩推 152.5 × 5 × 3 硬舉 360 × 5
10	深蹲 295 × 5 × 3 臥推 230 × 5 × 3 爆發上膊 175 × 3 ×5	深蹲 235 × 5 × 3 肩推 155 × 5 × 3 硬舉 365 × 5	深蹲 300 × 5 × 3 臥推 235 × 5 × 3 爆發上膊 180 × 3 ×5
11	深蹲 305 × 5 × 3 肩推 157.5 × 5 × 3 硬舉 370 × 5	深蹲 245 × 5 × 3 臥推 240 × 5 × 3 爆發上膊 185 × 3 ×5	深蹲 310 × 5 × 3 肩推 160 × 5 × 3 硬舉 375 × 5
12	深蹲 315 × 5 × 3 臥推 245 × 5 × 3 爆發上膊 190 × 3 ×5	深蹲 255 × 5 × 3 肩推 162.5 × 5 × 3 硬舉 380 × 5	深蹲 320 × 5 × 3 臥推 250 × 5 × 3 爆發上膊 195 × 3 ×5
13	深蹲 325 × 5 × 3 肩推 165 × 5 × 3 硬舉 385 × 5	深蹲 265 × 5 × 3 臥推 255 × 5 × 3 自身體重反手引體向上 × 11, 8, 7	深蹲 330 × 5 × 3 肩推 167.5 × 5 × 3 爆發上膊 200 × 3 ×5

14	深蹲 335 × 5 × 3 臥推 260 × 5 × 3 自身體重反手引體向上 × 12, 9, 6	深蹲 275 × 5 × 3 肩推 170 × 5 × 3 硬舉 390 × 5	深蹲 340 × 5 × 3 臥推 265 × 5 × 3 自身體重反手引體向上 × 12, 9, 7
15	深蹲 345 × 5 × 3 肩推 172.5 × 5 × 3 爆發上膊 205 × 3 ×5	深蹲 285 × 5 × 3 臥推 270 × 5 × 3 自身體重反手引體向上 × 12, 10, 7	深蹲 350 × 5 × 3 肩推 175 × 5 × 3 硬舉 395 × 5
16	深蹲 355 × 5 （335 × 5 × 2） 臥推 275 × 5 × 3 自身體重反手引體向上 × 13, 8, 8	深蹲 295 × 5 × 3 肩推 177.5 × 5 × 3 爆發上膊 210 × 3 × 5	深蹲 360 × 5 （340 × 5 × 2） 臥推 280 × 5 × 3 自身體重反手引體向上 × 13, 9, 7
17	深蹲 365 × 5 （345 × 5 × 2） 肩推 180 × 5 × 3 硬舉 400 × 5	深蹲 305 × 5 × 3 臥推 285 × 5 × 3 自身體重反手引體向上 × 14, 9, 6	深蹲 370 × 5 （350 × 5 × 2） 肩推 182.5 × 5 × 3 爆發上膊 215 × 3 ×5
18	深蹲 375 × 5 臥推 290 × 5 × 3 自身體重反手引體向上 × 14, 11, 7	深蹲 315 × 5 × 3 肩推 185 × 5 × 3 硬舉 405 × 5	深蹲 275 × 5 × 3 臥推 295 × 5 × 3 自身體重反手引體向上 × 15, 11, 7

初始體重＝ 175（瘦胖子），最終體重＝ 220（結實精壯）

一名傑出的前運動員以近乎無瑕的方式完成以上線性進步。不是每個人的進步幅度都會這麼快速且一致，但這顯示了良好計畫、保守步調，以及努力訓練所曾達到的結果。該名運動員在大學時曾接觸深蹲、臥推和爆發上膊，儘管上次做這些動作已經是大約十年前的事。所有動作的出發點都非常保守，讓他得以避免令人虛弱的 DOMS，也得以在 18 週的時間，不需要休息或降低負荷，維持穩定進步。他天生的爆發性和爆發力相當出色，讓他的爆發上膊有很好的進步。

進階新手

倒退期

無可避免地，進步停滯後可能會出現三種基本情況：第一，因不可抗力因素而無法去健身房；第二，訓練者的訓練內容沒問題，但還是無法刺激更多的進步；第三，因為貪心想要太快進步，或是因為生活型態會影響恢復，而造成進步停滯或衰退。不管是哪個情況，都必須做些調整，以讓新手得以再次使用基本線性進步，並讓他在訓練的初始層級順利取得所有進步。

缺席訓練：很不幸地，訓練計畫可能不會像以上範例計畫一樣順利。生命中有許多事會發生，人會生病，意料之外的旅行常迫使訓練者錯過在健身房的寶貴時間。除了缺席訓練以外，還有一些負面的影響因子，包括體重下降和營養不良，而原因可能是生病、因為旅行而無法適當飲食，以及導致必須改變日常行程的身心壓力。

如果只有短時間無法去健身房（缺席一、兩次訓練），不一定需要採取任何補救措施。其實，對於正咬牙通過線性進步最後階段的刻苦運動員而言，缺席一次訓練帶來的額外恢復，可以讓表現略微提升。但是一般而言，如果運動員缺席訓練超過一週，就會有停止訓練的效應，再次開始訓練計畫時必須重新調整。

一個簡單的方法是重做前兩週的訓練內容，組數次數都一樣。這是有效的方法，但通常會多浪費一些時間。如果運動員缺席超過一週的訓練，重新開始時的重量，建議比休息前最後一次訓練的少 10%。如果是因為重病，或例如家人過世等情緒壓力非常大的事件而休息，最高可從比前次訓練少 20%的重量開始。

所以，一個線性深蹲進步在 315 × 5 × 3 的訓練者，將以 285 × 5 × 3 重新開始訓練計畫。這名訓練者第一次從 285 進步到 315 的時候，很可能是每次跳 5 磅的重量。第二次的進步通常都會比較快，他很可能每次訓練可以跳 10 磅。如果他覺得 285 很輕鬆，他可能只需要多做一天的輕重量（例如 300 或 305），就可以回到 315。一般建議重複使用計畫中斷前最後一次訓練的重量，這樣可讓訓練者和教練得到最精準的肌力水準資料。

重新開始方法範例：

放假前最後一次完整訓練週：

深蹲 305 × 5 × 3　深蹲 310 × 5 × 3　深蹲 315 × 5 × 3

放假回來的第一週：

深蹲 285 × 5 × 3　深蹲 295 × 5 × 3　深蹲 305 × 5 × 3

放假回來的第二週：

深蹲 315 × 5 × 3（先前最高紀錄）深蹲 320 × 5 × 3　深蹲 325 × 5 × 3

此範例的訓練者反彈的速度很快且很順利，而且在放假回來後大約一週半就創下新紀錄。在這個情況下，我們可假設訓練者在休息時吃得好、睡得好，且並未處於嚴重的情緒或身體壓力。

下一個範例中的訓練者缺席訓練，但不是去度假，而是得了嚴重的流感，大約 10 天不能去健身房。重新開始訓練時，他使用的重量比上次訓練減少大概 20%。在這個情況下，我們可以假設訓練者在這段時間吃得不好、睡得不好，而且停止訓練的影響更嚴重。

生病前在健身房的最後一週：

深蹲 305 × 5 × 3　深蹲 310 × 5 × 3　深蹲 315 × 5 × 3

10 天休息後回到健身房的第一週：

沒有訓練　　　深蹲 245 × 5 × 3　深蹲 265 × 5 × 3
　　　　　　（減少 23%）　　　（減少 16%）

10 天休息後回到健身房的第二週：

深蹲 285 × 5 × 3　深蹲 295 × 5 × 3　深蹲 300 × 5 × 3
（減少 10%）

10 天休息後回到健身房的第三週：

深蹲 305 × 5 × 3　深蹲 310 × 5 × 3　深蹲 315 × 5 × 3

在這個範例中，訓練者回歸訓練後，使用的重量比上次訓練少 23%，接下來是 16%和 10%。從這時候開始，他能夠每次訓練跳 10 磅，但必須回到 5 磅的漸增，才能達到先前的最高紀錄。他的重量增加速度較慢，是因為距離上次訓練組最高紀錄（315 磅）的時間比較長，而且生病迫使他重新訓練時的起點比之前低很多。

女性重新開始訓練的模式和以上相同，但會使用較低的百分比和磅數。一名肩推以 2 磅微幅漸增的女性，她可能可以用比上次少 10%的重量重新開始訓練，然後一路以 3 至 5 磅（而非 2 磅）的漸增回到之前的最高紀錄。

合理卡關：第二種無法進步的狀況，是假設訓練者正確執行所有漸進原則，也適當注意恢復、睡眠、營養，並且以正確的技巧執行動作。這個情況發生的機率不高，因為幾乎沒有訓練者可以把計畫的每個部分做得如此完整。

如果訓練者使用這個漸進計畫，不貪心求進步，飲食和休息也都正確，他每次訓練都將增加一些重量，可以持續好一段時間。他一開始的臥推每次可能可以增加 5 磅，之後進步到每次 1 至 3 磅。在某個時間點，增加重量會導致某次訓練出現失敗的反覆次數（通常是最後 1 組），而下一次訓練將使用一樣的重量做 3 組 5 下。最後，在連續 2、3 次的訓練中，他將在訓練組的最後幾下都出現失敗的反覆次數。

調整訓練的方法很多，但是正確的方法會做到兩件事情。首先，這個方法會提供最高的機率，盡快讓訓練者回到線性進步；其次，會讓訓練者盡量維持接近最近的 5RM，避免使努力得來的進步喪失。訓練者需要改變，但最好的改變是盡可能不要擾動訓練計畫的本質。較合適的方法，是將訓練重量稍微倒退，就能立刻回到前幾個月剛發生過的緩慢平穩進步。

努力訓練的人，如果能得到一些額外的休息和休養，運動表現就會有所提升。這指的不是整體身體能力突然暴增，而是在特定一天將能力展現得更好。他沒有變強壯，只是沒那麼疲勞。競賽或測試程序的「顛峰」有相同的運作方式：顛峰並未伴隨肌力的暴增，只是展現了訓練累積成果帶來的現有肌力。而在卡關的情況下，這就是我們必須做的。這種情況的訓練者並非嚴重「卡關」，也不需要做太多改變才能回到原本的進步。一點點額外的休息，就能夠微幅提升之後所能處理的重量，並再次開始透過漸進式負荷來累積肌力。

讓我們假設一名訓練者正使用以下這個非常基本的 A ／ B 新手輪換計畫：

A	B
深蹲 3 × 5	深蹲 3 × 5
臥推 3 × 5	肩推 3 × 5
硬舉 1 × 5	爆發上膊 5 × 3

為了方便釐清與說明，我們將假設這名訓練者在計畫中的五項動作全都卡關。必須了解，這是純粹假設的情況，其實 5 個動作同時卡關非常*非常*少見。

週次	週一	週三	週五
1	深蹲 255 x 5 x 3 臥推 170 x 5 x 3 硬舉 300 x 5	深蹲 260 x 5 x 3 肩推 110 x 5 x 3 爆發上膊 150 x 3 x 5	深蹲 265 x 4, 3, 3 臥推 172 x 4, 4, 3 硬舉 300 x 3
2	深蹲 265 x 4, 3, 3 肩推 112 x 4, 3, 3 爆發上膊 152 x 3, 3, 2, 2, 2	深蹲 245 x 5 x 3 臥推 160 x 5 x 3 硬舉 275 x 5	深蹲 250 x 5 x 3 肩推 100 x 5 x 3 爆發上膊 152 x 3, 3, 3, 2, 2
3	深蹲 255 x 5 x 3 臥推 165 x 5 x 3 硬舉 285 x 5	深蹲 260 x 5 x 3 肩推 105 x 5 x 3 爆發上膊 140 x 3 x 5	深蹲 265 x 5 x 3 臥推 170 x 5 x 3 硬舉 295 x 5
4	深蹲 270 x 5 x 3 肩推 110 x 5 x 3 爆發上膊 145 x 3 x 5	深蹲 275 x 5 x 3 臥推 172 x 5 x 3 硬舉 300 x 5	深蹲 280 x 5 x 3 肩推 112 x 5 x 3 爆發上膊 150 x 3 x 5

5	深蹲 285 x 5 x 3 臥推 175 x 5 x 3 硬舉 305 x 5	深蹲 290 x 5 x 3 肩推 115 x 5 x 3 爆發上膊 152 x 3 x 5	深蹲 295 x 5 x 3 臥推 177 x 5 x 3 硬舉 310 x 5

額外的休息和恢復（訓練負荷減少所帶來的小幅「巔峰」），應能讓訓練者舉起比之前稍微重一些的重量，而舉起較重的重量，應能進一步刺激接下來幾次訓練進步。

沒耐心和貪心：第三種停滯，是因為對緩慢穩定的漸增進步幅度感到沒耐心，這又是另一種情況。此時訓練者其實已些微退步，或甚至比些微更嚴重些。累積的疲勞很明顯，因此倒退的幅度必須更大。

以下範例說明一名訓練者太過積極，讓自己陷入麻煩，進入了恢復赤字。在這個範例中，這名訓練者犯了很大的錯誤，因為在無法完成所有 3 組 5 下的情況，還試著往前並加重。陷入這個情況通常需要花比較長的時間，而離開也一樣。

重新調整訓練的範例：以下說明訓練者如何在五週之內卡關、重新調整，接著再創最高紀錄。

週次	週一	週三	週五
1	深蹲 255 × 5 × 3 臥推 170 × 5 × 3 硬舉 300 × 5	深蹲 260 × 5 × 3 肩推 110 × 5 × 3 爆發上膊 150 × 3 ×5	深蹲 265 × 4, 3, 3 臥推 172 × 5, 3, 3 硬舉 305 ×3
2	深蹲 265 × 5, 3, 2 肩推 112 × 4, 3, 3 爆發上膊 152 × 3, 3, 2, 2, 2	深蹲 270 × 3, 2, 2 臥推 175 × 3, 2, 2 硬舉 310 ×1	深蹲 270 × 2 肩推 115 × 3, 2, 1 爆發上膊 155 × 2, 2, 1, 1, 1
3	深蹲 240 × 5 臥推 145 × 5 硬舉 280 × 5	深蹲 250 × 5 肩推 95 × 5 爆發上膊 140 × 3	深蹲 250 × 5 × 3 臥推 150 × 5 硬舉 290 × 5
4	深蹲 255 × 5 × 3 肩推 100 × 5 爆發上膊 140 × 3 ×5	深蹲 260 × 5 × 3 臥推 155 × 5 × 3 硬舉 300 × 5	深蹲 265 × 5 × 3 肩推 100 × 5 × 3 爆發上膊 145 × 3 ×5
5	深蹲 270 × 5 × 3 臥推 160 × 5 × 3 硬舉 305 × 5	深蹲 275 × 5 × 3 肩推 105 × 5 × 3 爆發上膊 150 × 3 ×5	深蹲 280 × 5 × 3 臥推 165 × 5 × 3 硬舉 310×5

6	深蹲 285 × 5 × 3 肩推 110 × 5 × 3 爆發上膊 152 × 3 ×5	深蹲 290 × 5 × 3 臥推 170 × 5 × 3 硬舉 315 × 5	深蹲 295 × 5 × 3 肩推 112 × 5 × 3 爆發上膊 155 × 3 ×5
7	深蹲 300 × 5 × 3 臥推 172 × 5 × 3 硬舉 320 × 5	深蹲 305 × 5 × 3 肩推 115 × 5 × 3 爆發上膊 157 × 3 ×5	深蹲 310 × 5 × 3 臥推 175 × 5 × 3 硬舉 325 × 5

倒退訓練的一個面向，就是強度盡可能不要比絕對必要還低。若要將倒退期的時間縮短，並在不花太多時間的情況下再次創下 3 組的最高紀錄，這是一個必須遵守的概念。再次提醒，新手訓練的關鍵是線性進步，也就是每次訓練都能穩定增加重量，而我們應該盡全力避免線性進步停下來。

訓練量降低的同時維持相對較高的強度，是為了維持神經肌肉效率，也就是神經系統徵召運動單元的能力，以允許所有肌肉彼此合作，在特定動作型態中有效展現力量。即使在減少訓練量的情況下，基本肌力仍維持相對穩定。然而，短期訓練改變對神經肌肉系統的影響卻大很多，因此我們維持相對較高的強度，並大幅降低訓練量：***高強度低訓練量可以發展並維持神經肌肉效率，但高訓練量低強度則不行***。（所以壺鈴訓練和高反覆輕重量體能訓練，都不會帶來顯著肌力提升）大幅降低訓練量，而強度下降不超過 10%，可維持高度神經肌肉準備狀況，同時獲得一些額外恢復，讓訓練者可以在倒退期後重新獲得最高紀錄表現。

簡單的訓練強度重複循環，可能一、兩次有用。如果訓練能夠妥善遵循合適的漸進計畫和恢復，則超過兩次的訓練強度倒退期通常不會有用。如果需要第三次，通常代表必須使用更複雜的計畫。然而，如果第一次和（或）第二次出現問題，因為缺少休息、飲食不當，或貪心想要不合理的進步幅度而造成進步突然停滯，就必須再使用一次倒退期來修正。在第二次倒退期之後，如果要讓新手繼續取得平穩快速的最大線性進步，就必須使用不同的方法。

這種倒退方法是訓練者整個生涯都會使用的重要工具，從新手一路到進階都是。任何組數、次數計畫，和任何的疲勞，都有「理想」的處理方法。基本概念很單純：休息，但不要停止訓練。訓練者越疲勞、表現下降越多、卡關前的進步持續越長、進步越多、訓練歷史越長，就必須使用越長的倒退期。訓練三個月的新手如果進步停滯但沒有倒退，只需要短暫的倒退期，並些微降低負荷；但訓練七年的進階運動員，如果在非常辛苦的訓練週期嚴重卡關，並因為過去 2 至 3 次訓練所累積的疲勞而倒退很多，就會需要非常長的倒退期，並從輕很多的重量開始。

進階新手訓練計畫

對於較進階的新手而言，在真的需要使用倒退期的情況下，也可在計畫中有進行做一些適當的調整。深蹲可以從每週增加 3 次重量，改成每週 2 次，在星期一的訓練組引進較輕的深蹲，大約 60% 至 80% 的重量，這樣的重量減輕可暫時降低強度，以達到更長久的線性進步。以下是這種計畫的範例：

週次	週一	週三	週五
1	深蹲 臥推 背部伸展 反手引體向上	輕重量深蹲 肩推 硬舉	深蹲 臥推 背部伸展 反手引體向上
2	深蹲 肩推 爆發上膊	輕重量深蹲 臥推 背部伸展 反手引體向上	深蹲 肩推 硬舉

硬舉維持 1 組 5 下。硬舉很容易過度使用；硬舉對基礎肌力很重要，但如果組數太多會造成恢復困難，因為可使用的重量較重，且累積產生的壓力較大。隨著體重增加，反手引體向上必須進步，或至少維持。如果 3 組的反手引體向上都可以做超過 10 下，則接下來訓練遇到這個動作時，都應該要有額外重量，可用腰帶掛著重量，或將啞鈴夾在雙腳之間，讓反覆次數最多來到 5 至 7 下，這樣可以增加自體重量反手引體向上的次數，也可以增加肩推所需的手臂和肩膀肌力。

在新手漸進階段的尾聲，訓練者將無法完成 3 組 5 下相同重量的深蹲、臥推、肩推。非常有效率的訓練者，常常能夠在每個動作的第 1 組完成非常吃力的 5 下，但會消耗相當多的體力，接下來的兩組常常只能做 2 至 3 下。這個時候可使用一些方法，在接下來幾週的時間，以類似線性的方式再加一些重量。必須了解的是，這個時候的初學者還是能夠*幾乎*在每次訓練都加重，只是 3 組 5 下的最大重量無法再加重而已。

訓練者的第一個選項是繼續嘗試在每次訓練達成新的 5RM，但是只做 1 組，並在中間那天保持輕重量深蹲。建議在 5RM 之後嘗試並加入 2 組 5 下的倒退組，重量大約減少 5%至 10%。所以使用這種方法的訓練者，還是做到 3 組 5 下，但內容是 1 組 5RM 和 2 組倒退組。範例如下：

週一	週三	週五
深蹲 380 × 5, 360 × 5 × 2 臥推 265 × 5, 255 × 5 × 2 硬舉 415 × 5	深蹲 280 × 5 × 3 肩推 170 × 5, 165 × 5 × 2 反手引體向上 3 × 10	深蹲 385 × 5, 365 × 5 × 2 臥推 268 × 5, 258 × 5 × 2 爆發上膊 225 × 3 × 2, 215 × 3 × 3

第二個選項是將 3 組 5 下的目標改為 3 組 3 下。這樣的些微減量，雖然每組只有 3 下而非 5 下，卻會讓訓練者持續幾個星期的線性進步。但是無論如何，使用的重量增加了。訓練量降低也對爆發上膊有好處，如果爆發上膊在標準的 5 組 3 下停滯，則將訓練量調降 50%到 4 組 2 下，在這個減量階段也很有效。

不管使用哪種方法，新手階段尾端的訓練者還是可以從降低訓練頻率得到好處，而這也許是最有效的調整方法。對於每週訓練一三五的訓練者而言，可以使用「一進二退」的訓練頻率，將新手漸進再延長一段時間。使用這種方法的訓練者訓練的日子是週一、週四、週日。如果時程表中有輕重量深蹲日，則在其他所有深蹲訓練中都繼續使用輕重量深蹲，也就是每 6 天做一次大重量深蹲，中間會有一天做輕重量深蹲。

範例訓練者：使用 3 組 3 下方法並降低頻率。
（為了方便說明，所有動作皆使用 5 磅漸增）

標準新手計畫的最後一週：

週一	週三	週五
深蹲 380 × 5, 360 × 5 × 2	深蹲 280 × 5 × 3	深蹲 385 × 5 × 3
臥推 285 × 5 × 3	肩推 175 × 5 × 3	臥推 290 × 5 × 3
硬舉 425 × 4	自身體重反手引體向上 ×10×3	爆發上膊 205 × 3 × 5

新手減量的第一「週」：

週一	週四	週日
深蹲 390 × 5 × 3	深蹲 285 × 3 × 3	深蹲 395 × 3 × 3
肩推 180 × 5 × 3	臥推 295 × 3 × 3	肩推 185 × 3 × 3
自身體重反手引體向上 ×10×3	爆發上膊 210 × 2 × 4	自身體重反手引體向上 ×10×3

週三	週六	週二	週五
深蹲 290 × 3 × 3	深蹲 400 × 3 × 3	深蹲 295 × 3 × 3	深蹲 405 × 3 × 3
臥推 300 × 3 × 3	肩推 190 × 3 × 3	臥推 305 × 3 × 3	肩推 195 × 3 × 3
硬舉 430 × 3-5	自身體重反手引體向上 ×10 × 3	爆發上膊 215 × 2 × 4	自身體重反手引體向上 ×10 × 3

只要訓練者能夠持續加重，就能繼續執行這個減量方法。

範例訓練者：使用 5RM 加上 2 組倒退組並降低頻率。下表以 5RM 加上 2 組重量減少 5%的倒退組，使用一樣的頻率降低模式。

週一	週四	週日
深蹲 390 × 5, 370 × 5 × 2 肩推 180 × 5, 170 × 5 × 2 自身體重反手引體向上 × 10 × 3	深蹲 285 × 5 × 2 臥推 295 × 5, 280 × 5 × 2 爆發上膊 210 × 2 × 4	深蹲 395 × 5, 375 × 5× 2 肩推 185 × 5, 175 × 5 × 2 自身體重反手引體向上 × 10 × 3

週三	週六	週二	週五
深蹲 290 × 5 × 2 臥推 300 × 5, 285 × 5 × 2 硬舉 430 × 3-5	深蹲 400 × 5, 380 × 5 × 2 肩推 190 × 5, 180 × 5 × 2 自身體重反手引體向上 × 10 × 3	深蹲 295 × 5 × 2 臥推 305 × 5, 290 × 5 × 2 爆發上膊 215 × 2 × 4	深蹲 405 × 5, 385 × 5 × 2 肩推 195 × 5, 185 × 5 × 2 自身體重反手引體向上 ×10 × 3

不是每個動作都需要用 3 組 3 下和（或）倒退組方法。其實根據觀察，倒退組方法更適合深蹲，而 3 組 3 下方法更適合臥推和肩推。此外，這兩種方法不一定要在頻率降低的情況下同時使用。頻率可能降低幾週的時間，而訓練者在 3 組 5 下的訓練持續進步。換成 3 組 3 下、1 組 5 下，或 2 組 5 下，可能可以延續到更多的訓練。

以上是多數新手前三至九個月訓練的概況。從 3 組訓練組開始持續穩定增加重量，直到進步停滯為止，再將重量降低 10% 來避免停滯、微調訓練動作，就可以繼續進步直到下次停滯出現。最後，擾動體內平衡所需的訓練量，會超過訓練者的恢復能力，此時就需要更精巧的訓練計畫。新手階段訓練進步的關鍵，是前三個月每次訓練所可能增加的重量。這個時候，訓練者已在短時間內變得相當強壯，會比沒使用簡單線性進步還強壯得多。

通常在第三至第九個月的訓練之間，訓練者會無法繼續使用標準的線性進步，此時訓練就必須以週為單位來規畫，而非新手階段每次訓練都能進步的特色。在這個時候，這名訓練者已成為中階者。

特殊族群新手訓練計畫考量

體重過輕男性

對於體重過輕的新手訓練者而言，整體進步和負荷會比較慢，不如體格類似運動員的訓練者，甚至也不如體重過重的訓練者。重量越大，移動的重量就會越大，而且很瘦的人的力學槓桿很差，尤其是高瘦者。以肩推、臥推、爆發上膊為例，訓練計畫的初期就只能實行微幅加重，讓訓練者有時間增加體重。在線性進步時，任何動作使用微幅加重本身沒有問題，但如果在非必要時使用，就是浪費時間。而對於較瘦的孩子來說，這個必要的緩慢進步，應該要成為他們吃更多來讓進步更快的動力。

對於體重過輕的訓練者而言，高熱量飲食絕對是提升肌肉重量的關鍵，也能夠避免在初期就遇到停滯和微幅加重。肌肉重量的提升通常會伴隨體脂肪提升，雖然對非常瘦的孩子來說，可能感覺不出來體脂肪的增加。認為訓練者必須變「胖」才能變壯，是一個迷思。訓練者試著將體重從 165 磅增加到 225 磅時，「六塊肌」不見是非常合理的，但這不代表他必須變成一個不健康的邋遢胖子。「吃得多」不一定代表吃得不好，訓練者飲食的品質通常會決定他的身體組成。

若要增加肌肉重量，由牛排和烤馬鈴薯組成的飲食，會比起司披薩更好。吃一盒幸運星麥片當早餐，絕對和吃六顆蛋及一碗燕麥不一樣。同理，點心應該以水果和堅果為主，而不要吃餅乾和糖果，而全脂牛乳一直是舉重新手的好朋友。

以下是每天飲食菜單範例：

早餐（上午 7 點）：蛋、一碗燕麥加藍莓、16 至 24 盎司的全脂牛乳

早上（上午 10 點）：16 至 24 盎司的全脂牛乳加一匙蛋白粉，加入香蕉

午餐（下午 1 點）：大份火雞和起司三明治加萵苣、番茄、洋蔥，16 至 24 盎司的全脂牛乳

（下午 2：30 訓練）

訓練後（下午 4 點）：16 至 24 盎司的全脂牛乳加一匙蛋白粉，加 50 克的蠟質玉米或麥芽糊精

晚餐（下午 6 至 7 點）：牛排或魚排、大份的烤蔬菜、16 至 24 盎司的全脂牛乳

睡前（下午 10 點）：16 至 24 盎司的全脂牛乳加一匙蛋白粉

這樣的飲食，讓訓練者每天喝 1 加侖的全脂牛乳，分成大約 6 份 20 盎司。這樣一來，不需要一次喝太多，每天都可以喝到 1 加侖的牛乳。如果這樣的飲食計畫還是不能提升訓練者的體重，就必須增加熱量，在晚餐加入更多碳水化合物。此外，也可將脂肪熱量「偷渡」到菜單中，在每天 3 份蛋白飲品的其中 1 份加入橄欖油或花生奶油等等，這樣可以在不強迫訓練者消化更多固體食物的前提下，攝取更多的熱量。除了這種飲食方法，非常努力增重的訓練者也應考慮每週至少 1 至 2 次的超高熱量飲食，像是雙倍分量漢堡、大份薯條、奶昔等等，都可以大幅增加訓練者每週熱量攝取。這種方法通常對 40 歲以下的年輕訓練者很有效。隨著訓練者年紀漸長，處理這麼多熱量的效率就會越來越差。超高熱量的餐點（麥當勞、披薩等等）通常應作為一天的最後一餐。如果在一天中較早的時候吃很大、很高熱量的餐點，通常會抑制訓練者的食慾，導致接下來難以攝取預設的餐點。

對體重過輕的訓練者而言，在把爆發上膊加入訓練計畫之前，應盡可能持續訓練硬舉。與深蹲搭配的情況下，硬舉比其他任何動作都有增加肌肉量的潛力。只要可從每週 3 次硬舉中恢復，就應該盡可能一直繼續下去。

體重過重的訓練者

明顯過重者剛開始新手肌力訓練計畫時，可能會遇到一些阻礙。首先，深蹲在計畫一開始的進步會比較慢，因為過重的訓練者體重已經很重，即使是自身體重的全幅深蹲，對於完全新手而言，也會有一些阻力，而只要增加一點點重量，對這些訓練者來說，難度就會提高很多。有些新手可能

因為體重過重，連使用自身體重都無法全幅深蹲，這個情況在較年長和（或）女性過重者身上較常見。在這種情況下，建議訓練者在腿推舉機上使用線性進步模式，同時認真執行其他訓練動作，並控制飲食。

第二，肥胖訓練者可能會因為體型的問題，無法以良好的力學機制深蹲。嚴重肥胖往往伴隨著活動度限制，而必須減去一些體重才能改善深蹲力學機制，這個情況也可能出現在硬舉和爆發上膊。腰部、大腿、胸部附近過多的脂肪，可能會讓訓練者難以做到硬舉的起始位置，也可能干擾上膊時槓鈴的垂直路徑。如果訓練者無法以良好的力學機制深蹲或硬舉，教練在加重的時候就需要非常小心。一般而言，上肢動作的限制不會那麼多，而事實上對於過重訓練者來說，上肢肌力會和下肢肌力相對不成比例。在過重男性的訓練初期，常常會有臥推重量略高於深蹲的情況。

對於想回到理想身體組成的過重訓練者而言，重量訓練是一個關鍵工具。要明顯改變過重訓練者的新陳代謝，主要目標應該是增加肌肉量。

因此，如果想讓減去的重量多數都是體脂肪，就絕對需要認真使用基本槓鈴動作來變強壯。但是因為上述的限制，過重訓練者的初期肌力訓練計畫可能是機械式器材與槓鈴並重。

過重訓練者的訓練計畫可能像是這樣：

週一	週三	週五
腿推舉 3 × 10 臥推 3 × 5 硬舉 1 × 5	腿推舉 3 × 10 肩推 3 × 5 硬舉 1 × 5	腿推舉 3 × 10 臥推 3 × 5 硬舉 1 × 5

隨著訓練者的硬舉進步（或因為糟糕的力學機制，導致重量增加緩慢），他可能需要用其他動作和硬舉輪換。滑輪下拉可能是不錯的選擇，因為這個動作執行起來很安全、可加相對較重的負荷，也可以訓練大量的肌肉。滑輪下拉可和硬舉在每次訓練中輪換。

訓練 A	訓練 B
腿推舉 3 × 10	腿推舉 3 × 10
臥推 3 × 5	肩推 3 × 5
硬舉 1 × 5	滑輪下拉（反握）3 × 8-10

訓練者進步的過程中，應盡量試著離開腿推舉機，學習深蹲。根據經驗，腿推舉機如果可用與體重相當的重量做多組 10 下，就可正確執行槓鈴深蹲。

過重的新手在盡快提升肌力和肌肉量的同時，也應該試著控制飲食來減低體脂肪。顯然，體重過輕訓練者使用的高熱量飲食，非常不適合過重訓練者。過重訓練者的飲食，主要應由富含精益蛋白質的肉類以及蔬菜組成，脂肪和碳水化合物都應限制。訓練前可以攝取例如開特力等容易消化的碳水化合物，但也*只*應該在訓練前，這樣可以讓平常限制碳水化合物攝取的訓練者，在訓練中擁有需要的能力，同時不會提升整體攝取量。

過重訓練者的菜單範例如下：

早餐（上午 7 點）：歐姆蛋加蔬菜
早上（上午 10 點）：蛋白飲品（用水泡）、一顆蘋果
午餐（下午 1 點）：烤雞和大份沙拉
訓練前：半瓶開特力
下午（下午 4 點）：蛋白飲品（用水泡）、柳丁
晚餐：瘦牛排或烤漢堡排、大份烤蔬菜

女性訓練者

女性無論年齡或胖瘦，進步速度都比男性慢。比起臥推、肩推、上膊，女性在深蹲、硬舉的進步速度會快很多，連續幾週都可以有 5 磅甚至 10 磅的漸增，但是上肢動作會幾乎馬上需要微幅加重。而且，男性和女性在神經肌肉效率的顯著差異，讓 5 下訓練組（男性訓練的主要安排方式）的效果產生很大的差異。幾個月後，女性使用 5 組 3 下的效果就好，而這個改變可帶來更加長久的線性進步，這點在第九章會討論。

超高熱量飲食對女性的效果不如男性。因為兩性荷爾蒙的顯著差異，女性身體處理過剩熱量以有效提升肌肉的速度就是不如男性。女性的進步比較慢，絕對肌力進步也會比較慢，而比起甚至是相同體重的男性，上肢肌力也會落後下肢肌力。不好意思嘍，不過男性無法多次高潮就是了。

CHAPTER 07

中階者

THE INTERMEDIATE

每次訓練漸漸進步，主要槓鈴動作都加了重量，且沒有停止訓練，進步也未受干擾。維持數個月之後，所有訓練者將會開始卡關。這是訓練者越來越進階，越來越接近身體潛能的過程中，正常且無法避免的結果。這個時候訓練者的肌力和肌肉重量都有不小的進步，從大重量訓練恢復的能力也是如此，但是肌力提升讓訓練者舉的重量更重，因此帶來更大的負荷，也就抵銷了恢復能力的進步。此時訓練者程度較進階，恢復的效率更好，但對恢復能力造成負擔的效率也更高。效率提升會帶來改變：不再只能靠每次訓練提升訓練負荷，來刺激持續進步。單次訓練負荷和 48 至 72 小時的恢復時程，不再足以引發會驅動運動表現進步的適當恢復時，新手訓練者就必須改變計畫。單次訓練壓力對訓練者造成超負荷，而該次和下次訓練壓力之間的超負荷和恢復，足以擾動體內平衡，並引發新手肌力進步。一旦這個情況不再發生，這名訓練者就不再是新手，就必須再調整訓練計畫。

中階訓練者的重要特色，就是透過新手階段的經驗，發展出特定的訓練目標。一開始想要「學習重訓」或是為了運動變大隻變強壯的中學生，現在可能發現他想要專心訓練並且提升鉛球的運動表現。原本想找回健康體態的 35 歲訓練者，可能決定要參加舉重比賽。即使是一開始就為了運動表現而訓練的競技運動員（但頭腦夠清楚，知道自己在肌力訓練屬於新手，所以決定以新手計畫開始），也會發現現在正是時候，來根據更特殊的需求客製訓練計畫。

訓練者剛開始接觸有組織的訓練計畫時，簡單的線性進步會持續幾個月。在這個程度，擾動生物平衡並造成適應的工作量（即超負荷）可在一次訓練中取得。隨著訓練壓力的適應，單次取得的訓練壓力，無法在下次訓練前適應。對這個層級的運動員而言「很重」的負荷，比起對新手而言「很重」的負荷，產生的壓力相對更多，因此需要更長的恢復時間。此時若要持續進步，就必須以週期的方式重新安排訓練，讓這個適應層級的訓練者得到可恢復的超負荷。這時候的訓練週期會包含超過一次的訓練，才會有足夠的訓練量，以累積足夠壓力構成超負荷事件，並有足夠的內建恢復時間產生適應。在中階的適應程度，以週為單位的訓練週期能達到目標。

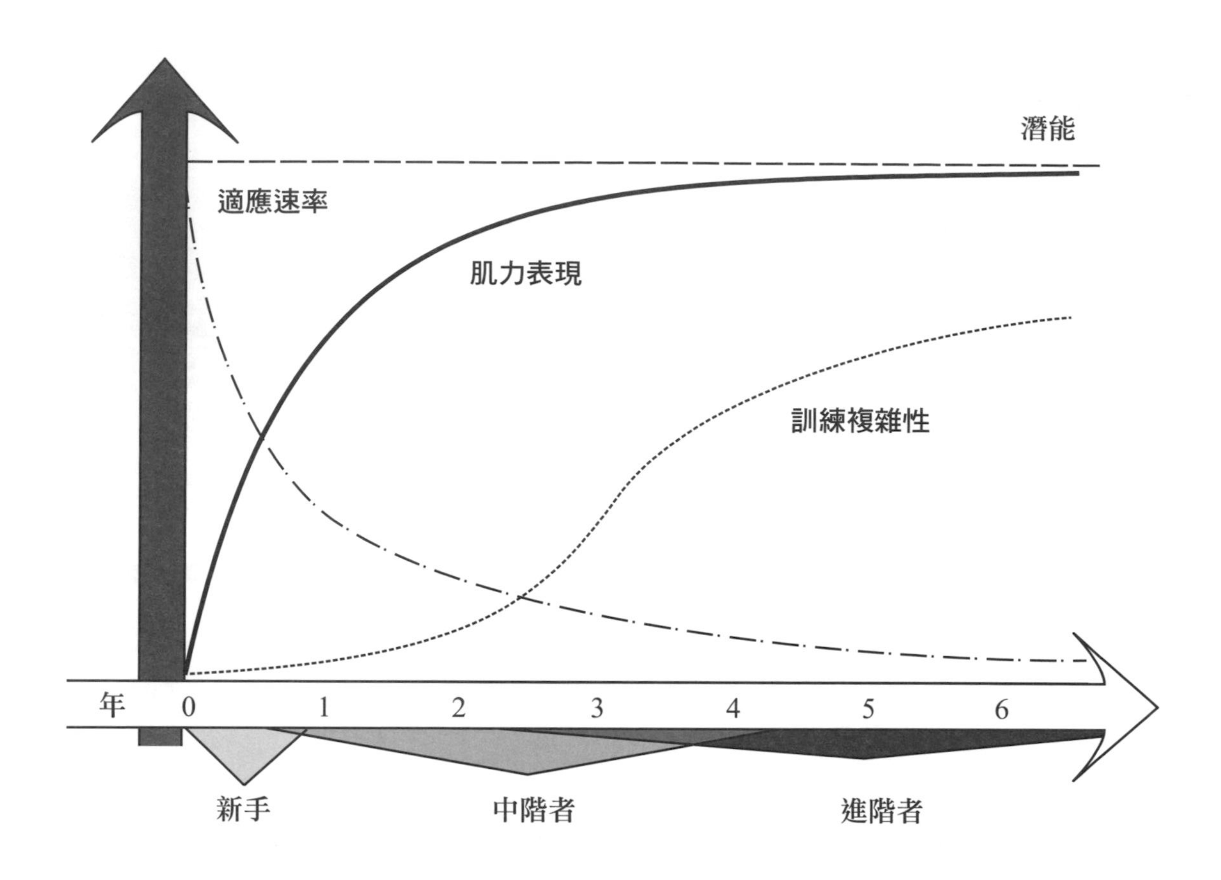

圖 7-1 一定時間內，表現進步與訓練複雜性之間的關係。值得注意的是，中階者的適應速率比新手慢。

其實並非一定要以一週為單位。很可能 96 小時（4 天）就能累積足夠的訓練量，也能夠恢復，因為之前的訓練－恢復週期是 48 至 72 小時。但是週期可能會需要超過 4 天的時間，因為 72 小時內只訓練 1 次很可能不夠，不管從足夠壓力和足夠恢復來看都是如此。訓練者不會突然有太大變化，以 3 天來說將無法產生足夠的超負荷和適應，因此將循環週期增加至 4 天可能無法解決問題。5 天或 6 天也許可以解決問題，但既然社會上多數人的時程都以週為單位，以週為單位的訓練最容易融入多數人的時程表。

中階訓練計畫必須和新手計畫有很大差異。使用每週 3 次 3 組 5 下深蹲的新手，會發現 3 組足以刺激進步，這樣訓練量的恢復速度夠快，讓下一次訓練得以使用更重的重量。新手的臥推計畫可能是在週一和週五做 3 組 5 下，週三做肩推。對中階者來說，週一做 3 組 5 下的刺激不夠，不會帶來進步。5 組可能足夠，但也會有問題。若以每週 2 次高強度的 5 組相同重量來驅動進步，可能會無法恢復，因此必須稍微改變訓練內容，以為中階訓練者帶來更多的訓練和足夠的恢復（圖 7-2）。

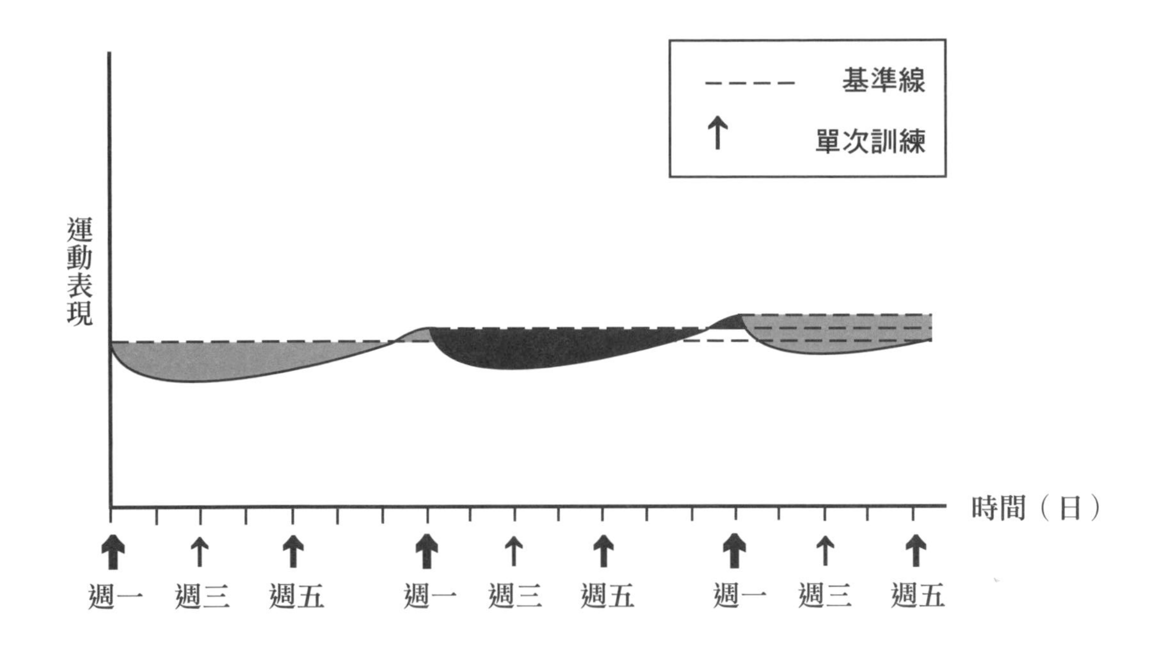

圖 7-2 中階壓力－恢復－適應循環。比起新手，中階者需要更大的壓力來擾動體內平衡，也需要更多時間恢復和適應。有效的計畫會使用更長的週期來平衡這些需求，使用壓力的變化來產生進步。

有許多方法可以達成這個目標，並在一週的時間產生想要達到的變化。本章稍後將提供三個方法，都經過證明對不同適應相當有效。但首先，我們先看看中階訓練計畫的一般原則。

一般考量

動作

中階程度訓練計畫最重要的考量就是動作的選擇，而這個選擇很大一部分取決於訓練者選擇的專項運動或訓練重點。如果所選的專項運動是健力，訓練就會圍繞深蹲、臥推、硬舉；如果選擇舉重，訓練計畫就會強調抓舉和挺舉，搭配基本肌力動作。針對大重量田賽訓練的運動員，會在基本肌力訓練計畫中，融入上膊、上挺、抓舉等爆發力動作的變化動作。主要目的是肌肉生長的人，會使用更多孤立式運動，使用較高的組數和較短的組間休息來搭配基本肌力訓練計畫。

對肌力依賴程度較低的運動員（較輕的田賽、短距離跑者、籃球員、棒球員、沒有搏鬥成分的武術選手）的肌力程度，可能不需要超過中階訓練的初始階段太多。提升肌力或許是所有運動員訓練計畫中最重要的成分，因為肌力會大大影響所有其他運動參數的發展和表現能力。但是比起在健身房裡面使用槓鈴獲得的肌力和爆發力，上述這些運動較重視練習中學到的技巧。釐清訓練目標很重要，其中一個理由是訓練者欲達到的進階程度，取決於他是否需要達到這種進階程度。

因此，運動選擇的專項化程度，也取決於基本肌力發展以外的需求，而這通常不是肌力訓練計畫的正確角色。一名標槍選手可能選擇 3 天的訓練計畫，動作包括深蹲、肩推、上膊、抓舉和反手引體向上；任何更複雜的計畫都沒必要，且會浪費時間，畢竟這項運動非常需要練習。而所謂「沒效率」，就是使用看起來像丟標槍的負重動作，例如使用啞鈴來模仿標槍投擲動作，這樣根本就是用更慢和錯誤的方式來練習投擲。試圖讓肌力訓練動作模仿專項運動的特殊動作，顯示對於肌力在運動應用中扮演的角色有著根本的誤解。將最好透過一般動作訓練所得到的肌力，以專項的方式利用於運動練習中，才是肌力在運動應用中扮演的角色。讓運動員***在槓鈴下變強壯***，讓已經強壯的運動員***在賽場上更擅長他的運動***。

某種程度上，運動選擇會決定組數和次數。基本肌力動作（深蹲、肩推、臥推、硬舉）可使用的反覆次數範圍很大，每組 1 下到 20 下都可以，因此這些動作非常有用，可使用整個反覆次數光譜的任何一段，來獲得完整範圍的生理學反應，包括絕對肌力、爆發力、肌肉生長、肌耐力。

舉重和衍生動作的次數選擇就沒那麼多，包括抓舉、上膊、上挺，以及變化動作包括爆發抓舉、爆發上膊、架上上挺、懸垂抓舉和懸垂上膊。在專門訓練肌力和爆發力的計畫中，這些動作不能使用高反覆次數，因為高反覆次數需要輕重量，而輕重量就不需要爆發力，只需要速度。而且這些動作非常需要技術，也就是多反覆次數造成的疲勞會犧牲動作技術。這些動作無法慢慢做，是一種資產，也是一種限制。抓舉和上膊最好控制在 1 下或 2 下，而上膊偶爾可使用 3 下，因為疲勞會犧牲技術，所以反覆次數應限制在 3 下以下，不要讓疲勞成為限制因素。

中階訓練者會使用輔助動作，這些動作在這個階段扮演的角色，是整個訓練生涯中最重要的。中階訓練正在摸索未來的訓練方向，而輔助動作就是這個學習階段的必要成分。有數千種輔助動作可以嘗試，但只有少數是有價值的。最有用的輔助動作本身就具有功能性（多半使用人體自然動作型態）、使用多關節、加入平衡成分，並可增益基本動作的表現。舉例來說，反手引體向上就符合這個標準，而手腕彎舉則不符合。

最好的輔助動作，在動作表現和負荷上最接近它們的母動作，而這些高品質的輔助動作幾乎都使用槓鈴。許多輔助動作都很接近母動作，根本可以對身體帶來同等級的壓力，所以在訓練計畫中額外加入這類動作時需要小心。或許較好的方法，是用這些動作暫時替代母動作，取決於訓練者使用這些動作的目的，時間可能是一次訓練，也可能長達數週或數月。

有些最有用的槓鈴動作會在深蹲架裡面做，因為要訓練特定的動作範圍，或從特別的起始點開始動作。以臥推和深蹲為例，訓練者可以做「靜態啟動」組，其中每一下都從動作的底部開始，也就是最不利的槓桿位置。對於肩推和硬舉而言，半程架上肩推、架上坐姿肩推和架上拉都是訓練兩個動作最後鎖定位置非常有用的工具。其他槓鈴輔助動作，例如窄臥推或抓舉式硬舉，動作型態和母動作非常像，但是力學角度稍微不同，因此可操弄動作範圍來改變壓力。

請記住，比起諸如孤立式肱三頭肌訓練和負重背部伸展等動作，架上肩推和架上拉對訓練者造成的負擔大得多，在把這些壓力很大的輔助動作放在訓練計畫時，必須小心謹慎。大體而言，在 2 至 3 組硬舉後加入 2 至 3 組輕負重背部伸展，或是在肩推後加入 2 至 3 組的肱三頭肌下推，不會有什麼影響。體能良好的訓練者，可以在不干擾計畫的情況下加入這些額外的訓練負荷，同時獲得需要的額外訓練。然而，在任何很重的硬舉計畫後，任意加入幾組 500 磅以上的架上拉，會完全擾亂訓練計畫。

對奧林匹克舉重有興趣的中階訓練者，可使用前蹲舉作為深蹲的變化動作。對奧林匹克舉重選手而言，前蹲舉不是輔助動作，而是另一個核心動作。前蹲舉是奧林匹克舉重訓練的關鍵元素，但缺乏腿後肌的明顯參與，就限制了前蹲舉作為肌力訓練主要動作的考量。反手引體向上是很重要的上肢運動，可輔助需要投擲或向下拉的運動中，必要的推力和功能性手臂肌力，這個動作很重要，已納入新手訓練計畫中。羅馬尼亞硬舉（RDL）是硬舉的變化動作，起始位置是上面而非地板；而槓鈴划船（每次都從地板拉起來）可在這個訓練階段中加入訓練計畫。

中階訓練者可使用臀腿舉（GHR）等下背部特殊動作，和負重仰臥起坐等腹部訓練，來提升基本動作所需的軀幹穩定度。這些動作的反覆次數可根據想要的結果來調整，但通常會使用比基本槓鈴動作更多的次數，因為它們的訓練目的和主要動作不同，更像是額外訓練和動態「休息」，而非訓練計畫的關鍵成分。萬一背部受傷，應停止這些動作，因為受傷的脊椎成分在治癒過程中需要保持穩定，以免再次受到傷害。

有時候也可使用槓鈴以外的輔助動作。槓鈴動作帶來的壓力相當大，而訓練者在訓練計畫中的恢復能力有限，在每次訓練中能做的也有限。關於訓練者何時應使用啞鈴、自身體重或甚至器械式動作，並沒有嚴格規範，但也有適合這些選擇的時候。所有角度的啞鈴推舉（平板、上斜、坐姿）都是提升肩帶周遭肌肉量的有用工具，在大重量槓鈴訓練後用力做 3 到 5 組的 10 下，可強力刺激肌肉生長。孤立式肱三頭肌訓練，很適合專注提升臥推和肩推肌力的訓練者，可使用 EZ 彎舉槓、啞鈴或器械做多組 10 至 12 下。至於下肢則可使用臀腿舉和背部伸展來增加一些額外的訓練，這些動作不會像大重量直腿硬舉、羅馬尼亞硬舉，或早安訓練帶來那麼大的壓力。

組數與次數

不同動作的組數也會不同。訓練的主體應強調製造多數體內平衡擾動的運動，也就是核心動作會佔每週訓練組數和時間的多數，因為花在這些動作的時間可帶來更多效果。上膊和抓舉使用的反覆次數較少，因此每週需要較多組數來達到該有的訓練量；若要達到像深蹲一樣 5 組 5 下的訓練量，上膊就必須做 8 組 3 下。但是請記住，主要動作和抓舉、上膊、上挺的訓練量（訓練總量）的超負荷效果很不一樣。硬舉的 5RM 和爆發上膊 3RM 是完全不同的生理學事件，而對於這些受技術和爆發力限制的動作而言，需要很高的訓練量才能得到 1 組硬舉或深蹲得到的效果。

使用每組高反覆次數的輔助動作，可累積比核心動作更多的總次數。如果在 3 組 5 下的暖身後，做 5 組 5 下同重量的深蹲，之後再做 5 組 10 下的臀腿舉，則臀腿舉的總次數就比深蹲還多。但若從訓練總量（重量 × 次數）來看，以及對體內平衡擾動的貢獻來看，深蹲的效果比臀腿舉明顯許多。

所以，在動作選擇的框架中，我們的訓練目標通常會決定組數和次數。提升肌力需要做最多 5 組 1 至 5 下的核心動作；肌肉生長需要做 5 組 12 至 15 下，組間幾乎不休息；提升爆發力需要做 5 至 10 組的 1 至 5 下，使用的重量必須夠輕易讓動作加快，也要夠重以產生足夠難度，上膊和抓舉會使用 5 至 10 組的 1 至 3 下。至於輔助動作通常使用較高的次數，也就是 10 至 15 下，但組數較少，通常是 3 至 5 組。

時程安排

中階程度的每週訓練時程，會配合訓練者持續進步的個人需求，而不是配合日曆。在進階程度，訓練週期常常會配合比賽時程，但中階者進步速度仍相對較快，而他們應該盡可能多進步一些，盡量不要受訓練計畫外部的時程因素干擾。如果在中階程度遇到比賽時程強碰訓練計畫的狀況，應仔細規畫，讓競賽表現和訓練時程本身受到的干擾越小越好。中學美式足球員常常有這個狀況：他們在賽季中還是能夠靠著訓練計畫獲得不錯的進步，而搭配良好的休息和飲食，可把比賽和訓練都顧得很好。中階訓練者的訓練程度還沒那麼高，偶爾的比賽日還不至於破壞壓力和恢復之間的巧妙平衡，而這個平衡必須等到更進階、更專項化的時候才會更有效果。

單次訓練的時間顯然會隨動作數目、組數、次數而改變。應有足夠的組間休息讓恢復得以產生，但也不能休息太久，造成「冷卻」或降低下 1 組的準備程度。組間休息太久會浪費訓練時間，而如果是在大型機構裡訓練，則代表訓練設施使用效率不佳。組間休息太少會造成失敗以及缺少次數，並會破壞訓練的目標。必須確保分配足夠的時間，讓整個訓練可以在一個完整的時段內完成。任何超過 2 小時的訓練，或許都代表動作太多、組數太多，或是廢話太多。

強度

在典型的肌力訓練計畫中，訓練強度通常以反覆次數相對 1RM 的百分比來計算（表 7-1）。意思是對於核心動作和爆發力動作而言，每次訓練都會計算 1RM 的百分比和反覆次數。如表所示，取決於動作使用的反覆次數，「輕」、「中」及「重」對應不同的百分比。如果要使用多組同重量，重量就會比對應的 RM 數稍低一些，以考量累積性疲勞：5RM 是 335 的人，如果要做 5 組同重量，就必須減低到 330 或 325 來做 5 下。

雖然計算出 1RM 很棒，也能更方便計算，但這個方法常常是不準確的工具，對多數訓練者都不太有用。新手的 1RM 是沒有意義的資料，因為新手無法做到真正的 1 次最大反覆，而就算他能做到 1RM，這個資料在運動計畫也不會有用。

根據定義，新手的運動技巧不夠，無法在任何槓鈴動作做出真正的 1RM。他們做這些動作只有很短暫的時間，而這些動作的神經路徑還沒有機會發展到可以專注在*努力*的程度，他們此時只能專注於動作型態。因此，根據定義，新手在任何槓鈴運動的任何很重的 1 下反覆次數，都屬於次最大努力。這樣的測試證明不了什麼，也測試不出什麼，對於後續訓練負荷的計算毫無意義。

這種測試得到的資料，對決定新手的訓練負荷毫無意義，是因為新手每次接觸到超越以往的努力程度時，都會變強壯。如果測試本身就會讓訓練者變強壯，這個測試就算是訓練刺激，所得到的數值就不是真正的 1RM。如果新手的能力會隨著每次訓練提升，則每次測試完以後，這個新手就會變成一個不同的運動員，也就沒辦法使用原本測得的數值。

必須了解的是，5RM 測試會帶來 5RM，對於預測 1RM 不太有用。關於 1RM 的測試有很多公式，但都沒有考量個人測試情況特有的因素：神經肌肉效率、經驗、疲勞、心情，以及性別（詳見第九章），更不用說一個動作做 5 下和做 1 下最大重量是不一樣的。許多因素都會影響個人將次最大努力的 RM 轉換成 1RM 的效率，沒有辦法準確計算。

訓練量（反覆次數）

強度（1RM的百分比）	輕	中	重
100	—	—	1
90	—	1	3
80	3	5	8
70	5	8	10
60	8	10	15
50	12	20	25+

相對強度

表 7-1 反覆次數的困難程度會影響訓練的強度和訓練量。表中的數字代表反覆次數。用 90% 1RM 做 1 組 3 下很重，用 60% 1RM 做 1 組 15 下也很重。因此，用 60%做 15 下和用 90%做 3 下一樣，不屬於恢復訓練。週期訓練中的恢復需要相對強度的降低。舉例來說，如果要用多組 3 下來訓練肌力，90%會是很困難的訓練，而 70%則是輕鬆的訓練，可以帶來恢復。

除非是比賽，否則做 1RM 根本沒有意義，因為中階者每週都在進步，而測試 1RM 就代表需要使用資料來建構更長的訓練週期（包括一個倒退期和回復到 1RM 以上）。中階者使用的是以週為單位的訓練計畫，每週都會進步並有新的個人最高紀錄，所以測試 1RM 對他們也沒有用。

就算真的要做，競技訓練者在最近比賽做的 1RM，也是在比賽的情境下做的，體重通常和平常不一樣（有時候*差很多*），休息和心理狀況不一樣，一天中的時間和一週中的日子不一樣，設備、衣服和環境也都不一樣。由於停止訓練、恢復差異、不同動機程度等因素，取得的 1RM 不是準確的資料，無法藉此規畫接下來一至三週的訓練計畫。1RM 的百分比通常都靠得住，但並不非常準確，證據是從 1RM 數據算出來的訓練計畫通常都必須事後調整。

本書中以描述性方法來廣泛討論訓練計畫時，將以一般的意義來指涉百分比，以介紹相對強度的概念，畢竟如果負荷未知，就沒辦法說明不同負荷之間的關係，但這並不表示計畫的實際應用會完全按照這些百分比。計畫中使用的負荷，必須考量訓練者的實際能力，以及訓練者應用百分比在訓練計畫中意義的能力。計算百分比通常只在一種時候有用，就是訓練組後立刻做倒退組的時候。如同進階新手訓練計畫一節所述，倒退組會在非常重的極限組後執行，以可精準控制的方式維持足夠的訓練量。因為訓練組才剛剛執行，所以是很精準的資料，而訓練組的百分比可精準測量後續施加的壓力。

透過測定來準確評估表現，是指定負荷更好的辦法，因為人類運動員訓練必然會有技巧、肌力、疲勞的變化（有時微小有時巨大），這也是有經驗教練最重要的功能之一，也是需要一名有經驗教練的最佳理由之一。運動表現產生差異的原因很多，而每個人對壓力的反應也都不一樣。觀察力敏銳的教練可以判斷出「相對最大反覆」，也就是特定日子和特定個人狀況下，個別訓練者可做到的重量。教練和運動員的互動，需要相當多的經驗，也需要彼此的回饋，而這個互動或許是訓練計畫中最寶貴的成分。

在訓練年長客戶，或槓鈴訓練以外的競技運動員時，這個變化變得更加重要。年長訓練者（50至 80 歲）的訓練通常對外在影響更敏感，例如新的藥物、晚上睡不好、感冒或飲食狀況。即使只有一天和平常不太一樣，體力勞動特別多的日子，也會明顯打亂恢復節奏。20、30 歲的訓練者通常可以克服這些外在干擾因素，彷彿什麼事都沒發生。教練必須注意年長者對時程異常相當敏感，並據此調整訓練計畫。強迫恢復不良的老先生執行預先計畫好的大重量訓練日，注定帶來不好的訓練，甚至受傷。

競技運動員也有類似的狀況，因為他們常常必須面對練習和比賽所帶來的身體需求。這些「外部」活動通常會對重量訓練帶來負面影響。運動的身體需求越大，對肌力訓練的影響就越大。肌力體能教練通常沒辦法和運動教練同步合作，無法準確預測運動員在健身房的表現。一般而言，運動員在健身房的表現會取決於最近一次練習或比賽的激烈程度。需要大量跑步的運動，例如長距離徑賽、籃球、足球等，可能特別難搭配大重量深蹲訓練。影響全身的運動，例如游泳或角力，可能對所有動作都有負面影響。

肌力體能教練也應考慮重量訓練對運動員運動表現的影響，尤其是比賽前。最重和最累的重量訓練，顯然不應擺在競賽前太近的時間。如果可能，最重的訓練應擺在運動員恢復最佳的時候，以及該訓練最不會影響競賽的時候。請記住：運動員訓練肌力是為了***提升***運動表現，不是干擾運動表現。在某些例子，進步的窗口會出現在競賽或比賽之後，而訓練或運動的練習比真正比賽更累人的運動更是如此。

一個例子是中學美式足球和賽季中每週 2 天的肌力訓練計畫。一般來說比賽都在週五，而球隊都會在比賽後的週六早上做一次重量訓練。隊上多數選手在比賽時都不會做太多事，就算是比賽時間很長的人，達陣、跑步、接觸的數量，都比賽前一週的練習還少。從這個例子繼續說明下去，在中學美式足球的世界中，週一和週二通常是最辛苦的練習日，有最多的反覆、接觸、體能訓練。週三通常會輕鬆一些，而週四會模擬週五的比賽。週三是週間進行第二次重量訓練的合理時間，雖然重量通常會比週六還輕。運動員的腿會因週一和週二的訓練非常疲勞，所以教練不應使隊員負荷太大的重量，以免在週五的比賽製造任何新的痠痛。週四是最輕鬆的練習日，但距離比賽只有 24 小時，最好用來完全休息和恢復。中學美式足球的狀況，是競技運動中階訓練計畫的範例，但這個計畫過程卻可應用於任何競技時程表。

必須了解的是，很多競技運動員可歸類成***情境中階者***。他們還沒真正結束新手的進步，但外部狀況（例如運動練習）迫使他們進入中階者的訓練計畫。健身房外的身體需求太大，導致一次一次訓練的漸進計畫不可能達到，也不可能安排。深蹲 5RM 在 435 磅 5 下的中學高年級生，訓練受練習和體能訓練的影響程度，可能大於剛開始訓練且深蹲 5 下只有 95 磅的新生。

隨著訓練持續，肌力和爆發力不斷進步，進步的速度會變慢。訓練者越接近最終身體潛能，進步速度就越慢，深蹲可能每週只進步 5 磅，而非每次訓練進步 5 磅；而臥推可能每週只進步 2 磅（這樣已經算很多了）。動作越依靠小肌群，變強壯的速度就越慢，這點必須銘記於心。肩推如果只進步 1 磅，不必感到挫折。對中階者來說，任何穩定的進步都是有效的，而隨著運動員越來越進階、進步必然越來越緩慢，這點就越來越真實。

使用這種以週為單位的訓練計畫時，每個月和每年一定有很多時候必須改變計畫內容，以繼續帶來適應和進步。有很多方法可以完成這些改變，我們稍後就會看到。可依據需求改變次數和組數，透過教練的觀察或訓練者對不同狀況的適應來改變。根據痠痛和輕微的受傷程度，每天的暖身幾乎都會不一樣；只要可以成功執行，就應增加更多的訓練組，直到最後終於需要增加額外的訓練日。運動選擇和頻率也可以調整。如第五章所述，訓練頻率漸進增加，但也有可能因為要避免過度訓練而暫時減少。也可操弄訓練本身，控制組間休息時間，以產生不同的生理學效果。

訓練壓力中有很多可能的變化，可以用來驅動長期的每週適應。只要記得訓練目標並努力訓練，想像力有多少，可能性就有多少。

隨著訓練強度和訓練量增加，教練的角色就從動作型態的老師，轉變成動作顧問；也從計畫者變成計畫顧問。越來越成熟的訓練者，最終會有足夠的經驗（來自被教導和幫助指導他訓練的人），了解自己需要的執教方式會改變。有經驗的訓練者需要教練的眼睛來檢查自己看不到的地方，因為他已學會正確的動作，並有好幾個月正確執行動作的經驗。在這個時候，技巧只需要檢查和提示，不需要從頭再教，教練的角色變成計畫應用的建議來源，不需要再控制計畫中的所有成分。隨著訓練者的技巧進步，教練的指導語應越來越精細。教練應提供指示，讓運動員在正確學會所有動作後了解動作變化；應提供指引，在決定訓練者如何反應後，了解對負荷和強度變化的指示；並在訓練者學會技巧後，一直提供所有動作相關技巧的必要提醒。

變化

多數運動員容易在中階者階段犯下最大的訓練錯誤。確實很多新手會用很糟糕的計畫開始訓練，完全沒有道理或邏輯，或採取為進階者設計的計畫，使得這些新手進步速度不如預期。不過，新手如魔術般的適應能力非常強，即使是最愚蠢的決定，常常都可以克服，新手即使在最糟的狀況，也常常可以進步。但是對於中階訓練者來說，進步較難取得，而且身體在準備要提升已經很不錯的運動表現時，只會對特定的刺激產生反應。

許多中階訓練者會陷入改變訓練內容的無限循環，每週都在亂換動作、組數、次數的時程。為了感覺自己進步，他們常常說要改變自己的核心目標。想想看，有多少在健身房（我的天啊，或是網路上）的人好幾年來沒有真正進步過，卻一直說要專心「變瘦」而非「變壯」？這種人大多都想要變大隻和變強壯，但是好一陣子都沒有進步，因此就會感到無聊、挫折，這時候他們就會轉向看起來更容易取得（或是根本只是更簡單）的目標。又或者，有人臥推卡關了好幾個月，突然決定不再做臥推，改成等速單邊胸推機。這些人可以繼續盡情搭乘不同運動、不同模式、不同組數次數系統的旋轉木馬，持續好幾年都毫無長進。

動作卡關的時候，訓練者應該問自己一個非常重要的問題：這個動作需要更多的訓練？還是更少？答案必然是以上兩個的其中一個，***幾乎永遠不會需要增加更多和不同的動作***。通常只需要一點點的常理判斷，加上回顧訓練日誌，就能夠找到答案。如果一個動作每週只訓練 3 組，很可能需要更多訓練；如果一個動作每週訓練 3 次 5 組，可能就需要較少訓練。動作變化不是問題所在，主要動作的設計方式才是問題。

在訓練計畫中加入變化的正確方法，是將這些變化用來加強訓練目標，讓一週內不同形式的訓練達到功能性的目的，也就是變化應從基本動作來著手，而非加入一堆新的動作。主要動作每組做 5 下永遠會是有用的肌力訓練模式，而建設性的變化就會包括不同的組數、次數和動作速度。如果運動員的項目需要速度和爆發力，就可以加入一些額外的爆發式動作。在新手階段以後，某些快速移動中等重量的訓練，對這些訓練者非常有用。如果主要目標是增加肌肉重量和大小，就必須在多數訓練循環中維持一天的高訓練量日；如果目標是提升肌力，尤其是增加肌力和體重的比例，就必須專注訓練爆發力，以及低訓練量、高強度訓練。

一個特別的例子是主要對提升肌肉重量有興趣的訓練者。他已完成新手階段，也完成每個動作 5 組 5 下、其他動作使用動態努力組的中階訓練循環。他想增重，所以繼續使用 5 組 5 下的訓練，並在第 2 次訓練加入更多的訓練量，可能是 5 組 10 下同重量、5 組 12 下，或甚至 3 至 4 組的 15 下。第 1 組的 5 下可能使用 10RM 的強度，最後四組做到力竭，並控制組間休息，避免完全恢復；或是確保充足的組間休息，讓每組都做滿 10 下。訓練量日的反覆次數，可以隨著每次新的循環改變，而 5 組 5 下就繼續維持並推動訓練量日的進步。

另一個特別的例子是主要對速度和爆發力有興趣的訓練者。增加訓練日或引入變化後，1 下、2 下、3 下的組會變得更加重要。動態努力組（深蹲、臥推、肩推使用 5RM 的 60%至 70%，做非常爆發的 2 下或 3 下）是這種訓練的元素，而上膊、抓舉和衍生動作也是。後續訓練循環的實驗會包括大重量 1 下或 2 下的多組同重量，以及 3 組 3 下同重量、逐步加重或逐步降重組，當然也可以繼續使用每組 5 下。重點是產生力量，爆發訓練是次要目標，並盡可能壓低訓練量。

問題就在於，多數人在訓練生涯的任一時期，都忘記了有效訓練的基礎。他們忘記訓練的目標必須是提供足夠壓力，透過恢復來引發適應，以及隨著進步，這個壓力反應循環的時間框架必須拉得更長。為變化而變化毫無意義。所有訓練都必須有計畫，成功也必從計畫而來。

以下是眾多基本週訓練計畫的一個範例，它們可以引導你，讓你自己發現問題的答案，這也是認識讓運動員變強壯最關鍵時期的開始。

德州模式

這個方法在每週的開始和最後，使用明顯對比的訓練變化。每週開始使用高訓練量、中等強度；每週中間使用較輕的訓練以維持神經路徑；接著在每週最後執行高強度、低訓練量。這種變化的經典範例就是以下的深蹲計畫，在暖身後，週一的訓練是 5 組 5 下同重量，週三的訓練較輕（大約是週一重量的 80%做 5 下），而週五做更重的 1 組 5 下。這個簡單的計畫，也許是目前對這個程度訓練者最有效的方法。範例如下：

週一	週三	週五
深蹲，5 組 5 下同重量	深蹲，輕重量 2 組 5 下	深蹲，5RM

和以下所有計畫的範例一樣，這裡列舉的組數都是訓練組，不包含先前增加重量和減少次數的暖身。簡單線性計畫卡關的時候，通常優先使用這個計畫。對於從新手轉變為中階的訓練者而言，刺激不夠、可在一週之內恢復做 2 至 3 次的訓練負荷不足以帶來進步；或者反過來說，足以引發壓力－恢復－適應循環的壓力，但無法快速恢復，讓他每週可以做 2 至 3 次的訓練，也不足以帶來進步。

德州模式相當累人，尤其是在計畫開始的幾週後，訓練量日變得特別難以完成。訓練量日通常會花 2 小時，而 3 天後的大重量，則會為訓練者帶來真正的身心考驗。訓練量日和訓練強度日都非常花時間，也非常累人。

因此，**德州模式適合認真肌力訓練的人，以及參與槓鈴運動競賽的人**，這點再怎麼強調也不為過。這種訓練計畫，要求訓練以外的時間都專注於休息與恢復。若將類似德州模式的訓練計畫，結合運動體能、練習、比賽，很可能會讓健身房和運動場上的表現都不好。***對於競技運動員（其實包括多數人），從新手計畫進階到中階計畫時，最好使用分類訓練模式***，本章稍後會說明。

然而，對於首次進步到中階訓練的認真訓練者來說，德州模式是一個順利轉換的機會。除了各個動作在訓練量和強度上的一些調整，德州模式的基本結構和新手階段的計畫相當類似。每天仍包含大約三個多關節動作，而每次都會用深蹲、臥推或肩推和硬舉訓練到全身。

新手轉進德州模式會犯的最主要錯誤，就是一開始使用的重量太重。新手階段的末期可不像在公園散步，訓練者很可能在最後好幾週的訓練，都好不容易才能完成每個動作的組數次數。每次訓練既慢且重，訓練者也一直以接近 5RM 的強度做 5 下的多組同重量。新手進步用完後，沒有任何運動員可以用這個方法繼續進步。若要得到更好的長期進步，訓練者就必須降低訓練強度至少幾週的時間，讓身體稍微反彈，並適應新型態的訓練計畫。

在德州模式中，每週第一次訓練主要是「壓力」訓練，較輕的週間訓練會在恢復階段執行，而最後的高強度低訓練量，會在第一天壓力恢復足夠的情況執行，以不同型態的壓力來展現提升的表現。週一和週五的訓練每週增加 5 磅的重量。每週的總訓練量和訓練壓力夠低，讓每次新的一週開始時，訓練者不會因為前一週的訓練而累積疲勞；但是週一「壓力」訓練的訓練量又足以引發適應，週五的大重量組提供足夠的強度，在訓練量不太高的情況下強化神經肌肉功能，並讓每週帶來小小的肌力淨增加。

訓練量日的重量大約是強度日的 80% 至 90%。再次強調，***訓練量日的重量，不會從新手線性進步最後的重量開始***，因為這樣太衝，會立刻抑制進步。一般來說，5 組 5 下的 90% 重量，是很適合多數訓練者的開始，但重量還是必須小心評估。計畫開始前，不可能知道帶來理想結果的精確訓練量和重量。請記住，訓練量日的目標是驅動強度日的進步。 90% 的估計只是大概的猜測，但在此之後，嘗試錯誤得到的經驗才真正有用。

轉入德州模式最好的方法，就是在第一次單組 5 下的強度日，使用線性進步最後 3 組 5 下的重量。這代表訓練者肌力水準的微幅降重，之前他用這個重量做 3 組 5 下同重量，現在只做 1 組 5 下。這是在他絕對肌力的相同百分比下，顯著降低訓練量，而這個下降對於整個計畫的永續性非常重要。從這個時候開始，他的訓練生涯都將主要以高強度、低訓練量的方式來測量進步，單組 1 至 5RM 是絕對肌力的標竿。訓練者還是會試著用 5 組 5 下創下個人最高紀錄，但通常只為了提高 1 至 5RM 的重量。

一般來說，訓練量日深蹲、肩推、臥推的重量，大概會從強度日的 90% 做 5 組 5 下開始。但是在一段時間過後，有人可能會發現較低訓練量比較有效，只需要 4 組就可以讓強度日破個人最高紀錄；有人曾經發現，訓練量日的臥推和肩推，使用稍微高一點的重量百分比，效果較好，也有人發現深蹲使用較低的重量百分比，效果較好。德州模式的一大優點，就是每週都可以輕鬆調整，以得到想要的結果。訓練者肌力提升後，可能會發現訓練量日的重量偶爾要做些調整。強度日深蹲 350 磅 5 下的訓練者，在訓練量日可能可以使用 90% 的重量做 5 組 5 下，也就是大約 315 磅。但是，強度日深蹲 500 磅 5 下的訓練者，可能會發現訓練量日用 90%（大約 450 磅）做 5 組 5 下會有點難以恢復。如果他從週一到週五能維持少 15%至 20%的重量，並專注在槓鈴速度和良好的技巧，可能可以在週五有更好的表現。

除了訓練循環開始時使用的重量太重以外，許多訓練者在德州模式犯的第二個錯誤，就是在訓練量日堅持使用 5RM 太久。所有新手、中階者、進階者的肌力訓練計畫幾乎都會使用 5 下的大重量組，但是 5RM 進步的時間有限，一段時間之後一定需要調整。德州模式起初在強度日會從 5RM 開始，但是幾週以後，5RM 組的進步可能會停滯，這時候就必須調整。持續重複使用相同的重量，最後常常導致整個循環都停在第一次或第二次卡住的重量。一直嘗試在強度日的 5RM 破最高紀錄，是不明智的做法。

在某個時間點，通常不會太久，強度日應轉為 2 組 3 下同重量、2 至 3 組 2 下同重量，或 3 至 5 組只做 1 下。這三種重複次數應每週輪換，讓 1 下的組可以每四週做 1 次。這會讓每週的訓練內容有點不一樣，但是每週都可以重新建立個人最高紀錄，以跟上中階者訓練模式。稍後會有類似方法的詳細討論。

從新手計畫轉入德州模式的範例：

假設新手計畫最後一週的個人最高紀錄是（以深蹲為例）：深蹲 335×5×3

則德州模式的第一週可能會是這樣：

週一	週三	週五
深蹲 300 × 5 × 5 （週五的 90%）	深蹲 275 × 5 × 2-3	深蹲 335 × 5

以下是基本中階者訓練計畫的另一範例，以推系列動作為例：

週一	週三	週五
臥推，5 組 5 下同重量	肩推 3 組 5 下	臥推 1RM、2RM 或 3RM

和深蹲的訓練範例一樣，這個臥推訓練在週一使用高訓練量，週三使用相關但壓力較小的動作（因為重量較輕），週五使用高強度、訓練量較少，但嘗試打破個人最高紀錄。同樣的，這個計畫相當單純。週一訓練應有足夠的壓力，以擾動體內平衡。任何到這個程度的訓練者都應能大概猜到自己需要什麼，而多組同重量是一個經過證實的策略，幾十年來在很多人身上有很好的效果。第二天的訓練使用不同的動作，可發展正在訓練的主要肌群，用不同的動作範圍訓練肌肉和關節，但使用的重量較輕，不會讓第一天訓練造成的擾動增加太多。事實上，這種輕的訓練可增加痠痛肌肉的血流以刺激恢復，可讓這些肌肉知道週五有工作要做。第三日應試著讓第一天的動作打破個人紀錄

（不管是 1 下、2 下或 3 下）。

這就是最簡單的週期化訓練，而這正是適合開始的時候。訓練者還能以簡單線性進步的時候，這種變化可能會浪費訓練時間：每次訓練使用簡單的漸進，進步幅度會大於這種每週小幅增加，週間還必須降負荷的方法。但是在中階階段，如此快速進步的能力已經消失，而為了持續進步，必須在週間降負荷，以及在週一和週五改變訓練負荷。

多數中階訓練者可用這種計畫進步好幾個月。可使用不同的組數次數規畫，只要遵循基本的模式，也就是訓練量日、輕重量日和強度日。

再次提醒，中階訓練的關鍵是：已經不可能每次訓練都進步，因為在新手階段的幾個月，已從完全未訓練的新手，朝向最後身體潛能走了很長一段距離。現在的進步只可能以週為單位，而週五的訓練就是展現進步的機會。應盡全力小心選擇重量，以真正打破個人最高紀錄。要避免在這個訓練階段卡關，有許多地方可以調整。每週五的反覆次數不一定要相同，可嘗試最大重量的 1 下、2 下或 3 下，並不斷輪替。1 下和 3 下之間的差別夠大，而這個變化可避免卡關。

開始這類計畫時，目標就是週一和週五都要進步，就和新手計畫一樣。如果週一能完成所有預設的組數和次數，下週就增加重量。如果週五做到新的 1RM，下週就嘗試新的 2RM。本質上，線性進步還是存在，但這條線現在是週一到週一，以及週五到週五，而非週一到週三。

刺激永遠可能超過恢復能力，也永遠可能不夠。應找到刺激與恢復的平衡，否則就不會進步。新手的刺激幾乎不可能長期超過恢復能力，除非有人犯蠢，因為監督者沒經驗或不在場，使用瘋狂的組數次數。而只要每次訓練都有重量增加，就代表有進步，雖然幅度比更積極加重來得慢（新手訓練可能超越自己的能力，也就是肌力極限，會造成無法以選定的重量完成預設的組數次數。這個錯誤也會讓進步停滯，可是因為錯誤太明顯，可以立即修正）。可以說，中階訓練是第一次嚴重誤用訓練變因的機會，會造成壓力和恢復失衡。

身體從訓練負荷恢復的能力會隨著訓練提升，但即使使用相同的組數次數，訓練負荷也會隨著肌力（以及槓鈴上的重量）提升而提升。深蹲 200 磅 3 組 5 下的新手，會面對從訓練負荷恢復的挑戰。幾個月後，他已成為中階者，可深蹲 300 磅 5 組 5 下，還是面對恢復的挑戰。當然，這個時候 200 磅 3 組已非常容易恢復，但也不會帶來任何進步，因為無法構成任何適應刺激。300 磅做 5 組可能和幾個月前的 200 磅一樣容易恢復嗎？可能會也可能不會。因此，週一的訓練必須視情況調整，而可能不會像早期的訓練一樣一直往上調整。有時候肌力上升時，訓練必須拿掉 1 組，或是稍微調降最大重量的比例，以避免受到殘存疲勞的影響。訓練者越進階，不夠和太多之間的界線就越微妙。

進步停滯：我們在第六章討論過新手在線性訓練循環進步停滯的三種解決辦法，這些原則也能用於中階程度的訓練，尤其可應用於不讓週一的訓練壓力太高或太低。

如果進步停滯，而週一的訓練可以完成，但週五無法達到個人最高紀錄，表示週一可能沒有達到刺激進步所需的壓力。通常增加週一的訓練負荷，就能讓進步再次出現。增加 1 組是一個很好的做法，而維持總反覆次數不變，同時以更重的重量使用更多低次數的組也很有用。舉例來說，週一 300 磅的 5 組 5 下（總次數 25），會變成 315 磅的 8 組 3 下（總次數 24）。另一種選擇，是在正規訓練組後再做一、兩組高次數組，這種方法稱為***倒退組***。訓練者做完 300 磅 5 組 5 下後，可用 250 磅做 1 組 10 下，或甚至用 225 磅做暫停動作，或是其他讓輕重量做起來更困難的方法。有若干種可能，但不應同時使用，畢竟壓力應該小幅逐漸提升。

但是，如果不僅週五訓練的表現開始倒退，停滯也延伸到週一的訓練，通常代表週一的訓練負荷太高，而剩餘的未恢復疲勞開始產生影響。可能的解決方法是移除多餘的暖身、減少 1 至 2 組多組同重量、降低訓練組的重量，或減少訓練組的反覆次數，例如從 300 磅的 5 組 5 下減至 300 磅的 5 組 4 下。

只要聰明且小心使用，這種形式的訓練計畫常能帶來好幾個月的持續進步。

第一階段：基礎德州模式計畫

以下計畫適合剛剛完成新手線性進步的初期中階訓練者。本計畫的核心是以提升基本動作的 5RM 來提升肌力、體型和爆發力基礎。本計畫與新手計畫最大的不同，是每次訓練的訓練量和強度會波動，並引入爆發抓舉。

強度日的訓練會從新手進步的結尾開始，但只做 1 組 5 下，而非 3 組。訓練量日的深蹲、臥推、肩推大約使用同一週強度日 5RM 的 90%；輕重量或恢復日的深蹲會比同一週訓練量日少 10% 至 20%，而肩推、臥推、上膊和抓舉會比上一次的訓練量日少 5% 至 10%。

把硬舉放在強度日，訓練者能以比新手計畫中更不疲勞的方式得到硬舉帶來的好處，而即使組數和次數設定不變，不需要重新調整，也應能讓這個動作繼續進步。如果必須重新調整，就把負荷降低 5% 至 10%。

第一週

週一：訓練量日	週三：恢復日	週五：強度日
週五深蹲重量的 90% × 5 × 5 週五臥推重量的 90% × 5 × 5 爆發上膊 5 × 3	週一深蹲重量的 80% 至 90% × 5 × 2-3 新手漸進的最後一次訓練，也就是週一訓練量日肩推的 90% 至 95% × 5 × 3 新手漸進的最後一次訓練，也就是週一訓練量日爆發抓舉的 90% 至 95% × 2 × 3-4	比新手漸進最後一次訓練重 5 磅的深蹲 × 5 比新手漸進最後一次訓練重 2 至 3 磅的臥推 × 5 硬舉 1 × 5

第二週

週一：訓練量日	週三：恢復日	週五：強度日
深蹲 5 × 5 週五肩推重量的 90% × 5 × 5 爆發抓舉 6-8 × 2	週一深蹲重量的 80% 至 90% × 5 × 2-3 週一訓練量日臥推重量的 90% 至 95% × 5 × 3 週一訓練量日爆發上膊重量的 90% 至 95% × 3 × 3	深蹲 1 × 5 肩推 1 × 5 硬舉 1 × 5

基本德州模式的八週進步範例

假設一名訓練者新手漸進階段結束後，各動作的表現如下：深蹲 310 × 5 × 5、臥推 250 × 5 × 3、硬舉 400 × 5、肩推 160 × 5 × 3、爆發上膊 190 × 3 × 5。

請注意：為方便說明，所有重量每週均增加 5 磅。實際上，取決於個別訓練者的肌力，許多動作重量增加的速度會比較慢。

		第一週	第三週	第五週	第七週
週一	深蹲	285 × 5 × 5	295 × 5 × 5	305 × 5 × 5	315 × 5 × 5
	臥推	230 × 5 × 5	235 × 5 × 5	240 × 5 × 5	245 × 5 × 5
	爆發上膊	195 × 3 × 5	200 × 3 × 5	205 × 3 × 5	210 × 3 × 5
週三	深蹲	225 × 5 × 2	235 × 5 × 2	245 × 5 × 2	255 × 5 × 2
	肩推	135 × 5 × 3	140 × 5 × 3	145 × 5 × 3	150 × 5 × 3
	爆發抓舉	125 × 2 × 4	130 × 2 × 4	135 × 2 × 4	140 × 2 × 4
週五	深蹲	315 × 5	325 × 5	335 × 5	345 × 5
	臥推	255 × 5	260 × 5	265 × 5	270 × 5
	硬舉	405 × 5	415 × 5	425 × 5	435 × 5

		第二週	第四週	第六週	第八週
週一	深蹲	290 × 5 × 5	300 × 5 × 5	310 × 5 × 5	320 × 5 × 5
	肩推	150 × 5 × 5	155 × 5 × 5	160 × 5 × 5	165 × 5 × 5
	爆發抓舉	135 × 2 × 8	140 × 2 × 8	145 × 2 × 8	150 × 2 × 8
週三	深蹲	230 × 5 × 2	240 × 5 × 3	250 × 5 × 3	260 × 5 × 3
	臥推	210 × 5 × 3	215 × 5 × 3	220 × 5 × 3	225 × 5 × 3
	爆發上膊	185 × 3 × 3	190 × 3 × 3	195 × 3 × 3	200 × 3 × 3

週五	深蹲	320 × 5	330 × 5	340 × 5	350 × 5
	肩推	165 × 5	170 × 5	175 × 5	180 × 5
	硬舉	410 × 5	420 × 5	430 × 5	440 × 5

第二階段：毫不保留

以下計畫通常是德州模式型態計畫的第二階段，可取代上述在強度日做滿 5RM 潛能的方法。在這個階段，訓練者應調整的是週五的強度日，而訓練量日仍維持多組 5 下。第一次經歷這個階段時，訓練者應盡可能讓漸進單純些。訓練者會在強度日「用盡」他的肌力，先從 3 下開始，在幾週的時間一路漸進到 1 下。

訓練者在強度日仍試著總共完成大約 5 下，但是現在會使用多組的 3 下、2 下和 1 下以達到該日的目標訓練量。訓練量日仍應維持 5 組 5 下，只是要調整重量，讓訓練者可以在 8 至 10 分鐘內，以良好的動作和技巧完成全部的組數。此階段開始時，如有需要，可在訓練量日微幅調整重量（5%至 10%）。

基本上，如果訓練者覺得無法在強度日再次做到 5RM，就可試著稍微加重做 2 組 3 下。對於追求 5 下極限一段時間的訓練者而言，這個方法可讓身心舒緩一些。經過幾週的時間後（通常是二至四週，因為 3 下的效果不會維持太久），訓練者可將次數降至 2 下，並試著做到 2 至 3 組同重量。訓練者或許能夠再把 2 下提高三至四週，然後就可以減成 1 下，通常可試著做 5 次同重量。訓練者可繼續增加 5 組 1 下的重量，直到明顯無法繼續加重。在本循環的最後一週，訓練者可能決定只做 1 下非常大的重量。由於整個訓練循環累積的疲勞，這也許不會是他真正的 1RM，但知道這個數字還是很有用。

此方法的範例如下所示（只列出強度日）：

425 × 5

430 × 5

435 × 5

440 × 5

445 × 5（差點失敗）

450 × 3 × 2

455 × 3 × 2

460 × 2 × 2

465 × 1 × 5

470 × 1 × 5

475 × 1 × 3

480 × 1 × 3

485 × 1 × 3

嘗試 1RM ＝ 505

這個時候，訓練者可以在強度日用 1 組 5 下再次開始，這個重量反映他新的 1RM，並可維持訓練量日的負荷。訓練者現在有了準確的訓練歷史數據，就可以在每個階段設定實際目標，看看在訓練循環的最後是否有信心打破新的 1RM。

關於失敗：理想上，在換成下一種反覆次數之前，訓練者在強度日中任何次數範圍的任何 1 組都不會失敗。換句話說，第一次訓練之所以做 3 下，是因為你本來就計畫這麼做，而不是因為 5RM *失敗*。反覆次數下修，應能讓訓練者得到身心的些微喘息，而強度日如果失敗，就無法做到這點。深蹲這類的動作如果做到絕對失敗，會帶來非常大的消耗，讓下週恢復非常困難。

訓練者的生涯到目前為止，幾乎沒做過 5 下以外的反覆次數，他的身體和腦袋可能都受夠大重量 5RM，會想要改變。即使是些微的計畫改變，也能讓疲勞的訓練者激起新的能量和熱情。強度日的首次調整，應從 5RM 降至很重的 3 下。3 下使用的重量，沒有非常精確的百分比計算，通常把上次 5RM 的重量加上 5 磅，是很好的起始點。一般而言，使用多組 3 下，不會帶來很長的進步，這個方法的用處在於讓訓練者從很重的 5RM 稍微休息一、兩週，可無縫接軌接下來 1 下的訓練。3 下的前兩、三週對訓練者而言會相對簡單，但他們通常很快就會加重，雖然只能進步幾週而已。一旦訓練者無法再打破 3 下的最高紀錄，就可以降至 2 下或 1 下。通常換成多組 1 下比較有道理，主要是因為這樣可從先前的 5 下和 3 下訓練得到身心休息，雖然 1 下的重量更重。1 下同重量的進步時間會比 3 下長很多，而如果這是訓練者第一次接觸大重量單次數訓練，更是如此。

以下原則對長期使用德州模式非常重要：在強度日從 5 下開始減少反覆次數時，「跳過 1 下」很有用。做 4 下或 2 下絕對沒問題，但是從 5RM 降到 4RM 並不會降低多少負荷，而從很重的 3 下降成很重的 2 下也一樣。如果降低次數的方法是 5 下、4 下、3 下、2 下、1 下，就會把整個過程拉得太長。而訓練者在某一次數的進步耗盡後，應能在接下來幾週感受到身心放鬆，同時還能加重。一次減少 2 下反覆次數（從 5 到 3 和從 3 到 1）可增加重量，同時讓訓練者從非常重的極限組得到重要的休息。再次強調，這絕不是鐵律，只是計畫的工具，而這個基本概念非常有用，尤其是對每週都嘗試極限重量的訓練者。

德州模式第二階段計畫範例：在第二階段，訓練者在接下來 12 個週五會使用更高的強度。十二週和每個循環的 3 下、2 下、1 下***只是為了說明方便***；此階段的實際長度，以及每個 3 下、2 下、1 下小循環的時間，可根據計畫執行狀況調整。我們也假設這名訓練者所有訓練量日的重量都降低 5% 至 10%，這樣可讓本循環開始前累積的疲勞消失，但仍能讓訓練者每週創下訓練量日最高紀錄，讓中階程度的訓練進步持續下去。

硬舉的重量會調降 5%，並回到每組 5 下，直到創下新的最高紀錄。大概在第二階段的一半，硬舉會降至 3 下、2 下，最後變成 1 下。爆發上膊的重量也會調降，而這個動作的目標是維持拉系列動作的訓練量足夠，不一定要做到 1RM。因此，在這個假設的十二週循環中，可能需要做很多組的上膊和（或）抓舉，以維持足夠的訓練量。此計畫中的抓舉一開始不會調降重量，因為訓練者接觸抓舉的時間相對較少。

週次	週一	週三	週五
1	深蹲 290 × 5 × 5 臥推 240 × 5 × 5 爆發上膊 200 × 3 × 5	深蹲 230 × 5 × 2 肩推 135 × 5 × 3 爆發抓舉 145 × 2 × 4	深蹲 355 × 3 × 2 臥推 275 × 3 × 2 硬舉 425 × 5
2	深蹲 295 × 5 × 5 肩推 150 × 5 × 5 爆發抓舉 155 × 2 × 8	深蹲 235 × 5 × 2 臥推 225 × 5 × 3 爆發上膊 185 × 3 × 3	深蹲 360 × 3 × 2 肩推 185 × 3 × 2 硬舉 435 × 5
3	深蹲 300 × 5 × 5 臥推 245 × 5 × 5 爆發上膊 205 × 3 × 5	深蹲 240 × 5 × 2 肩推 140 × 5 × 3 爆發抓舉 150 × 2 × 4	深蹲 365 × 3 × 2 臥推 280 × 3 × 2 硬舉 445 × 5
4	深蹲 305 × 5 × 5 肩推 155× 5 × 5 爆發抓舉 160 × 2 × 8	深蹲 245 × 5 × 2 臥推 230 × 5 × 3 爆發上膊 190 × 3 × 3	深蹲 370 × 3 × 2 肩推 190 × 3 × 2 硬舉 450 × 5
5	深蹲 310 × 5 × 5 臥推 250 × 5 × 5 爆發上膊 210 × 3 × 5	深蹲 250 × 5 × 2 肩推 145 × 5 × 3 爆發抓舉 155 × 2 × 4	深蹲 375 × 2 × 3 臥推 285 × 2 × 3 硬舉 455 × 5
6	深蹲 315 × 5 × 5 肩推 160 × 5 × 5 爆發抓舉 165 × 2 × 8	深蹲 255 × 5 × 2 臥推 235 × 5 × 3 爆發上膊 195 × 3 × 3	深蹲 380 × 2 × 3 肩推 195 × 2 × 3 硬舉 460 × 5
7	深蹲 320 × 5 × 5 臥推 255 × 5 × 5 爆發上膊 215 × 3 × 5	深蹲 260 × 5 × 2 肩推 150 × 5 × 3 爆發抓舉 160 × 2 × 4	深蹲 385 × 2 × 3 臥推 290 × 2 × 3 硬舉 465 × 3
8	深蹲 325 × 5 × 5 肩推 165 × 5 × 5 爆發抓舉 170 × 2 × 8	深蹲 265 × 5 × 2 臥推 240 × 5 × 3 爆發上膊 200 × 3 ×3	深蹲 390 × 1 × 5 肩推 200 × 2 × 3 硬舉 470 × 3
9	深蹲 330 × 5 × 5 臥推 260 × 5 × 5 爆發上膊 220 × 3 × 5	深蹲 270 × 5 × 2 肩推 155 × 5 × 3 爆發抓舉 165 × 2 × 4	深蹲 395 × 1 × 5 臥推 295 × 1 × 5 硬舉 475 × 2
10	深蹲 335 × 5 × 5 肩推 170 × 5 × 5 爆發抓舉 175 × 2 × 8	深蹲 275 × 5 × 2 臥推 245 × 5 × 3 爆發上膊 205 × 3 × 3	深蹲 400 × 1 × 5 肩推 205 × 1 × 5 硬舉 480 × 2

11	深蹲 340 × 5 × 5 臥推 265 × 5 × 5 爆發上膊 225 × 3 × 5	深蹲 280 × 5 × 2 肩推 160 × 5 × 3 爆發抓舉 170 × 2 × 4	深蹲 405 × 1 × 5 臥推 300 × 1 × 5 硬舉 485 × 2
12	深蹲 345 × 5 × 5 肩推 175 × 5 × 5 爆發抓舉 180 × 2 × 8	深蹲 285 × 5 × 2 臥推 250 × 5 × 3 爆發上膊 210 × 3 × 3	深蹲 410 × 1 × 5 或 1RM 肩推 210 × 1 × 5 硬舉 495 以上 × 1

第三階段：循環強度日

使用德州模式型態訓練計畫幾週或幾個月後，訓練者會變得強壯許多，也更有經驗，建立了各種反覆次數的訓練最高紀錄，也了解自己的身體對不同訓練量和訓練強度的耐受度。這個時候也許可以改成比德州模式較不疲勞的訓練系統，例如分部位訓練（split routine）。但是如果到目前為止，訓練者用這種訓練模式的效果很好，也沒必要為改變而改變。其實，使用這個系統更長的時間，代表可以做出的改變更加細微，也就比較不會因為大幅修改訓練計畫的嘗試錯誤過程，浪費寶貴的訓練時間。在這個時候，訓練者的下一步是試著再次「耗盡」德州模式。我們的範例訓練者基本上會重複剛才完成的大約二十週的過程，唯一的改變是槓鈴上的重量重了很多。這個過程的第二次應該會順利很多，訓練者有更好的資料和經驗，不會摸著石頭過河。這次他可以設定一個更可預測的訓練時程，也許可以安排一個十八週的循環，使用六週的 5RM、四週的 3 下、四週的 2 下、四週的 1 下，同時在訓練量日繼續使用 5 組 5 下。

但是，這時候訓練者使用較為循環式的訓練，可能得到更多好處，這是訓練者持續進步的路上，一直存在的課題。到目前為止，訓練者的新手和中階計畫基本上都依循著逐週加重的模式，對身心的壓力都非常大。德州模式在同一週中加入一些訓練量波動，但整體重量還是每週增加，在第三階段訓練量日的 5 組 5 下仍是如此。訓練者應在德州模式的訓練強度日，首次使用循環式的訓練。

在以下的範例中，強度日會刻意*每週*用 3 下、2 下、1 下來循環，而非連續數週耗盡一種反覆次數，同時訓練者在訓練量日的 5 組 5 下繼續加重。每次開始新的訓練階段時，訓練者可以重新評估訓練量日的負荷。5 組 5 下持續進步很重要，但訓練計畫的重點是持續在強度日創下最高紀錄，如果訓練量日的訓練長期以來用太重的重量，週五就可能出現停滯或倒退，這樣就本末倒置了。強度日和訓練量日的重量應至少差 10%，而可能必須偶爾調整 5 組 5 下的重量。

最適合這個計畫的訓練者，通常已經完成數週或數月基本德州模式，並最好已經「走完」一次或兩次。訓練者最新的 1 至 3 下的表現資料，有助於設定強度日訓練組的實際目標。

在訓練計畫的這個階段，稍微減少強度日的訓練量，可能會帶來好處。訓練者可能已經夠強壯，只要盡全力做 1 組 3 下，週五的訓練量就夠了。2 下可能只需做 2 組，而 1 下仍可做 3 至 5 組同重量。

為了方便說明，將使用百分比來列出訓練計畫，但百分比一樣只是準則而已。百分比是有用的參考點，但訓練者在新計畫的起始點，最終還是取決於常理和最近訓練歷史。起始重量應有合理的調整。

著重深蹲、肩推、硬舉訓練者的訓練範例：

週一	週三	週五
深蹲 70% × 5 × 5 肩推 70% × 5 × 5 直腿硬舉 3 × 5	深蹲週一重量 80% × 5 × 2 臥推 3 × 5 爆發上膊 3 × 3	深蹲 90% × 3／93% × 2 × 2／96% × 1 × 5 肩推 90% × 3／93% × 2 × 2／96% × 1 × 5 硬舉 1 × 3／1 × 2／1 × 1

以下是使用此方法訓練者的九週訓練概況。假設這名範例訓練者上次訓練循環最後的 1RM 是 475、225、515。在第三循環結束時（第九週），訓練者將能夠把之前的 1RM 做 5 下。只要訓練者持續進步，這個三週的小循環可一直持續。

週次	週一	週三	週五
1	深蹲 335 × 5 × 5 肩推 155 × 5 × 5 直腿硬舉 365 × 5 × 3	深蹲 270 × 5 × 2 臥推 300 × 5 × 3 爆發上膊 205 × 3 × 3	深蹲 425 × 3 肩推 200 × 3 硬舉 465 × 3
2	深蹲 340 × 5 × 5 肩推 157.5 × 5 × 5 直腿硬舉 370 × 5 × 3	深蹲 275 × 5 × 2 臥推 302.5 × 5 × 3 爆發上膊 207.5 × 3 × 3	深蹲 440 × 2 × 2 肩推 207.5 × 2 × 2 硬舉 480 × 2
3	深蹲 345 × 5 × 5 肩推 160 × 5 × 5 直腿硬舉 375 × 5 × 3	深蹲 280 × 5 × 2 臥推 305 × 5 × 3 爆發上膊 210 × 3 × 3	深蹲 455 × 1 × 5 肩推 215 × 1 × 5 硬舉 495 × 1
4	深蹲 350 × 5 × 5 肩推 162.5 × 5 × 5 直腿硬舉 380 × 5 × 3	深蹲 285 × 5 × 2 臥推 307.5 × 5 × 3 爆發上膊 212.5 × 3 × 3	深蹲 435 × 3 肩推 205 × 3 硬舉 475 × 3
5	深蹲 355 × 5 × 5 肩推 165 × 5 × 5 直腿硬舉 385 × 5 × 3	深蹲 290 × 5 × 2 臥推 310 × 5 × 3 爆發上膊 215 × 3 × 3	深蹲 450 × 2 × 2 肩推 212.5 × 2 × 2 硬舉 490 × 2
6	深蹲 360 × 5 × 5 肩推 167.5 × 5 × 5 直腿硬舉 390 × 5 × 3	深蹲 295 × 5 × 2 臥推 312.5 × 5 × 5 爆發上膊 217.5 × 3 × 3	深蹲 465 × 1 × 5 肩推 220 × 1 × 5 硬舉 505 × 1

7	深蹲 365 × 5 × 5 肩推 170 × 5 × 5 直腿硬舉 395 × 5 × 3	深蹲 300 × 5 × 2 臥推 315 × 5 × 3 爆發上膊 220 × 3 × 3	深蹲 445 × 3 肩推 210 × 3 硬舉 485 × 3
8	深蹲 370 × 5 × 5 肩推 172.5 × 5 × 5 直腿硬舉 400 × 5 × 3	深蹲 305 × 5 × 2 臥推 317.5 × 5 × 3 爆發上膊 222.5 × 3 × 3	深蹲 465 × 2 × 2 肩推 217.5 × 2 × 2 硬舉 500 × 2
9	深蹲 375 × 5 × 5 肩推 175 × 5 × 5 直腿硬舉 405 × 5 × 3	深蹲 310 × 5 × 2 臥推 320 × 5 × 3 爆發上膊 225 × 3 × 3	深蹲 475 × 1 × 5 肩推 225 × 1 × 5 硬舉 515 × 2（嘗試把舊的最高紀錄做 2 次）

使用這個模式時（德州模式第三階段：循環強度日），強度日的重量漸增可能大於訓練量日。以肩推為例，5 組 5 下的訓練每週增加 2.5 磅，但是 3 下、2 下、1 下則每個循環增加 5 磅。所以訓練者在第四週開始做 3 下的時候，每次可增加 5 磅，而非只有 2.5 磅。深蹲也是一樣，在這個範例中，訓練量日每週增加 5 磅，而強度日會在每次達到新的 3 下、2 下或 1 下重量時增加 10 磅。之所以可以這樣，是因為訓練者重複這個循環，並回到一個特定的反覆次數時，三個不同地方的訓練總量都已提升，提供足夠的刺激讓每種反覆次數有更大的加重幅度。

第四階段：引入動態努力方法

動態努力組：一個非常珍貴，並可完美融入德州模式的訓練工具，是動態努力（DE）組，由路易・西門斯（Louie Simmons）在他的「西岸槓鈴」方法發揚光大。本書作者群感謝路易和他的運動員，對肌力訓練方法帶來如此重要的貢獻。

高強度訓練（即用力量產生能力的很高比例）非常有效，但大量的高強度訓練很難恢復。使用最大力量的任何反覆次數，都會訓練運動單元徵召效率。產生最大力量的最常見方式是使用最大重量，即 3RM、2RM 或 1RM，但這個方法的問題是負擔太大，很難恢復。舉起大重量當然很有用，但必須節制，正確並少量使用，否則可能產生長期傷害。若以錯誤方式使用低反覆次數的大重量，可能導致關節炎、韌帶受傷、滑液囊炎、肌腱斷裂、軟骨受損，以及長期骨骼結構改變。

另一個增加運動單元徵召數目和效率的方法，是以快速並爆發的方式產生力量，這需要大量運動單元以協調的方式同時作用。DE 組會提升神經肌肉效率，本質上會透過神經系統的教育，讓身體在有需求的時候更容易規律徵召更多的運動單元。每次舉起槓鈴，要徵召更多可用運動單元最有用的方法，就是用較輕的重量，大約 1RM 的 50% 至 75%，並盡可能快速推動槓鈴。比起最大重量，這個方法的優點是：可執行和練習更多的反覆次數、更容易恢復，也可以長時間使用而不會受傷，因為重量較輕，對關節和結締組織的壓力較少。

DE 的缺點是：

（1）在一個不*需要*加速就能完成的動作中（就像臥推和上膊的差別），小於最大重量的動作加速受限於訓練者的專注能力。尤其對於沒經驗的訓練者來說，加速永遠只會有一定比例，即使可能是很高的比例。執行上膊時，必須加速才能在肩膀接槓，而 1RM 的爆發上膊就代表訓練者對槓鈴加速能力的極限。但是，一個 DE 硬舉只代表訓練者將槓鈴加速的***意願***，不一定是他的***最大能力***，因為 DE 硬舉不可能會「失敗」。

（2）由於生理學上的限制，不做真正的 1RM，不可能在絕對肌力的動作中徵召所有運動單元。

（3）第三個缺點可能在於訓練者本身。我們討論過，不同人發揮爆發力的能力差別很大，而有些人不太擅長快速徵召大量運動單元，也就是有些人爆發力就是不太好。對這些人來說 DE 可能不會太有效，因為他們無法***徵召***運動單元，讓它們快速收縮，即是這些訓練者無法用 DE 的重量範圍來***訓練***那麼多的運動單元。這些人只能用 DE 程度加速所無法達到的大重量，來訓練並徵召足夠大量的運動單元。即使如此，對多數訓練者而言，DE 訓練作為標準動作的附屬，仍非常有價值。

一個使用 DE 的有效方法是用計時組，通常做 10 組的 2 至 3 下，並使用較短的組間休息，每一個反覆次數都盡可能快速移動槓鈴。必須不斷強調的是，即使這種訓練使用的重量通常比較輕，但每一下都必須以***最大努力***來執行。力量產生的多少，取決於對負荷加速的程度，而非槓鈴上的重量，而且加速完全取決於意願，意即訓練者必須主動嘗試每一下都做得更快。這裡就出現一個難題：多數人很難維持這種專注程度，而且必須維持 10 組，否則好處就會喪失。慢慢移動 65% 重量沒有用，但如果用 10 分鐘以爆發的方式移動 20 次，就是訓練肌力和爆發力的有力工具。

這種訓練一開始通常會在週一繼續使用 5 組 5 下，然後用 DE 組取代週五的訓練。準備好嘗試用這種方法訓練臥推的訓練者，可能已能用 250 磅做 5 組 5 下、275 磅做 1 組 5 下，而 1RM 大概在 300 磅左右。在一個好的計畫中，第一週的週一可用 240 磅做 5 組 5 下，週五用 185 磅做爆發式 10 組 3 下，組間休息 1 分鐘。這些組數中使用的重量，必須是 30 下都能以爆發式執行的最大重量，就算是最後 1 組的最後 1 下速度變慢，都代表重量太重。事實上，前幾次使用這種訓練時，最後 1 組 3 下的速度應明顯比第 1 組快。

這種訓練的目標是對槓鈴做最大加速，並用最快的速度完成每 1 組，用 2 到 3 次的訓練才找到正確的重量很正常，之後幾週都使用同樣的重量，同時在週一多組同重量加重。舉例來說，週五 DE 組可用 185 磅做 4 至 5 週，而週一的訓練同時正常漸增重量，讓重量慢慢回到並超越之前的 250 磅 5 組 5 下。請記住，週一的目標是用很重的多組同重量，並在每週增加一點點；而週五的目標是比上週五用***更快的速度***移動***相同重量***。

這可能是第一次使用這種方法的最佳模式，因為幾乎不會搞砸，而且光是嘗試對槓鈴加速，即使每週不加重，就會提升徵召更多運動單元的能力，有助於 5 組 5 下的進步。

DE 組可用於大部分的多關節動作，雖然不同動作通常使用不同的組數次數。深蹲通常是 10 組 2 下，而臥推和肩推通常是 10 組 3 下，組間休息都是 1 分鐘。硬舉用 15 組 1 下，組間休息 30 秒，負重反手引體向上甚至也可以這樣。最好是在每分鐘剛開始的時候將槓鈴移出蹲舉架，做完後快速回槓，然後在組間休息時專心準備下 1 組。

DE 組相當適合一般中階計畫，因為用高速度做相對輕重量的能力還很有進步空間，而且速度訓練的壓力不會太大。速度訓練取代原本週五的最高紀錄訓練，而週一的主要壓力來源仍來自高訓練量。這種訓練獨特的神經肌肉刺激，應能讓週一訓練穩定進步一陣子，不會讓身體陷入無法恢復的壓力。但是隨著訓練者對 DE 組越來越熟練，訓練壓力可能大到足以取代週一的 5 組 5 下同重量，這時候可在週五使用壓力較低的訓練，可以是多組 1 下同重量。

很多人對動態努力方法有許多問題，主要是關於產生最佳力量的最適重量百分比是多少。這是因為動態努力方法的訓練常包括與西岸槓鈴方法相關的全裝健力（健力裝、綁腿、健力上衣、健力內衣褲等等）、變動阻力（彈力帶和鐵鍊）、箱子的使用、特殊槓，以及其他相關工具。文獻和網路資料對於動態努力的重量建議，範圍包括 1RM 的 50% 至 85%，範圍不小。以下訓練計畫的建議，假設健力裝、健力上衣、綁腿、變動阻力、板子、特殊槓都不會使用。幾十年來，只要一條腰帶，也許再加上護膝或輕綁腿，加上直槓和槓片，一直都能創造出傳奇的肌力運動員。

由於我們沒有使用健力裝或可改變負荷的彈力帶和鐵鍊，最好的動態努力的比例是 1RM 的 60% 至 70%。有些訓練者的深蹲可能會高達 75%，硬舉甚至會到 70% 至 80%。如果訓練者的爆發力足夠，爆發上膊超過硬舉的 50%，就應用爆發上膊取代 DE 硬舉。但是如果訓練者無法對低於 60% 的重量做出良好的加速，表示 DE 訓練的效率不足，就應使用更傳統的訓練方法。

動態努力方法首先用於德州模式的強度日。訓練者在訓練量日繼續使用 5 下的大重量組，然後花幾週的時間學習如何用爆發的方式深蹲、臥推、肩推。以爆發力潛能的脈絡來看，速度會隨著練習越來越快。找到每個動作最合適的重量可能必須花些時間，有些訓練者用 60% 最理想，有些則接近 70%，會因動作和訓練者而有所不同。最好的重量應夠重，迫使訓練者很用力來對槓鈴加速；也應夠輕，不要讓速度變慢。以深蹲為例，站起來的時候如果槓鈴會飛離身體超過一點點，重量可能就太輕了，而如果無法在最高點讓槓片發出聲音，表示重量太重。再次強調，百分比無法準確預測負荷，只能作為參考起始點。

強度日使用 1RM 至 5RM 的時候，應小心不要太追求訓練量。但是由於這個計畫在強度日的重量較輕，尤其是剛開始的時候，所以很適合追求 5 組 5 下最高紀錄的訓練者，直到幾週後 DE 日的效率提升。因此，這個計畫的訓練量很高，是接下來更重的高強度訓練計畫的絕佳前導訓練。

引入動態努力方法的訓練範例：這個計畫在田徑非常成功，尤其是鉛球。假設這名範例訓練者可做到 500 磅的深蹲、250 磅的肩推、550 磅的硬舉。

週一	週三	週五
深蹲 5 × 5 同重量	爆發抓舉 4-6 × 2	DE 深蹲 60 ／ 65 ／ 70% × 2 × 10
肩推 5 × 5 同重量	前蹲舉 3 × 3	DE 肩推 60 ／ 65 ／ 70% × 3 × 10
爆發上膊 15 × 1（每 60 秒做 1 下）	臥推 3 × 5	硬舉 1 × 5

上述範例中，DE 組依大致相同的比例，用三週的波動循環：如果在***使用過這種方法後***，發現訓練者的測定百分比是 1RM 的 60%，波動就會從這個比例開始，並在接下來兩週每次提升 5%。爆發上膊會取代 DE 硬舉，因為可以量化。此外，拉系列動作的時程要和深蹲與推系列動作時程錯開，

即動態拉系列動作放在週一（大重量深蹲之後），而大重量拉系列動作放在週五（動態深蹲之後），讓訓練者用稍微更有力的雙腿來做大重量拉系列動作。

這個計畫的六週概況範例（兩次三週波動）：

週次	週一	週三	週五
1	深蹲 400 × 5 × 5 肩推 200 × 5 × 5 爆發上膊 205 × 1 × 15	爆發抓舉 4-6 × 2 前蹲舉 3 × 3 臥推 3 × 5	深蹲 300 × 2 × 10 肩推 150 × 3 × 10 硬舉 440 × 5
2	深蹲 405 × 5 × 5 肩推 202.5 × 5 × 5 爆發上膊 207.5 × 1 × 15	爆發抓舉 4-6 × 2 前蹲舉 3 × 3 臥推 3 × 5	深蹲 325 × 2 × 10 肩推 162.5 × 3 × 10 硬舉 450 × 5
3	深蹲 410 × 5 × 5 肩推 205 × 5 × 5 爆發上膊 210 × 1 × 15	爆發抓舉 4-6 × 2 前蹲舉 3 × 3 臥推 3 × 5	深蹲 350 × 2 × 10 肩推 175 × 3 × 10 硬舉 460 × 5
4	深蹲 415 × 5 × 5 肩推 207.5 × 5 × 5 爆發上膊 212.5 × 1 × 15	爆發抓舉 4-6 × 2 前蹲舉 3 × 3 臥推 3 × 5	深蹲 300 × 2 × 10 肩推 150 × 3 × 10 硬舉 470 × 5
5	深蹲 420 × 5 × 5 肩推 210 × 5 × 5 爆發上膊 215 × 1 × 15	爆發抓舉 4-6 × 2 前蹲舉 3 × 3 臥推 3 × 5	深蹲 325 × 2 × 10 肩推 162.5 × 3 × 10 硬舉 480 × 5
6	深蹲 425 × 5 × 5 肩推 212.5 × 5 × 5 爆發上膊 217.5 × 1 × 15	爆發抓舉 4-6 × 2 前蹲舉 3 × 3 臥推 3 × 5	深蹲 350 × 2 × 10 肩推 175 × 3 × 10 硬舉 490 × 5

深蹲 5 組 5 下的最高紀錄停止進步時，就應停止這個計畫。

動態努力方法訓練範例 2：合理的下一步是使用 DE 組作為訓練量日的壓力來源。努力把 5 組 5 下的最高紀錄推進幾週以後，轉成 DE 組將是很棒的緩和。DE 訓練放在訓練量日時，可稍微增加負荷，這個時候訓練者應知道增加多少重量的效果比較好。強度日應開始嘗試找到新的 5RM，這是大重量 5 組 5 下後一個很有效的策略。之後，訓練者可用三週的循環，降低強度日目標的反覆次數範圍。硬舉會以大重量 3 下開始循環，因為上一個計畫已使用 5RM。這個模式的概況如下：

週一	週三	週五
DE 深蹲 65／70／75% × 2 × 10 DE 肩推 65／70／75% × 3 × 10 硬舉 1-3RM	爆發抓舉 4 × 2 前蹲舉 3 × 3 臥推 3 × 5	深蹲 1-5RM 肩推 1-5RM 爆發上膊 15 × 1

這個模式的九週循環範例（3 次三週波動）：

週次	週一	週三	週五
1	深蹲 325 × 2 × 10 肩推 165 × 3 × 10 硬舉 500 × 3	爆發抓舉 4 × 2 前蹲舉 3 × 3 臥推 3 × 5	深蹲 445 × 5 肩推 220 × 5 爆發上膊 220 × 1 × 15
2	深蹲 350 × 2 × 10 肩推 175 × 3 × 10 硬舉 510 × 3	爆發抓舉 4 × 2 前蹲舉 3 × 3 臥推 3 × 5	深蹲 455 × 5 肩推 225 × 5 爆發上膊 222.5 × 1 × 15
3	深蹲 375 × 2 × 10 肩推 185 × 3 × 10 硬舉 520 × 3	爆發抓舉 4 × 2 前蹲舉 3 × 3 臥推 3 × 5	深蹲 465 × 5 肩推 230 × 5 爆發上膊 225 × 1 × 15
4	深蹲 325 × 2 × 10 肩推 165 × 3 × 10 硬舉 530 × 2	爆發抓舉 4 × 2 前蹲舉 3 × 3 臥推 3 × 5	深蹲 475 × 3 肩推 235 × 3 爆發上膊 227.5 × 1 × 15
5	深蹲 350 × 2 × 10 肩推 175 × 3 × 10 硬舉 540 × 3	爆發抓舉 4 × 2 前蹲舉 3 × 3 臥推 3 × 5	深蹲 485 × 3 肩推 240 × 3 爆發上膊 230 × 1 × 12
6	深蹲 375 × 2 × 10 肩推 185 × 3 × 10 硬舉 550 × 2	爆發抓舉 4 × 2 前蹲舉 3 × 3 臥推 3 × 5	深蹲 495 × 2 肩推 245 × 3 爆發上膊 232.5 × 1 × 12
7	深蹲 325 × 2 × 10 肩推 165 × 3 × 10 硬舉 560 × 1	爆發抓舉 4 × 2 前蹲舉 3 × 3 臥推 3 × 5	深蹲 505 × 1 肩推 255 × 1 爆發上膊 235 × 1 × 8

8	深蹲 350 × 2 × 10 肩推 175 × 3 × 10 硬舉 570 × 1	爆發抓舉 4 × 2 前蹲舉 3 × 3 臥推 3 × 5	深蹲 515 × 1 肩推 260 × 1 爆發上膊 237.5 × 1 × 8
9	深蹲 375 × 2 × 10 肩推 185 × 3 × 10 硬舉 580 以上 × 1	爆發抓舉 4 × 2 前蹲舉 3 × 3 臥推 3 × 5	深蹲 525 以上 × 1 肩推 265 以上 × 1 爆發上膊 240 × 1 × 8

動態努力方法範例 3：以上兩個計畫一起使用，會成為一個非常有用的訓練計畫，可持續十二至十八週。第一個計畫為第二個計畫鋪路，而第二個計畫最後又能回到第一個。訓練者掌握這類訓練方法後，可以一再重複這個計畫，每次只需稍微調整。

完整架構：

第一階段：總共三至九週。

週次	週一	週三	週五
1	5×5	恢復日	DE 60%
2	5×5	恢復日	DE 65%
3	5×5	恢復日	DE 70%

做 1 至 3 次循環，專注提升 5×5 的最高紀錄。

第二階段：九週

週次	週一	週三	週五
1	DE 65%	恢復日	5RM
2	DE 70%	恢復日	5RM
3	DE 75%	恢復日	5RM
4	DE 65%	恢復日	3RM
5	DE 70%	恢復日	3RM

6	DE 75%	恢復日	3RM
7	DE 65%	恢復日	1-2RM
8	DE 70%	恢復日	1-2RM
9	DE 75%	恢復日	1RM

動態努力方法範例 4：下一個計畫與前幾個稍微不同，適合有經驗的訓練者，或是了解自己身體和能力的一般肌力訓練者。在以下的範例中，爆發上膊成為訓練重點，而訓練者會每週試著創下最高紀錄。在之前的計畫中，爆發上膊的主要功能是累積拉系列動作的訓練量。現在，做完爆發上膊最高紀錄後，再用當天其他動作最高紀錄的 90% 取得合適的訓練量。會使用動態努力硬舉來累積訓練量，每三週使用較重的 1 下（超過 90%），讓訓練者不至於太久沒接觸大重量硬舉。和之前的計畫一樣，拉系列動作的時程，會和深蹲和推系列動作錯開。

強度日的安排方式，會比目前為止介紹的其他計畫更主觀一些。在這個訓練階段，訓練者在一天之內只會「衝」1 次 3 下、2 下或 1 下，可能會也可能不會是最高紀錄，但如果可以，訓練者會試著打破最高紀錄。但就算沒有，訓練者當天還是以預設的次數達到當天可做的最大重量。這個計畫的訓練量和強度，都是設計來讓運動員達到當天的最大潛能；動態努力訓練讓訓練者在當天用最快的方法移動重量；而強度日讓訓練者在當天用預設的次數盡可能舉起最大重量。

這種訓練方法，適合那些參與其他運動，且無法精準預測運動及體能訓練對肌力訓練計畫有何影響的運動員。這種方式也適合體重分級的運動員，因為他們通常在競賽前幾週都必須開始減重，會影響他們在健身房的表現。在這種情況下，進步通常比較難以預測。

週次	週一	週三	週五
1	深蹲 65% × 2 × 10 臥推 60% × 3 × 10 上膊3RM（90% × 3 × 3）	深蹲 2 × 5 肩推 3 × 5 反手引體向上 3 × 10	深蹲 3RM 臥推 3RM 硬舉 70% × 1 × 10
2	深蹲 70% × 2 × 10 臥推 65% × 3 × 10 上膊2RM（90% × 2 × 3）	深蹲 2 × 5 肩推 3 × 5 反手引體向上 3 × 10	深蹲 2RM 臥推 2RM 硬舉 75% × 1 × 10
3	深蹲 75% × 2 × 10 臥推 70% × 3 × 10 上膊1RM（90% × 2 × 3）	深蹲 2 × 5 肩推 3 × 5 反手引體向上 3 × 10	深蹲 1RM 臥推 1RM 硬舉 80% × 1 × 10 85% × 1 × 1 90% × 1 × 1 95% × 1 × 1

這個非常單純的循環可以重複很多次。在第三週的尾聲，運動員在 DE 訓練後會做 3 組 1 下大重量硬舉，最高到 95%。每到第二或第三次做這個三週循環時，運動員可以決定減少 DE 硬舉的組數，並嘗試突破硬舉的 1 至 3RM。另外一種改變方法，是把上肢推的重點從臥推改成肩推，臥推會在週三做 3 組 5 下，而肩推在週一和週五做。也許可用槓鈴划船代替反手引體向上，這個計畫挺多元的。

在最近的範例中，訓練量日用動態努力方法來取代先前使用的 5 組 5 下，但是訓練者不一定要選擇 DE 或多組 5 下作為*所有*動作的訓練量處方。舉例來說，透過經驗，訓練者可能發現動態努力訓練對深蹲很有效，但多組 5 下對臥推和肩推比較有效。也許這名範例訓練者會在訓練日做 10 組 2 下的爆發式深蹲，加上 5 組 5 下的臥推或肩推。

最大努力訓練和輪換動作：經過幾個月只針對基本動作的訓練後，用輔助動作的 1RM 至 3RM 來輪換主要動作，對訓練者可能會有好處。週一的動態努力訓練，加上週五主要動作的高強度低訓練量（1 至 3RMs）的組合對於訓練絕對肌力非常有效，但對關節和肌肉的壓力很大，而通常訓練者只能短暫使用這類訓練，之後就會開始停滯，不再能夠創下最高紀錄。如果發生停滯甚至退步，有時候必須使用較低強度的訓練循環。透過維持高強度，繼續訓練 1 至 3RMs，但換成其他類似的動作，常可避免停滯。訓練者可以使用核心動作群的一些基本變化動作，也就是輔助動作，使用母動作的部分動作範圍，或是基本動作型態的其他變化，例如低於水平的箱上蹲。這讓訓練者得以使用更重的重量，或降低力學效率，提高輔助動作的難度。

所有輪換動作的數量建議保持合理範圍。如果使用每一個基本槓鈴動作的所有基本變化動作，就會有數十種不同的動作，因太分散導致效果不彰。要展開這種類型的訓練，只需要使用一些變化動作。隨著訓練者經驗提升，可使用新的動作，也可以刪除效果不佳的動作。一個好的策略是使用二至四個輔助動作加上基本主要動作，然後重複若干循環。

許多人熟悉的一個變化方法，是每週用架上拉和暫停硬舉來輪替。這個方法經過證實，不需要真正做硬舉，但對硬舉的訓練非常有效。類似的簡單輪替，讓訓練者維持訓練的高強度，但是每週針對不同的動作幅度加上負荷，可避免訓練者卡關。

德州模式的第三階段會引入反覆次數的循環，讓訓練者在強度日接受的壓力會有所變化，避免每週做同樣動作同樣次數所伴隨的疲勞，而最大努力輪換的目標也一樣。以下是兩種方法的比較：

選項 1（相同動作，不同負荷）	選項二（變化動作）
第一週：深蹲 3RM	第一週：深蹲 1RM
第二週：深蹲 2 × 2	第二週：箱上蹲 1RM
第三週：深蹲 5 組 1 下	第三週：靜態啟動架上蹲 1RM

這兩種方法沒有誰好誰壞的問題，訓練者在生涯中可實驗這兩種方法，反應通常因人而異。

另外必須了解的是，不一定要同時對所有運動使用這種方法。如果訓練者要使用這種方法來訓練深蹲，則在該週的其他天仍然必須訓練傳統深蹲。深蹲動作非常容易走樣，所以必須規律練習。通常硬舉最適合這種輪換的方法。對於進階或中階後期的訓練者來說，硬舉帶來的疲勞非常大，即使改變次數範圍也一樣，因此將架上拉與暫停硬舉搭配使用的效果非常好。

再次提醒，訓練者不必同時輪換深蹲、推系列動作和拉系列動作。很多訓練者發現，某個動作適合輪換輔助動作，但其他動作則不適合。每個動作輪換的時間長短也可調整。訓練者可能使用六種硬舉變化動作（用不同的架上拉高度，以及改變握距，做抓舉式硬舉），但臥推可能只有兩個新動作。訓練者也不一定要按照上述範例，每組只做 1 下。他可能發現某些動作對大重量單一次數的反應較佳，而其他則更適合做到 5RM。在這個訓練階段，可用的變化種類近乎無限。

德州模式引入最大努力訓練的範例：

	基本分項	輪換深蹲時程分項
週一	深蹲 60-70% × 2 × 10 臥推 60-70% × 3 × 10 硬舉 70-80% × 1 × 10	深蹲 5 × 1 臥推 60-70% × 3 × 10 硬舉 70-80% × 1 × 10
週三	深蹲 2 × 5 肩推 3 × 5 爆發上膊 3 × 3	深蹲 2 × 5 肩推 3 × 5 爆發上膊 3 × 3
週五	深蹲 5 × 1 最大努力臥推 最大努力硬舉	深蹲 60-70% × 2 × 10 最大努力臥推 最大努力硬舉

對於中階後期非常強壯的訓練者來說，輪換分項相當有效。唯一的改變是深蹲使用的時程和臥推與硬舉不同，避免訓練者週五在三個動作都用太大的重量。

三週輪換範例（使用輪換分項，深蹲不做最大努力）：

週次	週一	週三	週五
1	深蹲 5 ×1 臥推 60% × 3 × 10 硬舉 70% × 1 × 10	深蹲 2 × 5 肩推 3 × 5 爆發上膊 3 × 3	深蹲 60-65% × 2 × 10 臥推 1RM, 1 × 5* 架上拉 1RM, 1 × 5*
2	深蹲 5 × 1 臥推 65% × 3 × 10 硬舉 75% × 1 × 10	深蹲 2 × 5 肩推 3 × 5 爆發上膊 3 × 3	深蹲 65-70% × 2 × 10 窄臥推 1RM, 1 × 5* 暫停硬舉 1RM, 1 × 5*

3	深蹲 5 × 1 臥推 70% × 3 × 10 硬舉 80% × 1 × 10	深蹲 2 × 5 肩推 3 × 5 爆發上膊 3 × 3	深蹲 70-75% × 2 × 10 架上臥推 -1RM, 1 × 5* 抓舉式硬舉 -1RM, 1 × 5*

* 代表在 1RM 組後加上 1 組 5 下的倒退組，重量通常是 1RM 的 85%。

以上的三週輪換，是使用這種方法的計畫的概況範例，真實的計畫可能不一樣。不同訓練者選擇的最大努力動作可能不一樣。

如何選擇最大努力動作：如前所述，輪換的動作數量並非越多越好。一開始每個動作使用三個動作輪換，可讓情況單純些。輪換中的其中一個動作必須是母動作，然後在另外兩週選擇替代動作。訓練者越來越有經驗後，可視情況增減動作。一個好的策略，是選一個動作來讓動作超負荷，另一個動作來讓動作「降低負荷」。以硬舉為例，架上拉的負荷比傳統硬舉更重，這就是一個超負荷動作，讓訓練者有機會面對非常大的重量。抓舉式硬舉的重量則少於傳統硬舉，就是「降低負荷」動作。

以臥推來說，架上推是超負荷，而長暫停臥推是降低負荷。通常超負荷動作只做部分動作範圍，並避免在一個動作中處理所有可能的弱點。降低負荷動作的動作範圍通常較長，或使用槓桿較差的位置。一般而言，降低負荷動作的肌力提升，比超負荷動作更能代表進步。因此，如果訓練者 5 秒暫停臥推的最高紀錄增加了 50 磅，可以很確定他的一般臥推也會進步，但是半程架上推就不是這樣。

訓練者如果只用最大努力動作來超負荷，是一個很大的錯誤。如果重點只放在輔助的超負荷動作，可能會打破很多最高紀錄，但是基本母動作的進步非常有限。把更多重點放在最弱的輔助動作，這個方法遷移至主要動作的效果會更好。

倒退組：隨著訓練者越來越強壯與進階，以多組 5 下同重量累積訓練量的情況通常會減少。一年中可能會有短暫時間做多組 5 下同重量，但如果一直以這種方式訓練，身體的負擔會太大，因此動態努力組很受強壯訓練者的歡迎。但是請永遠記住，建立肌力最好的方式還是基本的多組 5 下，無論新手、中階者或是進階者都一樣。多數時間都專注於動態努力和最大努力的訓練者，每年都應花些時間來接觸多組 5 下。

將多組 5 下融入較進階計畫的絕佳方法，就是作為高強度組之後的倒退組。許多訓練者都發現，他們 5 下的最高紀錄，多半是出現在做完大重量 1 下之後。1 下不會帶來大量疲勞，所以有能量可以做倒退組。訓練者可降低一些重量，試著打破 5 下的最高紀錄，來取得良好的效果。訓練者第一次扛起 455 磅的槓鈴走出來時，可能會覺得很重。但如果先做完 2 組 1 下的 500 磅，就會感覺 455 磅輕很多，而且把 455 磅作為倒退組，可做的反覆次數可能會比用傳統方式暖身到這個重量更多。

奧林匹克舉重的混合模式

這個範例計畫適合嘗試建立肌力，並專心訓練奧林匹克舉重的訓練者。訓練者可能很想參與舉重比賽（中階者也可決定參加比賽）。即使他每週都在變強壯，還是可以選擇一個週六進行減量訓練，讓肌力和爆發力達到顛峰，藉此得到好處。爆發式訓練方法對很多運動都有好處，而即使沒有要比賽，類似的計畫可以讓訓練者花更多時間和精力在上膊、上挺和抓舉。如果可以的話，訓練者可以降低訓練量和強度一週的時間，來使用這個訓練循環，並在該週要結束的時候，安排測試或競賽。

本計畫深蹲的部分奠基於德州模式，週二做背蹲舉的訓練量，週四做前蹲舉，週六做高強度背蹲舉。

本計畫的訓練量日基本上會分為兩天，週一練奧林匹克舉重，而週二練深蹲和推系列動作。強度日分為週四和週六兩天，而星期五則是兩天非常累人訓練的休息時間。這個計畫的結構根本就是德州模式和分部位訓練的混合。

在週一的訓練量日，抓舉和挺舉總共約做 15 次。這些運動應強調在不失敗的情況下盡可能加重，組間休息大約只有 2 分鐘。15 組 1 下很適合訓練挺舉，而 8 組 2 下很適合抓舉，雖然兩個動作都可用每組 1 下來訓練。每天訓練很好的起始點，大約是上週四訓練的 90%左右，然後開始加重。如果要為了比賽而減量，可以在最後一、兩週把訓練量降為 6 至 8 組的 1 下。

深蹲和推系列動作的訓練量日，在前六週都會使用 5 組 5 下的訓練循環，而最後三週用動態努力方法來累積訓練量。訓練量和強度都會稍微降低以達到一些減量效果，而在深蹲訓練加上速度，會提升競賽或測試前的顛峰效果。

前六週強度日的深蹲或推系列動作使用大重量多組 1 下，而訓練者在最後三週會降低重量，試著打破 5 下的最大重量紀錄。前六週的多組 5 下和大重量多組 1 下是非常好的組合，讓測試前得以達到 5 下的最大重量。引入 DE 深蹲和創下背蹲舉 5 下最大重量，是非常強而有力的刺激，這時候訓練者的肌力會大幅提升，並同時降低競賽前的絕對負荷。硬舉在前六週會從很重的多組 5 下開始循環，希望可以在第六週達到 5RM 的顛峰，並在最後三週用大約 5 組 1 下的大重量硬舉。使用大重量 5 組 1 下的硬舉並增加負荷，應能讓訓練者拉系列動作的力量產生減量和顛峰效果。

訓練者在週四試著讓兩個奧林匹克舉重動作達到訓練的最大重量。真正的最大重量可能每天不一樣，但訓練者應盡可能常常做到最高紀錄。這天可允許失敗次數，但同重量的失敗次數不應超過 3 次。

奧林匹克舉重的延伸德州模式範例：

週次	週一	週二	週四	週六
1	抓舉 8 × 2 挺舉 15 × 1	深蹲 75%× 5 × 5 肩推 75% × 5 × 5 反手引體向上 3 × 5-8	抓舉最大重量 挺舉最大重量 前蹲舉 3 × 3	深蹲 5 × 1 肩推 5 × 1 硬舉 1 × 5
2	抓舉 8 × 2 挺舉 15 × 1	深蹲 75%× 5 × 5 肩推 75% × 5 × 5 反手引體向上 3 × 5-8	抓舉最大重量 挺舉最大重量 前蹲舉 3 × 3	深蹲 5 × 1 肩推 5 × 1 硬舉 1 × 5
3	抓舉 8 × 2 挺舉 15 × 1	深蹲 75%× 5 × 5 肩推 75% × 5 × 5 反手引體向上 3 × 5-8	抓舉最大重量 挺舉最大重量 前蹲舉 3 × 3	深蹲 5 × 1 肩推 5 × 1 硬舉 1 × 5

4	抓舉 8 × 2 挺舉 15 × 1	深蹲 75%× 5 × 5 肩推 75% × 5 × 5 反手引體向上 3 × 5-8	抓舉最大重量 挺舉最大重量 前蹲舉 3 × 3	深蹲 5 × 1 肩推 5 × 1 硬舉 1 × 5
5	抓舉 8 × 2 挺舉 15 × 1	深蹲 75%× 5 × 5 肩推 75% × 5 × 5 反手引體向上 3 × 5-8	抓舉最大重量 挺舉最大重量 前蹲舉 3 × 3	深蹲 5 × 1 肩推 5 × 1 硬舉 1 × 5
6	抓舉 8 × 2 挺舉 15 × 1	深蹲 75%× 5 × 5 肩推 75% × 5 × 5 反手引體向上 3 × 5-8	抓舉最大重量 挺舉最大重量 前蹲舉 3 × 3	深蹲 5 × 1 肩推 5 × 1 硬舉 1 × 5
7	抓舉 8 × 1 挺舉 8 × 1	深蹲 70% × 2 × 10 肩推 60% × 3 × 10 反手引體向上 3 × 5-8	抓舉最大重量 挺舉最大重量 前蹲舉 3 × 3	深蹲 5RM 肩推 5RM 硬舉 5 × 1
8	抓舉 8 × 1 挺舉 8 × 1	深蹲 75% × 2 × 10 肩推 65% × 3 × 10 反手引體向上 3 × 5-8	抓舉最大重量 挺舉最大重量 前蹲舉 3 × 3	深蹲 5RM 肩推 5RM 硬舉 5 × 1
9	抓舉 8 × 1 挺舉 8 × 1	深蹲 80%× 2 × 10 肩推 70% × 3 × 10 反手引體向上 3 × 5-8	抓舉最大重量 挺舉最大重量 前蹲舉 3 × 3	深蹲 5RM 肩推 5RM 硬舉 5 × 1

健力的德州模式

最近十年左右「運動專項體能」這個詞在私人教練和運動圈很流行，這讓很多教練錯誤地在健身房模仿特定運動的動作和需求，他們認為像是游泳或自行車等耐力運動需要長時間不斷用力，所以所有健身房的活動也應該是這樣。舉例來說，他們甚至會讓投手「丟」啞鈴。他們沒看到的關鍵是，大體而言，肌力屬於一般適應，而且會提升各種代謝區間的運動表現；而體能是一種非常專門的適應，游泳選手必須游泳，跑者必須跑步。在運動計畫中加入肌力訓練，會讓兩者的運動表現都提升，而變強壯最有效的方法，就是用基本槓鈴動作做多組 5 下。一般來說，運動的總時間越短，肌力訓練就越能提升該運動的表現。換句話說，大重量深蹲訓練對百米選手的好處，會大於馬拉松選手。

德州模式是一般肌力訓練非常有效的計畫，但缺點是很難恢復，而且很多訓練會需要很長的時間才能完成。對於多數競技運動員而言，德州模式可能不是最好的選擇，因為對身體的要求太大。必須平衡運動練習和體能訓練的運動員，可能很難有時間或精力完成 2 小時的訓練量日。但是，德州模式可能是一項運動最「運動專項」且最有效的訓練方法：健力。

如同典型的德州模式訓練，健力比賽很長、很難恢復，也使用相似的深蹲、臥推、硬舉形式。因此，使用德州模式訓練，讓訓練者得以準確預測真正的肌力，並讓身體準備好參加比賽。

許多健力選手都會使用一天訓練一個動作的計畫，例如：

週一：深蹲訓練
週三：臥推訓練
週五：硬舉訓練

許多訓練者用這種方法訓練，在競賽獲得很好的成果。但很多訓練者會遇到一個問題：這種訓練方法「不像比賽」。因為一天只訓練一個動作，他們無法準確計算比賽時臥推和硬舉的肌力（已經先做了 3 下非常重的深蹲）。3 下大重量深蹲帶來的負擔很大，對下肢和全身都一樣。如果訓練者每週的訓練習慣以臥推或硬舉開始，可能會很訝異比賽時的重量感覺比練習時重很多，尤其是硬舉。參加過健力比賽的人，都可以證明深蹲後腿部、臀部、下背部累積的疲勞。臥推項目往往持續非常久（因為很多訓練者報名「臥推單項」比賽，真的很煩），而最後一次深蹲後，往往過了好幾個小時才開始做硬舉，這個時候訓練者完全無法以最佳狀態來做硬舉。比賽準備的循環，顯然應讓訓練者在訓練的結尾做硬舉，或至少在深蹲之後就做硬舉。

傳統上，德州模式要求的每週進步，會根據前一週的表現。預先列出準備好的循環，通常比較適合進階訓練者。但是在準備比賽（尤其是訓練者的第一場比賽）的時候，通常建議保守一點，確定進步不會在比賽前幾週停滯。除非預先計畫訓練循環，否則訓練者不可能知道會發生什麼事，也沒辦法引導進步。比賽前幾週才試著修補一個破爛的課表，一點都不好玩。要避免上述狀況，很好的辦法是安排一個八至十二週的循環，在最後幾週保守做到最高紀錄組。因為其中包含重量調整，所以嚴格來說不屬於中階訓練方法，但如果訓練者可以完成整個訓練循環，不缺席訓練或搞砸訓練，這個方法在建立第一次比賽的信心上非常有幫助。

以下是比賽準備循環的一個範例。不一定一整年都要嚴格遵循這個特定循環，但這種計畫在比賽前八至十二週非常有效。訓練者會在同一天得到深蹲、臥推、硬舉很好的訓練，也會非常精準知道比賽當天的真實肌力。

訓練循環概況

訓練量日	恢復日	強度日或模擬比賽日
深蹲 70% × 5 × 5（從 70-75% 開始） 臥推 70% × 5 × 5（從 70-75% 開始） 直腿硬舉或早安 3 × 5 或爆發上膊（總共 10-15 下）或動態努力硬舉 10 × 1 或不做拉系列動作	深蹲 2-3 × 5（輕重量） 肩推 3 × 5 輕重量爆發上膊 3 × 3	深蹲 90% × 1 × 5 臥推 90% × 1 × 5（停頓） 硬舉 90%× 1, 倒退組硬舉 70-75% × 5 × 2-3

*訓練量日*顯然會從深蹲開始，而使用多組 5 下是因為這是建立肌力和肌肉量的最好辦法。依據訓練者的年齡和肌力，使用 3 至 5 組的深蹲。有時候稍微降低訓練量（做 3 至 4 組）對超過 30 歲的訓練者比較好。同理，有些訓練者體重較輕，能夠深蹲兩倍體重，或拿來做多組 5 下同重量，可能只需要 3 組 5 下就能得到足夠的壓力，不需要冒著過度訓練的風險做到 4 或 5 組。訓練者在這個訓練循環的開始時最多可使用 5 組，然後隨著重量加重、比賽時間接近，把組數降為 3 組，以避免在訓練計畫中發生任何失敗次數。

臥推的準則和深蹲大致相同。雖然訓練者較不可能因為做太多組臥推而過度訓練，年長或非常強壯的訓練者把組數從 5 組降到 3 至 4 組，可能得到一樣甚至更多的好處。和深蹲一樣，訓練循環開始時使用最多 5 組的臥推，隨著重量增加、恢復越來越困難，最後降為 3 組。累積臥推的訓練量時，不一定每一下都要暫停。只要動作型態正確，槓鈴碰胸就可以推起來。

這裡使用的範例有些保守，訓練量日從 1RM 的 70% 左右開始，對多數使用此計畫的訓練者來說，重量很可能輕了一些，訓練者可能覺得臥推的重量做起來非常容易。為了「讓輕重量變重」，前幾週的訓練量日可用窄臥推（食指放在槓鈴光滑處）。隨著重量每週增加，握距可逐漸變寬，越來越接近比賽使用的握距。窄臥推可讓寬臥推進步，而這是一個將窄臥推融入訓練計畫的好辦法。有些訓練者很喜歡做窄臥推，他們會將訓練量日「分」為比賽形式臥推組和窄臥推組。如果是這樣，訓練者可以做 3 組比賽形式臥推，然後稍微降低重量，做 2 組窄臥推。

訓練量日的最後是拉系列動作。大重量硬舉會留到強度日做，所以訓練量日有若干選擇。第一個選擇是用 DE 硬舉或爆發上膊來做動態努力。爆發上膊的主要好處是進步可以量化：如果成功接槓就代表拉的速度夠快，但 DE 硬舉本質上較為主觀，就很難精準評估進步。但對沒有非常強壯或爆發上膊技巧不太好的訓練者而言，DE 硬舉可能比較好，因為移動的重量更重。500 磅硬舉的 70% 是 350 磅，而多數硬舉 500 磅的人，爆發上膊不太可能做到 350 磅。如果是因為技術或爆發力不足，造成爆發上膊重量較輕，則 DE 硬舉的遷移效果可能更好。無論如何，學習用剛蹲完 5 組同重量深蹲的腿來做拉系列動作，非常有助於訓練者準備又長又累人的比賽。

訓練量日拉系列動作的第二個選擇，是用「慢速」拉系列動作，建議的動作包括直腿硬舉、抓舉式硬舉或早安，這些動作對於提升後側鏈肌力很有幫助。這個方法的缺點，就是很多訓練者無法從同一週兩個「很慢」的「吃力」拉系列動作恢復，然後在週五做大重量硬舉。對他們來說，5 組 2 至 3 下就很足夠。若要提升健身房中拆裝槓鈴槓片的效率，可在深蹲後（臥推前）直接做早安，因為槓鈴和蹲舉架已經調整好，訓練者也暖身完畢，只要在做完深蹲後降低重量，就可以直接做早安。

訓練量日拉系列動作的最後一個選擇，是完全不做拉系列動作。尤其對於非常強壯、訓練量很大的訓練者而言，接近 5RM 的 3 至 5 組 5 下深蹲就足以擾動體內平衡，讓強度日的深蹲和硬舉都能進步。對這名訓練者來說。週一不要把洞挖太深可能比較好。但是在準備比賽的長時間循環中，拉系列動作還是需要些訓練量。一個簡單的解決方法，就是在強度日的最後加上 1 組 5 下的倒退組。所以如果訓練者在週五以 500 磅做完多組 1 下的硬舉，也許可以退到 405 磅做 1 組 5 下，或甚至使用直腿硬舉或抓舉式硬舉等變化動作。重點是在多組 1 下的硬舉之後累積一些訓練量，而不要在每週開始的時候。許多訓練者會發現，這樣的安排比起每週做多次大重量硬舉更容易恢復。

恢復日顧名思義就是要恢復。深蹲只要用比週一少 20%左右的重量做 2 至 3 組就好。精確的組數不重要，重量比週一少多少也不重要，重點是要以完整的動作範圍來執行動作，重量也要夠輕，不能在當週增加太多壓力。肩推就是很理想的輕重量日動作，因為就算做得很吃力，也算是「輕重量日」，因為槓鈴上的重量比起兩天的臥推都少得多。此外，肩推可保護肩關節、避免受傷，除了是輔助動作之外，也是預防性的「預健」動作。在可選擇的眾多孤立式動作中，肩推是訓練肱三頭肌長頭的絕佳動作，而對臥推肌力而言，這是必須保持強壯的部位。肩推很適合 3 組 5 下。

恢復日可選擇要不要做拉系列動作。第三天還做拉系列動作，不管重量再輕，對許多訓練者都沒有好處。如果一定要做，應以動態方法做輕重量的上膊或抓舉。

比賽準備週期的***強度日***，也可稱為「模擬賽」。特別是比賽日期越來越接近時，訓練者和教練應盡可能模擬比賽情境。倒不是說訓練者要隔 2 小時才能做下一個動作，但可以了解比賽主辦單位的規則。每個動作給的指令是什麼？臥推暫停的時間一般會有多久？場上允許使用哪些裝備？如果要穿膝蓋綁腿，訓練者應練習纏繞綁腿的順序、了解需要花費的時間，並準備一條綁腿備用，以免一條遺失。比賽中綁腿的過程不宜太趕，訓練者也不應綁太快，否則就會帶著麻掉的雙腳上場深蹲。教練和訓練夥伴應在訓練時使用深蹲和臥推的指令，而如果訓練者是單獨訓練，應在心中預演這些指令。

最重要的是訓練刺激的模擬。訓練的安排，讓訓練者的身心都準備好在同一天做大重量深蹲、臥推和硬舉。此外，由於健力比賽每次都只做 1 下，所以備賽循環時也會使用多組 1 下。深蹲和臥推使用 5 組 1 下同重量是一個很實際的開始；硬舉只要做 3 組 1 下同重量，而隨著比賽越來越接近、開始感覺重量很重的時候，或許只要做 1 下最大重量就好。在賽前最後一週，深蹲和臥推也可以降至 3 組 1 下同重量，***但是訓練過程中絕對不應試著做 1RM***。如果訓練者在賽前有失敗次數，或因為最大重量帶來太大壓力，就表示訓練循環的安排太躁進，可能導致訓練者比賽時無法達到顛峰。

減量和顛峰：比賽準備循環要有效，關鍵是算準顛峰會發生在比賽日當天。如果沒有妥善的計畫，比賽當天很容易呈現過度訓練或停止訓練的狀態，兩種狀態都會造成比賽表現不盡理想。過度訓練發生的原因，通常是訓練者在訓練減量時降低的訓練量不夠，或是在太接近比賽時嘗試太大的重量。停止訓練發生的原因，則是訓練者根本不嘗試減量，而是直接停止訓練。

取決於訓練史、肌力，以及受傷狀態，進階訓練者在賽前安排的減量期可能持續數週。我們的中階者需要的減量期短很多，因為他每週都還有顯著進步。進階者針對比賽的安排都會以月為單位，而我們的中階者才剛決定要參加比賽，短期之內就有非常有效的方法。進階者會利用年度時程，安排在比賽當天打破最高紀錄，而我們的中階者每週仍以某種形式持續進步。本質上，中階者在週六的比賽無論如何都會創下最高紀錄，他只需要確定最高紀錄破得漂亮。若要達到這個目的，大約比賽前10天就要降低訓練量和強度。比賽前10天到一週，訓練者就不應咬牙硬做多組5下的高訓練量，也不應嘗試最大努力。多數訓練者如果持續用正確的方法訓練到比賽前，總和表現會更好，前提是訓練量和強度必須允許恢復發生，也必須讓肌力達到顛峰。

為了比賽減量的最好方法，就是設計計畫時從比賽當天往回推算訓練日。多數比賽都在星期六，所以比賽當週最後的訓練日會在週二或週三。這天會是訓練量日，但總訓練量和重量會比準備循環時少得多。從這裡往回推算，賽前的一個週末是輕重量的「模擬賽」。一般而言，訓練者會利用這天來想出比賽當天第一把重量怎麼抓，這邊的概念就是每個主要動作都要做到還算夠重的重量，這就是訓練量和強度降低循環的第一次訓練。在此之前，每次訓練都又重又辛苦。這個減量方法讓訓練者大概有一週半的時間在賽前促進恢復。

以下是最後兩週訓練的概況：

週六：最後一次大重量模擬比賽（最好是最高紀錄）
週二：最後一次大重量訓練日（創下多組5下同重量的最高紀錄）
週四：恢復日
週六：輕重量模擬比賽，最重做到第一把重量（90-95%）
週二或週三：輕訓練量日（80% × 2 × 3）
週六：比賽日

十二週健力比賽準備循環的百分比範例：

第一週

週一	週三	週五
深蹲 70% × 5 × 5	深蹲 60-65% × 5 × 3	深蹲 90% × 1 × 5
早安 2 × 5	肩推 3 × 5	臥推 90% × 1 × 5
臥推 70% × 5 × 5	爆發上膊 3 × 3	硬舉 90% × 1, 75% × 5

注意：訓練量日和強度日的重量都應感覺相當輕。訓練者應專心利用這週來鑽研技巧和好的槓鈴移動速度。訓練量日的臥推可做窄臥推，強度日的臥推應用比賽時的握距和技巧。

第二週至第六週

週一	週三	週五
深蹲 5 × 5	深蹲 3 × 5	深蹲 5 × 1
早安 2 × 5	肩推 3 × 5	臥推 5 × 1
臥推 5 × 5	爆發上膊 3 × 3	硬舉 1 × 1, 75% × 5

循環中調整：訓練者已到訓練循環的一半，並已決定稍微調整計畫。他不再能完成訓練量日所有的窄臥推，但還是想將窄臥推包含在計畫中，所以他決定將訓練量日分為 3 組比賽形式臥推，以及 2 組窄臥推。所以他在前 3 組會按照計畫持續進步，然後稍微降低重量，完成最後 2 組 5 下的窄臥推。窄握在訓練循環接下來的時間，大約會以每週 2.5 磅的速度進步。

訓練者每週做 3 次拉系列動作，也累積不少下背部的疲勞，所以他決定每週只做一次大重量或「慢速度」硬舉。早安會從計畫中移除，而週五的硬舉做完後，會加上 1 組直腿硬舉作為倒退組。這個動作改變的主要原因是拆裝槓鈴的效率。在健身房裡，深蹲後做早安比較有效率，而一般硬舉後直接做直腿硬舉比較容易。訓練者也決定硬舉在週五只做到 1 下最大重量，而非 3 下，而在恢復日則不做任何拉系列動作。爆發上膊會移到訓練量日，做大約 10 組 1 下，這樣其實會幫助訓練者更能適應深蹲、推系列動作和拉系列動作的順序。從 3 下改為 1 下，讓疲勞的訓練者更能在累人的深蹲訓練後，以爆發的方式和好的姿勢拉起槓鈴。

計畫最後的調整是訓練週的時程安排。多數比賽都在週六早上，因此建議讓身體適應在早上舉起重量。如果訓練者一般都在傍晚甚至晚上訓練，比賽日當天早上 10 點就要蹲大重量，可能是非常大的震盪，他可能也會覺得這個重量比平常訓練時更重。這個時程調整，讓訓練者開始教自己的身體在一天中新的時候拿出良好表現，並且實驗一些變動因素，例如幾點起床、幾點吃早餐等等。

第七週至第九週

週二	週四	週六（早上 10 點）
深蹲 5 × 5		深蹲 5 × 1
臥推 3 × 5	深蹲 3 × 5	臥推 5 × 1
窄臥推 2 × 5	肩推 3 × 5	硬舉 1 × 1
爆發上膊 10 × 1		直腿硬舉 1 × 5

第十週

週二	週四	週六 *
深蹲 5 × 5 臥推 3 × 5 窄臥推 2 × 5 爆發上膊 10 × 1	深蹲 3 × 5 肩推 3 × 5	深蹲 5 × 1 臥推 5 × 1 硬舉 1 × 1** 直腿硬舉 1 × 5

* 本循環最後一個高強度日

** 不要做到最大努力

第十一週

週二 *	週四	週六 **
深蹲 5 × 5 臥推 3 × 5 窄臥推 2 × 5 爆發上膊 10 × 1	深蹲 3 × 5 肩推 3 × 5	深蹲 1 × 1（第一把） 臥推 1 × 1（第一把） 硬舉 1 × 1（第一把）

* 最後的訓練量日

** 輕重量模擬比賽，做到預計比賽最高紀錄的 90-95%

第十二週（比賽週）

週三	週六
深蹲 75-80% × 2-3 × 3 臥推 75-80% × 2-3 × 3	比賽

以上是用百分比做出的假設性計畫，目的是說明減量，實際的計畫不一定要這樣算。百分比僅用於展示類似計畫的架構，但重量應根據個人能力調整。

有時候，訓練者在比賽準備循環上，會發現作為訓練量的 5 組 5 下無法一路持續進步到比賽。如果訓練者無法在訓練量日完成 5 組 5 下同重量，可使用倒退組來維持訓練量，同時降低整體負荷。訓練者通常可以成功完成第 1 組 5 下，但因為第 1 組帶來的疲勞，可能無法完成第 2 到第 5 組。訓練者越強壯，這個問題就越嚴重。解決的方法，是繼續做 1 組 5 下的大重量，然後降低大約 5%至 10%的重量，再做 4 組 5 下。

另一個選擇是繼續使用 5 組同重量，但將次數減為 3 下。這個方法比較不理想，因為大重量 3 下的效果很快就會消失，如果可以的話，訓練者應盡量用多組 5 下來持續進步。幾十年來，多組 5 下證實是肌力成長的主要催化劑。範例如下：

第八週：455 × 5 × 5
第九週：460 × 5（460 × 4, 3, 3, 3），訓練者第 2 到第 5 組做不到 5 下
第十週：465 × 5（445 × 5 × 4）
第十一週：470 × 5（450 × 5 × 4）
第十二週：比賽週

輔助訓練：在健力專項訓練計畫中，深蹲、臥推和硬舉以外的任何動作都是輔助動作。在比賽準備計畫中，只應加入一些輔助動作，這些動作都應能讓訓練者提升表現，而非影響表現。輔助動作的訓練量和訓練強度都必須嚴格控制，例如肩推、上膊、直腿硬舉、窄臥推等等。一般而言，輔助訓練不會超過 2 至 3 組，每組大多做 5 下（上膊則是 3 下以下）。其他槓鈴動作如果做到 10 至 12 下的範圍，可能會有增加額外痠痛的風險，可能影響接下來的訓練日；如果做到 5 下以下，會對神經系統產生過量的需求，而神經系統每週在做完多組 1 下的三項比賽動作後，已經非常疲勞。所以如果訓練計畫說肩推要做 3 組 5 下，**就是 3 組 5 下**。重量必須每週調整，避免產生失敗次數，也避免少於 5 組的訓練。這可能代表必須在執行訓練計畫的過程中，數次調整輔助動作的重量。

分部位訓練模式

到目前為止，每週 3 天的全身訓練計畫非常有效。事實上，多數人整個訓練生涯都使用這個基本計畫，都可以獲得很好的效果。這種方法利用時間的效率很高，也是非常完整的訓練。但是，有一些改變這個模式的理由。

一個可能的理由就是「無聊」。訓練應該要很有趣，這樣才會有更多進步。不同人對於變化的心理需求不同，對於重複時程的忍受程度也不同。對某些人來說，想到年復一年用同樣的方法每週訓練全身3次，大概不會太開心。對這些人而言，週間或每週變化更多的計畫，可能會有更好的效果。

對某些人來說，轉變訓練目標或需求，來結合健身房運動與競技運動更專項的訓練，能夠帶來改變。理由可能是時間限制，或需要避免全身訓練帶來的系統性疲勞，以免干擾運動專項訓練。***分部位訓練***可以解決這個問題，方法是將訓練負荷依據各動作的功能與解剖學差異，分為更容易應付的部分。

一般而言，訓練者肌力提升後，會從德州模式轉為分部位訓練。非常強壯的訓練者，常常需要 2.5 小時完成德州模式非常困難的訓練量日。許多人無法在 1 次肌力訓練花那麼多時間，也沒有能力恢復。用「身體部位」來把很長的訓練分成很多天，常常是最好的解決辦法。

分部位訓練也讓訓練者能夠更專注於每一個動作本身。一個非常強壯的人，做完 500 磅 5 組 5

下的深蹲後，就沒什麼力氣做其他事了，如果當次訓練也練上肢動作，表現會大打折扣。

分部位訓練也比傳統訓練全身的德州模式更彈性。因為訓練者每次核心動作的訓練變少，如果需要的話，通常就可以開始加入輔助訓練。但是這個彈性也可能是個缺點。如果妥善利用，輔助動作是很有用的工具，但如果計畫太過彈性，可能使訓練者沒那麼專注在基本動作，並分心去做太多輔助動作，其中很多可能沒有效果。如果一名訓練者花在輔助動作的時間多於主要槓鈴動作，就是「乞丐趕廟公」，他可能就必須重新思考他的訓練。

有許多方法可以安排或「分開」訓練量。訓練者多半會選一天來做推系列動作，另外一天做深蹲和拉系列動作。從恢復的觀點來看，這個安排非常合理。安排輔助訓練的方法也有一些，第一個是在推系列動作日做所有的上肢動作，在深蹲、拉系列動作日做其他的下肢動作。背部訓練（正反手的引體向上）使用手臂和背部都很多，所以放在上肢日：

上肢（週一／週四）	下肢（週二／週五）
臥推或肩推	深蹲
胸／肩輔助動作	拉系列動作
背部	
手臂	

另一種方法會創造壓力分配的額外波動。在下列的四日分部位訓練中，2 天相對「輕鬆」，2 天相對「辛苦」。週間訓練壓力的波動，對長期進步有益。將波動最大化的方法，就是把背部和上背部訓練放在下肢日。這麼做很合理，因為背部在所有拉系列動作都扮演很重要的角色，而且可以確保有足夠時間和精力來做肱三頭肌的輔助動作，這對強大的臥推和肩推來說很重要。

用這種方法安排的課表會像這樣：

第一日（「輕鬆」日）	第二日（「辛苦」日）
臥推或肩推	深蹲
胸／肩輔助動作	拉系列動作（硬舉、上膊等等）
肱三頭肌輔助動作	上背部輔助動作（引體向上、划船等等）

每週時程改變的另一種好範例，是競技鉛球選手的時程改變，從每週 3 天的訓練計畫改為每週 4 天，如下：

週一：深蹲和推系列動作

週三：拉系列動作（例如上膊和抓舉），以及其他背部訓練
週四：深蹲和推系列動作
週六：爆發力動作

這個做法很合適，有幾個理由。鉛球等運動的運動員，通常每週會有好幾天的技術導向訓練，會投擲各式各樣的器具，並使用某種形式的增強式和衝刺訓練。全身肌力訓練後的隔天，很難做到高品質的技術訓練，正如完成 30 次投擲訓練後的一、兩個小時以內，深蹲、拉系列動作、推系列動作都會受到影響。很多人認為鉛球最重要的動作（抓舉、上膊、上挺及其相關動作等動態動作）要獨立一天訓練，讓訓練者可以花足夠的心力在這些動作上。

許多競技健力選手會使用以下的訓練時程：

週一：臥推和相關動作
週二：深蹲和硬舉動作
週四：臥推和相關動作
週五或週六：深蹲和硬舉動作

對健力選手來說，分部位訓練的目的與鉛球選手不同。由於健力運動使用的特殊器材，讓訓練者必須花更多時間訓練每一個動作。把三個動作放在同一天訓練，常會對身體帶來大量壓力，而且訓練時間會持續 4 小時，對很多人來說不理想也辦不到。臥推最好在深蹲前一天訓練，就不會受深蹲和硬舉的疲勞影響。深蹲和硬舉在功能上和解剖學上是相關動作，可一起訓練。由於使用的重量非常重，且會使用深蹲裝、臥推裝及健力綁腿，多數競技健力選手每週不可能用大重量訓練深蹲和臥推超過一次。因為使用的基本肌群差不多，可以將大重量深蹲和輕重量硬舉列入 1 次訓練，並將大重量硬舉和輕重量深蹲列入另 1 次。

四日德州模式

從德州模式訓練轉為分部位訓練的合理方法，是每週開始時維持同樣形式的高訓練量、低強度訓練，一路到週末的高強度、低訓練量訓練，由於配置上與德州模式類似，這個方法稱為「四日德州模式」。本質上，任何德州模式計畫都可以拆成 4 次，並用這種方法訓練。在這個非常基本的架構內，有若干方法可以安排動作、組數、次數。但大體而言，德州模式的所有原則，也都會應用於這類分部位訓練。兩者的一個重要差異，是分部位訓練的週間沒有恢復日，而這點對於訓練計畫的影響，最終取決於個人差異和耐受程度。

在德州模式的小節中，討論了一些方法讓基本動作進步，其中最基本的兩個方法是「毫不保留」和循環強度日。以下是將這個方法分為 4 天的基本概況。這個 4 天分部位的第一版本，對很多訓練者來說會覺得很熟悉，會維持隔週使用輕重量臥推和輕重量肩推。這個計畫不會在同一週訓練到臥推和肩推的訓練量和訓練強度，之後的計畫才會。

基本的四日德州模式分部位訓練：

第一週

週一（訓練量臥推）	週二（訓練量深蹲／拉系列動作）	週四（強度臥推／輕重量肩推）	週五（強度深蹲／拉系列動作）
臥推 5 × 5 臥推輔助動作	深蹲 5 × 5 爆發上膊 5 × 3	臥推 1 × 5, 2 × 3, 3 × 2, 5 × 1 輕重量肩推 3 × 5	深蹲 1 × 5, 2 × 3, 3 × 2, 5 × 1 硬舉 1 × 5, 1 × 3, 1 × 2, 1 × 1

第二週

週一（訓練量臥推）	週二（訓練量深蹲／拉系列動作）	週四（強度臥推／輕重量肩推）	週五（強度深蹲／拉系列動作）
肩推 5 × 5 肩推輔助動作	深蹲 5 × 5 爆發上膊 5 × 5 （或爆發抓舉 6-8 × 2）	肩推 1 × 5, 2 × 3, 3 × 2, 5 × 1 輕重量臥推 3 × 5	深蹲 1 × 5, 2 × 3, 3 × 2, 5 × 1 硬舉 1 × 5, 1 × 3, 1 × 2, 1 × 1

訓練者在使用這個計畫時，會遵循和德州模式基本版本一樣的模式。從第一週開始，試著盡可能在強度日創下新的 5RMs。隨著各動作的進步開始趨緩，繼續增加槓上的重量，同時將反覆次數降至 2 組 3 下，接著是 2 至 3 組的 2 下，最後變成 1 下。做過幾輪以後，訓練者可開始在強度日使用不同反覆次數的循環（在德州模式的小節也說明過）。以下是六週循環計畫的結構概況（以深蹲和肩推為例）：

週次	週一	週二	週四	週五
1	深蹲 5 × 5	肩推 5 × 5	深蹲 2 × 3	肩推 2 × 3
2	深蹲 5 × 5	肩推 5 × 5	深蹲 3 × 2	肩推 3 × 2
3	深蹲 5 × 5	肩推 5 × 5	深蹲 5 × 1	肩推 5 × 1
4	深蹲 5 × 5	肩推 5 × 5	深蹲 2 × 3	肩推 2 × 3
5	深蹲 5 × 5	肩推 5 × 5	深蹲 3 × 2	肩推 3 × 2
6	深蹲 5 × 5	肩推 5 × 5	深蹲 5 × 1	肩推 5 × 1

四日德州模式：第二版本

第二個方法是比較困難的四日分部位訓練模式，並且有新的起伏（每週訓練臥推和肩推的訓練量和強度，並集中在同一次訓練）。這和之前的範例計畫不同，之前的做法是每週只訓練臥推或肩推其中之一的訓練量和強度，另一個動作做輕重量。以下是本計畫的整體結構：

週一	週二	週四	週五
訓練量臥推 訓練量肩推	訓練量深蹲 訓練量拉系列動作	強度臥推 強度肩推	強度深蹲 強度拉系列動作

到了這個訓練階段，很多訓練者會在臥推和肩推選一個作為優先動作（臥推比較常見，如同競技健力選手），而這兩個動作的精準平衡就沒那麼重要。然而，許多運動員和一般肌力訓練者會想要同樣重視這兩個動作，如此一來，訓練者必須每週改變這兩個動作的優先順序。為了避免停滯，肩推和臥推在同一次訓練都做大重量的時候，建議改變各動作的訓練方法。

一個可以在此階段加入計畫的有用工具，是 8 下反覆次數的訓練組。多組 8 下很能夠累積基本槓鈴動作的訓練量，並同時輕微降低負荷，讓訓練者從單調的多組 5 下喘口氣。週一的次要動作最適合用每組 8 下。

訓練計畫範例：

第一階段：深蹲 ／ 硬舉做到 5RM。

第二階段：深蹲 ／ 硬舉做到 1 下或 2 下。

週次	週一	週二	週四	週五
1	臥推 5 × 5 肩推 3 × 8 仰臥拉舉 3 × 10-12	深蹲 5 × 5 爆發上膊 5 × 3 臀腿舉 ／ 反手引體向上 3 × 10	臥推 5 × 1 肩推 3-5RM 雙槓下推 3 × 15	深蹲 5RM ／ 5 × 1 硬舉 5RM ／ 1 × 2 屈體划船 3 × 10
2	肩推 5 × 5 臥推 3 × 8 仰臥拉舉 3 × 10-12	深蹲 5 × 5 爆發抓舉 6 × 2 臀腿舉 ／ 反手引體向上 3 × 10	肩推 5 × 1 臥推 3-5RM 雙槓下推 3 × 15	深蹲 5RM ／ 5 × 1 硬舉 5RM ／ 1 × 2 屈體划船 3 × 10

（5RM ／ 5 × 1 的意思是在第一階段做到 5RM，第二階段做到 5 組 1 下。）

這是一個非常單純又有彈性的計畫，許多訓練者很喜歡，因為所有能力都練到了一些，包括肌力、爆發力、肌肉生長。這個計畫的重點是 1 下的組數和多組 5 下。8 下的組數作為訓練量日的第二個動作，用於肩推和臥推，維持高訓練量，但降低負荷，讓訓練者從單調的多組 5 下喘口氣。

在這個計畫中，第一「階段」基本上在訓練者深蹲和硬舉 5RM 停止進步時結束，然後轉成多組 1 下或 2 下。至於肩推和臥推則不太有階段的分別，而是每週在強調臥推和強調肩推之間轉換。如果訓練者有參加健力比賽，則整年都會強調臥推。本計畫一個保守的出發點（使用百分比）是：1 下＝90%，5RM ＝ 80%，5 × 5 ＝ 70%，3 × 8 ＝ 60%。

健力或爆發力型運動的計畫：

第一階段：訓練量用 5 × 5，強度用 DE 組。

第二階段：訓練量用 DE 組，強度用 1-5RMs。

中階者只要持續進步，兩個階段的計畫都可以使用。第一階段的目標是盡可能創下新的 5 組 5 下最高紀錄，同時在強度日微調 DE 訓練。進步停滯後，訓練者可將訓練量日的壓力源轉換成 DE，並稍微調高重量百分比。強度日使用大重量的多組 1 下同重量，盡可能把進步時間拉長，最後會到達新的 1RMs。第二階段不做 DE 訓練量硬舉，訓練者會訓練至大重量的 2 下或 1 下，持續的週數越多越好。

由於這是健力計畫，就比較不需要在意肩推是否有平衡訓練，雖然還是可以規律訓練肩推。所有其他輔助訓練的目的，都是針對主要動作的個別弱點改善。

以下是這個計畫的六週概況，將說明訓練者邁向 5 組 5 下極限重量的最後三週，然後轉到第二階段。

第一階段

週次	週一	週二	週四	週五
1	臥推 315 × 5 × 5 負重雙槓下推 2 × 10-12 肱三頭肌下推 3 × 10-15	深蹲 425 × 5 × 5 早安 3 × 5 滑輪下拉 4 × 10	臥推 225 × 3 × 10 肩推 3 × 5 仰臥拉舉 3 × 8-10	深蹲 300 × 2 × 10 硬舉 385 × 1 × 10, 455 × 1, 515 × 1 屈體划船 4 × 10
2	臥推 320 × 5 × 5 負重雙槓下推 2 × 10-12 肱三頭肌下推 3 × 10-15	深蹲 430 × 5 × 5 早安 3 × 5 滑輪下拉 4 × 10	臥推 245 × 3 × 10 肩推 3 × 5 仰臥拉舉 3 × 8-10	深蹲 325 × 2 × 10 硬舉 405 × 1 × 10, 475 × 1, 525 × 1 屈體划船 4 × 10

3	臥推 325 × 5, 5, 5, 4, 4 負重雙槓下推 2 × 10-12 肱三頭肌下推 3 × 10-15	深蹲 435 × 5, 5, 5, 4, 3 早安 3 × 5 滑輪下拉 4 × 10	臥推 265 × 3 × 10 肩推 3 × 5 仰臥拉舉 3 × 8-10	深蹲 350 × 2 × 10 硬舉 425 × 1 × 10, 485 × 1, 535 × 1 屈體划船 4 × 10

第二階段

週次	週一	週二	週四	週五
4	臥推 235 × 3 × 10 肩推 3 × 5 肱三頭肌下推 3 × 10-15	深蹲 315 × 2 × 10 直腿硬舉 3 × 5 滑輪下拉 4 × 10	臥推 355 × 1 × 5 啞鈴臥推 3 × 6-8 仰臥拉舉 3 × 8-10	深蹲 475 × 1 × 5 硬舉 550 × 1-2 屈體划船 4 × 10
5	臥推 255 × 3 × 10 肩推 3 × 5 肱三頭肌下推 3 × 10-15	深蹲 340 × 2 × 10 直腿硬舉 3 × 5 滑輪下拉 4 × 10	臥推 365 × 1 × 5 啞鈴臥推 3 × 6-8 仰臥拉舉 3 × 8-10	深蹲 485 × 1 × 5 硬舉 555 × 1-2 屈體划船 4 × 10
6	臥推 275 × 3 × 10 肩推 3 × 5 肱三頭肌下推 3 × 10-15	深蹲 365 × 2 × 10 直腿硬舉 3 × 5 滑輪下拉 4 × 10	臥推 375 × 1 × 5 啞鈴臥推 3 × 6-8 仰臥拉舉 3 × 8-10	深蹲 495 × 1 × 5 硬舉 560 × 1-2 屈體划船 4 × 10

高訓練量／低強度－低訓練量／高強度訓練模式，以下說明第三種方法：

週一	週二	週四	週五
強度臥推 訓練量肩推	強度深蹲 訓練量拉系列動作	強度肩推 訓練量臥推	強度硬舉 訓練量深蹲

這種安排的好處是每個動作每週都能在完整恢復的情況下訓練，讓訓練者每週都有機會接觸每個動作的最大負荷；而壞處是壓力的系統性波動較小。將大部分的壓力源放在每週的開始是有好處

的。在這個方法下，每次訓練都是負荷較重的高訓練量。一般來說，這個方法對多數訓練者來說較辛苦。

以下是基於這個概念設計的訓練計畫範例概況：

週一	週二	週四	週五
臥推 5RM 肩推 5 × 5	深蹲 5RM 爆發上膊 5 × 3	肩推 5RM 臥推 5 × 5	硬舉 5RM 深蹲 5 × 5

使用這種架構的訓練者會「耗盡」每個強度動作的進步，同時試著維持多組同重量的訓練量。一旦 5RM 耗盡後，會開始降次數降至 3 下、2 下、1 下。

同樣的方法可以在強度日訓練使用循環方法，而不用耗盡強度日的進步：

		第一週	第二週	第三週
週一	臥推	2 × 3	3 × 2	5 × 1
	肩推	5 × 5	5 × 5	5 × 5
	肱三頭肌伸展	3 × 10-12	3 × 10-12	3 × 10-12
週二	深蹲	2 × 3	3 × 2	5 × 1
	直腿硬舉	3 × 5	3 × 5	3 × 5
	屈體划船	3 × 10	3 × 10	3 × 10
週四	肩推	5 × 1	2 × 3	3 × 2
	臥推	5 × 5	5 × 5	5 × 5
	雙槓下推	3 × 8-10	3 × 8-10	3 × 8-10
週五	硬舉	1RM	3RM	2RM
	深蹲	5 × 5	5 × 5	5 × 5
	臀腿舉／反手引體向上	3 × 10	3 × 10	3 × 10

週一和週二動作（臥推和深蹲）的時程設計，與週四和週五動作（肩推和硬舉）有些不同。臥推和深蹲依循 3、2、1 模式，肩推和硬舉則是 1、3、2。不一定要這樣安排，但是次數的波動，可避

免訓練者在同一週做到四個動作的大重量 1 下。訓練負荷的波動，可使訓練者避免過度疲勞，以及在訓練循環中太早出現停滯。

使用這類計畫時，應保持高訓練量。重量很重要，但訓練量日重量不宜重到產生失敗次數。要繼續維持多組 5 下同重量，訓練者一開始可能必須調整幾次重量。

以下是另一個使用輪換訓練量日和強度日的計畫範例。在這個範例中，訓練者結合動態努力訓練、大重量多組 1 下同重量，以及 5 組 5 下。加上架上拉和抓舉式硬舉與傳統硬舉輪替，以避免訓練者卡關。另外，為了避免要求訓練者在每個訓練日都做到大重量多組 1 下，本計畫將以兩個不同循環進行。第一個循環的深蹲和臥推使用多組 1 下；肩推和硬舉使用多組 5 下。幾週後，訓練者可將兩者對調。

第一階段

		第一週	第二週	第三週
週一	臥推	5 × 1	5 × 1	5 × 1
	肩推	60% × 3 × 10	65% × 3 × 10	70% × 3 × 10
週二	深蹲	5 × 1	5 × 1	5 × 1
	硬舉	70% × 1 × 10	75% × 1 × 10	80% × 1 × 10
週四	肩推	5 × 5	5 × 5	5 × 5
	臥推	60% × 3 × 10	65% × 3 ×10	70% × 3 ×10
週五	深蹲	60% × 2 × 10	65% × 2 × 10	70% × 2 ×10
	架上拉	5RM	5RM	5RM

第二階段

		第四週	第五週	第六週
週一	臥推	5 × 5	5 × 5	5 × 5
	肩推	60% × 3 × 10	65% × 3 × 10	70% × 3 × 10
週二	深蹲	5 × 5	5 × 5	5 × 5
	爆發上膊	5 × 3	5 × 3	5 × 3
週四	肩推	5 × 1	5 × 1	5 × 1
	臥推	60% × 3× 10	65% × 3 × 10	70% × 3 × 10

週五	硬舉與抓舉式	1 × 1-2	1 × 1-2	1 × 1-2
	硬舉輪替			
	深蹲	60% × 2 × 10	65% × 2 × 10	70% × 2 × 10

每個循環的長度都可以調整。以上計畫中的三週循環，僅說明設計訓練的原則。更重要的是訓練者計畫每週要做 4 次高強度訓練時，訓練週內負荷的波動很重要。每週 4 個動作都做到大重量多組 1 下，進步可能很快就會結束。然而，大重量多組 1 下和多組 5 下這個極簡單的輪換，可以帶來很長時間的進步。

內布拉斯加模式

以下訓練計畫是根據內布拉斯加大學的博伊德·埃普萊（Boyd Epley）所發揚光大的模型而設計，這是美國第一個以奧林匹克舉重作為競技運動訓練主要工具的肌力體能計畫之一。這個模型也遵循每週從高訓練量到高強度的模式，但是每週 4 次都是全身訓練。每次訓練是根據「快和慢」來安排。

週一	週二	週四	週五或週六
爆發抓舉 6 × 2 爆發上膊 6 × 3 架上上挺 3 × 2	深蹲 5 × 5 臥推／肩推 5 × 5 屈體划船 4 × 8／反手引體向上 3-5 × 8+	爆發抓舉 5 × 1 爆發上膊 5 × 1 架上上挺 3 × 1	深蹲 5RM 臥推／肩推 5RM 硬舉 5RM

（臥推和肩推每週輪換）

（屈體划船和反手引體向上每週輪換）

分部位訓練：大重量日與輕重量日

隨著訓練者越來越強壯，可能會得利於壓力稍微較小的週訓練計畫，也就是同一週未同時包含訓練量和強度訓練的計畫，對於年紀稍長、恢復能力較差的訓練者更是如此。一個解決方法，就是每個動作在週間訓練 1 次大重量，以及 1 次輕重量。必須了解的是，這裡的輕重量和訓練量日不一樣。訓練量日確實比強度日輕，但在它們特定的反覆次數範圍內，仍不算是輕重量。輕重量日的目的是促進恢復，並維持各動作的神經肌肉路徑效率。加入輕重量深蹲日通常最有用，尤其是對於年長訓練者。

許多訓練者和教練不太喜歡在這個訓練階段使用輕重量日。確實，許多訓練者不管是否加入輕重量日，得到的結果大致相同。是否要使用輕重量日，可依個人情況決定。

範例計畫：

週一	週二	週四	週五
臥推 輕肩推	深蹲 輕拉系列動作	肩推 輕臥推	輕深蹲 硬舉

怎樣才叫「重」？很簡單，我們可將重想成「有壓力」。大重量日必須有足夠的擾動效果，讓下週可出現適應和表現進步，這代表大重量日必須包含訓練量成分。一般而言，多組 5 下同重量的效果非常好。訓練者在 5 下的訓練組停止進步時，可短暫減少反覆次數，再重新開始使用 5 下的訓練組。從 5 下到 1 下的短暫循環也很有用。

什麼是「輕」？輕的動作基本上代表兩件事：基本動作可用幾個中等負荷組（65% × 5 × 3）來重複，或用壓力比母動作小的動作來替代。只要訓練量控制得當，這個方法很有效。例如，只要使用適當負荷，窄臥推可視為較輕的臥推替代動作，大約用 3 組 5 下來訓練。爆發上膊或爆發抓舉則是輕重量日代替硬舉的好動作。

分部位訓練：分日使用大重量、輕重量

週一	週二	週四	週五
臥推 6 × 3 輕肩推 6 × 2 雙槓下推 3 × 10-15	深蹲 6 × 3 爆發抓舉 6 × 2 臀腿舉／反手引體向上 3 × 10	肩推 6 × 3 窄臥推 6 × 2 雙槓下推 3 × 10-15	輕深蹲 6 × 2 爆發上膊 6 × 3 硬舉 1 × 3

以上屬於分部位訓練計畫，適合體能良好的一般肌力訓練者。這個計畫執行起來並不容易，但訓練者每天只需要做一項「辛苦」的動作。「6 組」的計畫是從以前俄羅斯的深蹲計畫衍生而來，但已調整成適合中階者的計畫。對於長時間使用 5 組 5 下訓練的人來說，這個計畫是改變步調的好辦法。這是一個很好的短期計畫，可放在以 5 下訓練組為主的計畫中間。本計畫對深蹲、肩推（臥推）、和拉系列動作同樣重視，也包含訓練肌力、爆發力和肌肉量的動作。每個動作每週訓練 2 次，一次重、一次輕。深蹲和肩推的輕重量，是以 3 下大重量的 80% 做 2 下 6 組。整個訓練循環中，輕重量日的動作都不應增加重量。訓練者應試著逐次加快槓鈴的移動速度，因為他的 6 組 3 下動作每週都在進步。本計畫的臥推和硬舉使用較輕，且壓力比母動作小的變化動作（在這個例子中使用的是窄臥推和爆發抓舉）。

這個計畫中，大重量訓練量日和大重量強度日不會放在同一週。每週後面的輕重量日是要維持每個動作的神經路徑順暢，而非增加額外壓力。本計畫的大重量日使用非常簡單的系統：讓每個動作的 6 組 3 下進步越多週越好，然後將訓練量大幅減少至 3 組 3 下（輕重量日是 3 組 2 下）。訓練者利用重量減輕的減量效果，每週的 3 組 3 下持續進步。訓練者到此時停止進步時，這個循環就會停止，最後用 3 下或 2 下的最大重量來作結。到這個時候，可再開始一次同樣的循環（同樣以 6 組 3 下開始，但重量比前一個訓練週期更重，或改成其他的中階計畫）。

一日一動作

任何分部位訓練最基本的版本，就是一天訓練一個動作，而且每個動作每週只做一次，沒有輕重量日，也不區分訓練量和強度。再次提醒，訓練者之所以是中階者，是因為每週都還能打破最高紀錄。如果訓練者每個主要動作每週只練一次，一定可在當次訓練創造足夠壓力而產生適應，那麼下週的表現就會提升。

如果訓練者無法執行這個每週只練一次個別動作的計畫，可能必須使用本章先前介紹的那些壓力較大的計畫。許多一天只訓練一個動作的訓練者，在主要動作以外都會加入大量的輔助訓練，這樣會帶來足夠的壓力，讓下週的表現進步。

使用一日一訓練的理由和一般人的作息有關。人們的生活很忙碌，而很多訓練者一天沒辦法花超過 1 小時訓練。訓練者的肌力達到某個程度後，光是一個基本的大重量槓鈴動作，暖身組、訓練組、組間休息加起來就要 30 到 60 分鐘。用盡全力做 5 組 5 下深蹲，加上 10 分鐘的組間休息，這樣光是休息時間就花了 40 分鐘。因此，訓練者一天只訓練一個辛苦的動作，也許在訓練組後加上一些壓力較小、較省時間的輔助動作，這樣常常比較可行。對於花很多時間準備專項運動的高階運動員而言，這類的計畫可能比較合適。舉例來說，綜合格鬥選手常常每天要練習 2 次（一次搏鬥、一次陪練），也必須找時間在比賽前執行高閾值的體能訓練，因此沒有太多時間或精力做長時間的肌力訓練。

與其在很短的時間內忙著做兩三件事，不如把一件事情做好。在健力界，訓練者很多年來都使用類似以下的分部位訓練：

週一：深蹲、輔助動作
週三：臥推、輔助動作
週五：硬舉、輔助動作

以下的訓練範例，可能適合想增加肌肉量和改善體態的一般肌力訓練者。重點應擺在完成每日的主要槓鈴動作，如果有時間和精力再完成輔助訓練。

週一：臥推日、輔助動作（肩膀和肱三頭肌）
週二：深蹲日、輔助動作（腿後肌和背部）
週四：肩推日、輔助動作（胸部和肱三頭肌）
週五：輕重量深蹲 *、硬舉、輔助動作（背部）

* 因為硬舉的訓練量通常小於其他三個主要槓鈴動作，建議加入第二次的深蹲訓練（如果可能）。這會是輕重量深蹲日，組間休息時間較短，應能融入訓練者的日常生活。

		第一週	第二週	第三週
週一	臥推	5 × 5	5 × 3	5 × 1
	坐姿啞鈴肩推	3-5 × 10-12	3-5 × 10-12	3-5 × 10-12
	坐姿肱三頭肌伸展（法式彎舉）	3-5 × 10-12	3-5 × 10-12	3-5 × 10-12
週二	深蹲	5 × 5	5 × 3	5 × 1
	直腿硬舉	2-3 × 8-10	2-3 × 8-10	2-3 × 8-10
	滑輪下拉	3-5 × 10-12	3-5 × 10-12	3-5 × 10-12
週四	肩推	5 × 1	5 × 5	5 × 3
	負重雙槓下推或啞鈴臥推	3-5 × 10-12	3-5 × 10-12	3-5 × 10-12
	仰臥拉舉	3-5 × 10-12	3-5 × 10-12	3-5 × 10-12
週五	輕重量深蹲（5 下的 80%）	3 × 5	3 × 5	3 × 5
	硬舉	1RM 或大重量多組 1 下	5RM	3RM
	屈體划船	3-5 × 10-12	3-5 × 10-12	3-5 × 10-12

上述計畫主要動作的反覆次數，在每週內都有波動，可避免訓練者在一週中四個訓練日都做大重量多組 1 下。第一週的臥推和深蹲做多組 5 下，肩推和硬舉做多組 1 下。第二週的臥推和深蹲做多組 3 下，肩推和硬舉做多組 5 下。第三週臥推和深蹲做多組 1 下，而肩推和硬舉做多組 3 下。

史塔爾模式

馬克・貝瑞在 1933 年提出另一種以週為單位的週期化訓練模式，每週訓練 3 次，每天的訓練負荷都不一樣。在這個模式中，每個訓練日都用許多同樣的動作訓練全身，但每次的重量都不一樣：一個大重量日、一個輕重量日、一個中重量日，稱為 HLM 模式。幾十年來，很多人用不同的排列方法使用這個模式，而最受歡迎的版本之一，是比爾・史塔爾在 1976 年的著作《強者生存》（The Strongest Shall Survive）中提出。史塔爾模式類似一週 3 天模式，負荷的順序是重、中、輕，與本章先前描述的德州模式在負荷和休息關係的應用有些不同。

史塔爾 5 × 5

HLM 系統最為人所知的版本來自《強者生存》。史塔爾的文字基本上就是他訓練一群大學運動員（特別是美式足球員）的訓練系統教案。史塔爾發現，他的運動員對高頻率和高訓練量深蹲的反應最好，但運動員*沒有*每次訓練都面對最大重量時，運動表現最好。

雖然史塔爾的運動員可能都是很優秀的運動員，但他們多數可能不是很優秀的訓練者。他們都試著在肌力訓練計畫、專項運動要求、學業要求，還有典型大學年紀男生社交生活之間取得平衡，這個情況與多數休閒訓練者或運動員很類似。對於處在體能顛峰、有經驗的競技訓練者來說，頻繁接觸最大重量不僅可行，且對於理想進步非常必要。但對多數使用槓鈴訓練的人而言，他們的訓練目標都不是參與肌力型運動競賽。家庭、職業、旅行、年齡、受傷，以及坦白說，缺乏自律和動機，都會讓多數訓練者無法每次訓練都做到最大輸出。這些訓練者就是無法每週「動身」全力訓練 3 至 4 天，生理上和心理上都一樣。

史塔爾解決這個問題的方法，是使用 HLM 的訓練系統，讓訓練者得到進步所需的訓練量和頻率，但每週每個動作只需要一*個*大重量日。史塔爾在《強者生存》列出的計畫，是使用深蹲、臥推、和爆發上膊。如同先前所提，所有動作都使用 5 組 5 下，而週內的重量會波動。這不僅是安排訓練的最好方法，史塔爾也必須在很小的場地訓練一大群運動員。你只需要簡單的系統就能做到這個計畫，而這或許是現有的辦法中最好的一個。

在這個計畫中，「重」可定義為動作技巧開始崩解，或較有經驗的訓練者說這樣很重。「中」可能代表技巧維持良好，訓練者覺得很用力，但還有很多「空間」。「輕」則應代表動作型態完美，而經過多組同重量之後，也不會累積大量的訓練壓力。需要有經驗的教練才能有效應用這個方法。但如果缺乏有經驗的教練，這個新計畫的起始點，必須從暖身重量開始慢慢加重，一直到這個特殊計畫的起始點目標才開始算。

一週史塔爾系統的範例如下（以深蹲為例）：

週一：深蹲 5 下，重量是 135、165、195、225、255
週三：深蹲 5 下，重量是 95、125、155、185、215
週五：深蹲 5 下，重量是 115、145、175、205、235

同樣的概念可應用於臥推和爆發上膊。

再次提醒，這個計畫有些缺點，就是動作選擇較少，且沒有硬舉。所有運動員當然都必須深蹲、臥推和上膊，而多數運動員，尤其是多數上健身房的一般人，使用多種動作會帶來長期進步。而不使用原本的 5 組 5 下模式也完全可以接受，因為史塔爾《強者生存》的名氣，使得很多人認為 HLM 計畫必須嚴格遵守他的 5 組 5 下模式，但這是對此模型相當膚淺的理解。

HLM 的概念看似非常簡單，但正確執行則更複雜。用 70% 做 1 組 3 下屬於輕重量訓練，如果在輕重量日訓練中使用，可作為「動態休息」來促進恢復。但如果用 70% 的重量做 5 組 10 下呢？每個中階訓練者都會有特定的訓練目標：肌力、爆發力或肌肉量，而每個目標都有適合的特定反覆次數範圍。舉例來說，訓練者應該能用 1RM 的大約 75% 做 3 組 10 下。會很困難，所以這些反覆次數的相對強度很高。了解這點以後，就可計畫在恢復日降負荷，方法是在不改變反覆次數的情況下降低強度。如果大重量是 70% 做 3 組 10 下，降負荷之後則會是 1RM 的 50% 至 60% 做 3 組 10 下。但如果訓練組是 80% 做多組 5 下，則用 70% 做多組 10 下就不算是降負荷，就不會促進恢復。必須了解反覆次數和強度之間的關係、如何正確管理這個關係，以及訓練者的反應（見表 7-1）。

請記住，任何以週為單位的週期化訓練模型的目標，都是透過訓練日累積足夠的壓力，來擾動體內平衡，並在包含輕重量日及其提供的休息情況下產生恢復。輕重量日是這個計畫的絕對必要成分；它是恢復日。輕訓練負荷不應造成超負荷並擾動體內平衡，也不算是超負荷事件的一部分。輕訓練的負荷程度應輕到讓恢復得以發生，同時讓動作型態得到足夠訓練，使身體保持熟悉。沒有加入輕重量日，代表不了解這個計畫真正的運作模式。70％的訓練日看起來可能太輕鬆、浪費時間，但是必須這樣降負荷才能帶來進步。一般去健身房「運動」的會員關注的是運動中和運動後的感受（「天啊！今天有夠瘦！」），而運動員是為了長期進步而「訓練」。在輕重量日不要屈服於推高重量百分比的誘惑。再次提醒：讓你強壯的不是舉起重量，而是舉起重量後的*恢復*。

恢復會在每次訓練後立刻開始，這時候身體開始修復壓力所帶來的損傷以產生適應，而所有明顯的損傷都是由大重量訓練造成的。輕重量日不會增加損傷，而是幫助恢復，方法是增加痠痛部位的血流、以完整活動範圍來訓練關節，以及以數億年來自然處理疲勞的方式來幫忙（透過無可避免的持續活動來強迫恢復）。因此，輕重量訓練放在一週中訓練發生的時候。在這個模式中，輕重量日落在一週中的哪一天並不重要。輕重量日在週五，代表週一時訓練者應已恢復，準備好面對更多的訓練。如果輕重量日在週一，代表週三或週四時訓練者應已恢復，並準備好面對更大的負荷。

實際操作

一般而言，操作 HLM 訓練計畫的最好辦法，是週一、週三、週五的 3 天全身訓練。每次訓練都會包含深蹲、推系列動作和拉系列動作。確切的動作會根據訓練目標和進階程度來選擇，以符合個人需求。

深蹲：對於一般肌力訓練者，最好可以有 3 次深蹲訓練。這樣會對整個系統產生正向的荷爾蒙影響，也會加速肌力和肌肉量的成長。此外，很多人並沒有在深蹲的技巧方面下足夠的功夫。與任何其他身體技巧一樣，深蹲需要練習。每週訓練 3 次深蹲（2 次中等或大重量）讓訓練者有機會磨出完美的動作型態和技巧。這對於年長訓練者特別有好處，因為他們如果訓練頻率不夠，就會失去動作的「感覺」，但又不能在同一週中進行多次大重量訓練。這特別適合非運動員，且因沒有規律練習而無法取得良好力學技巧的人。這種訓練者通常稱為「肢障」，而如果常常接觸這個非常有技巧性的動作，會得到很多好處。

這個計畫中一個較不準確的地方，是 HLM 之間的重量應如何調降。和肌力訓練中的很多事情一樣，沒有所有人一體適用的答案。但必須了解的是，訓練者的絕對肌力越高，重量調降的程度越多（深蹲 500 磅的人調降比例可能高於深蹲 200 磅的人）。

一開始輕重量可用比大重量日少 10％至 20％的重量，中重量日則用比大重量日少 5％至 10％的重量。較強壯的訓練者會使用較高的調降百分比，而較弱的訓練者（年長訓練者、女性等等）可能使用降低的調降百分比。訓練者完成估計後，可用智慧和經驗來調整重量數字。最近的訓練史會比百分比更有參考價值。

推系列動作：在史塔爾模式中，基本推系列動作的計畫配置和深蹲很類似：在一週中使用一個簡單的動作、同樣的訓練量，以及波動的強度。在史塔爾的計畫中，一週 3 天所使用的動作都是臥推。

這個配置的好處是概念清楚，而且也方便在人多的健身房內操作，因為會有很多運動員使用蹲舉架。深蹲的獨特之處，在於沒有任何腿部動作可與之匹敵。前蹲舉、箱上蹲、過頭深蹲等等都是很好的動作，但是遷移效果都不如背蹲舉。即使使用較輕或中等的重量，深蹲還是比任何其他蹲系列變化動作更有效。推系列動作的區別就沒那麼清楚。幾乎所有的訓練計畫，都必須包含並同等重視臥推和肩推。很難說哪一個動作比較好，從運動的角度來看，肩推絕對較具功能性；但臥推一樣很有價值，因為可使用更重的負荷。認為臥推缺乏功能性的人，最後也會發現規律訓練臥推，會輔助肩推穩定進步。

基本的建議是本計畫的大重量日都使用臥推。幾乎沒有例外，在所有推系列動作中，臥推可使用最大的重量。輕重量日以肩推為預設動作就很合理。與幾乎所有槓鈴推系列動作相比，肩推使用的重量最少。中重量日可選擇的動作就比較多，以下是幾個例子：

窄臥推：這個選擇適合要將臥推當作主要動作的人，使用 HLM 系統訓練健力時，這是一個好選擇。競技健力選手多年來都將窄臥推作為主要輔助動作，而且重量幾乎和一般臥推差不多。窄臥推對於肱三頭肌的壓力明顯比多數競賽式臥推更多，也因為這點，窄臥推也是肩推的有效輔助動作，特別是因為肩推的中段以上非常依賴肱三頭肌的力量。任何可使用大重量的肱三頭肌動作，都對肩推和臥推有很好的遷移效果。

借力推：借力推可作為中重量日動作，對於許多運動員、大力士比賽選手或任何想強調過頭鎖定肌力的人來說，都是合適的選擇。如果髕骨和股四頭肌腱已有疼痛狀況，借力推會帶給這些部位很大的壓力，經驗不足的訓練者就會發現上推的時間點受到干擾；而對於多數需要頂部鎖定力量的運動員，建議在保護槓範圍內做動作。但對於適合做這個動作的人來說，借力推是一個選擇。

上斜臥推：上斜臥推槓鈴的移動角度，剛好介於肩推和臥推之間，因此可說是最接近這兩個動作的「混合動作」，對這兩個動作都有遷移效果。在這兩個動作之中，上斜臥推對臥推的遷移效果可能更好，純粹因為訓練者躺在板凳上，而胸大肌受到的壓力略高於三角肌。但是，常常做極限重量肩推的人都知道，在需要很多仰背才能完成的次數中，「上胸」使用的程度相當高。上斜臥推有很多種角度，但 25 度至 45 度這種較低的上斜，對臥推較有幫助；而大概 60 度左右較陡的上斜臥推，則對肩推較有幫助。

對於重點放在肌肉量和體態的訓練者而言，上斜臥推較好。多數成功的健美選手都會告訴你，他們胸部訓練的主要動作都是上斜臥推，而非水平的臥推。健壯而飽滿的「上胸」帶來的視覺效果，會讓健美訓練者的外型好看許多，也很能夠讓肩帶看起來更大更寬。

一個很重要的觀念是訓練者並非只能選擇一個動作，也不一定要刻意堅持一段時間。專注於某個動作幾週或幾個月後更換動作完全沒問題，甚至每週在這三個動作中輪換也不錯。訓練者可在這邊加入一些變化，讓身心都保持新鮮。

拉系列動作：與深蹲和推系列計畫一樣，史塔爾在《強者生存》中的基本計畫，每週只使用一個拉系列動作，也就是爆發上膊。與深蹲和臥推一樣，爆發上膊也使用 5 組 5 下，在一週中以大重量、輕重量、中重量的順序來安排。如果要幫一群運動員選擇一個拉系列動作，一週中做 3 天，爆發上膊可能是最好的選擇。雖然硬舉提升肌力的效果較好，但一週做 3 次會讓多數運動員難以恢復。與推系列動作計畫一樣，多數訓練者使用更多樣的拉系列動作計畫，會得到更好的效果。

一個極佳的一般拉系列動作計畫，是在大重量日做硬舉、輕重量日做爆發抓舉，及中重量日做爆發上膊。要訓練將槓鈴拉離地面的力量，就必須使用比奧林匹克舉重更大的重量，而硬舉讓我們得以做到這點。一般來說，抓舉的重量會比上膊還輕，所以這兩個奧林匹克舉重衍生動作就很適合這個系統的安排。以下是基本拉系列動作計畫的範例：

週一：硬舉 1 × 5
週三：爆發抓舉 5 至 8 組 2 下
週五：爆發上膊 5 組 3 下

不過，有一些原因會讓訓練者必須使用不同的配置，以下列出幾個選擇：

移除其中一個奧林匹克舉重的衍生動作，另一個做 2 次：舉例來說，許多訓練者的肢段比例受限（小手臂長、大手臂短），做上膊時無法順利接槓。許多訓練者無法用肩膀正確接槓，被迫用手接槓，可能是在三角肌正上方用手接，或是手肘在可怕的位置承受負荷。輕重量可能沒關係，但隨著運動員肌力成長，用這種接槓方式做大重量上膊，可能造成手腕和手肘嚴重傷害，也可能因為頻繁的接槓失敗，而帶來很大的挫折感。如果是這樣，訓練者可選擇一週做 1 次硬舉以及 2 次抓舉（一次重一次輕）。

類似的情況在抓舉也有可能出現，尤其是年長訓練者可能因為肩膀活動度不足，做抓舉時很難正確接槓。這個狀況有時候可用伸展和練習解決，但有時候不行，例如曾動過旋轉肌手術或有關節炎病史的人。如果是這樣，訓練者可能可將抓舉移除，每週做 2 次上膊（一次重一次輕），並繼續每週一次大重量硬舉。

這種安排的好處是訓練者會把一週練 2 次的動作做得非常好。光是為了這個好處，有些兩個動作都能做的人，可能還是會選擇一次專注一個動作，專心把技巧練好。如果是這樣，建議訓練者選擇上膊而非抓舉，純粹是因為上膊可做的重量較重，而越重通常效果越好。

一個值得注意的地方是，奧林匹克舉重衍生動作的「輕重量日」不需要調降太多重量，因為上膊和抓舉都不受絕對肌力限制，而比起限制重量的硬舉而言，限制重量的上膊無法帶來同樣的緊密效果。將 400 磅的深蹲減輕 20 磅不會真正成為「輕重量日」，訓練者要用 380 磅深蹲還是必須非常努力；不過奧林匹克舉重動作就不一定如此。可用 255 磅上膊 3 次的訓練者，通常會覺得 205 磅相當容易。因此在選擇輕重量日重量時，調降 5% 至 10% 應該就夠了。百分比始終都只是準則，必須使用自身經驗和判斷來選擇合適的重量。

每週兩次慢速拉、一次動態拉：在這個範例中，訓練者可能覺得上膊和抓舉對硬舉的幫助不大。訓練者硬舉很強，但上膊和抓舉不是很強時，常會有這種狀況。如果抓舉卡在接近 200 磅、上膊卡在 200 磅出頭，這些動作就不會對 600 磅硬舉有太大幫助。為了不讓硬舉卡關，訓練者可能決定使用另外的「慢速」拉系列動作，例如直腿硬舉、羅馬尼亞硬舉，甚至早安訓練。如果訓練者決定在計畫中使用這些動作，可完美融入中重量日。

模型範例：

週一：硬舉（訓練至大重量 1 組 5 下）
週三：爆發上膊 6 組 2 下
週五：直腿硬舉 3 組 5 下

許多訓練者會發現，他們的下背就是無法從每週 2 次「慢速」拉系列動作日恢復。其他人也許不會有這個問題，但可能只能短時間執行這個計畫，例如六至十二週。

拉系列動作計畫還有一個注意事項，是硬舉非常強的訓練者的共同問題。假設我們的範例訓練者使用標準計畫，週一做大重量硬舉、週三做抓舉、週五做上膊。如此一來，訓練者可能會因為每週都做傳統硬舉而感到身心疲憊，進步就開始停滯。這時候，訓練者最好開始用其他大重量硬舉變化動作來輪換，讓大重量日維持「很重」，但每週開始引入一些負荷波動，讓訓練者脫離一成不變的訓練。一個常見的方法，是每週用每組 5 下的大重量架上拉，輪替每組 8 下的暫停硬舉，取代一般硬舉訓練。訓練者也可以選擇最多 4 種大重量拉系列動作，包括傳統硬舉。以下是大重量日輪換範例：

第一週：傳統硬舉 1-5RM
第二週：抓舉式硬舉 1-5RM
第三週：架上拉 1-5RM
第四週：直腿硬舉 3-5RM

在這個狀況下，訓練者繼續在輕重量日做抓舉，並在中重量日做上膊。

以下是 HLM 系統一些很好用的計畫。請記住：這些計畫是根據中階者進步的概況，而非和進階訓練者一樣回到較輕的初始重量。

HLM：一般肌力訓練或健力訓練（計畫 1）

基本概況

週一：大重量日	週三：輕重量日	週五：中重量日
深蹲 5 × 1-5	深蹲 3 × 5（比週一少 20%）	深蹲 3 × 5（比週一少 10%）
臥推 5 × 1-5	肩推 3 × 5	窄臥推 3 × 5
硬舉 1 × 1-5	爆發上膊 3 × 3	直腿硬舉 3 × 5

十二週漸進範例：

週次	週一	週三	週五
1	深蹲 350 × 5 × 5 臥推 275 × 5 × 5 硬舉 415 × 5	深蹲 280 × 5 × 3 肩推 155 × 5 × 3 爆發上膊 205 × 3 × 3	深蹲 315 × 5 × 3 窄臥推 225 × 5 × 3 直腿硬舉 325 × 5 × 3
2	深蹲 355 × 5 × 5 臥推 280 × 5 × 5 硬舉 420 × 5	深蹲 285 × 5 × 3 肩推 160 × 5 × 3 爆發上膊 210 × 3 × 3	深蹲 320 × 5 × 3 窄臥推 230 × 5 × 3 直腿硬舉 330 × 5 × 3
3	深蹲 360 × 5 × 5 臥推 285 × 5 × 5 硬舉 425 × 5	深蹲 290 × 5 × 3 肩推 165 × 5 × 3 爆發上膊 215 × 3 × 3	深蹲 325 × 5 × 3 窄臥推 235 × 5 × 3 直腿硬舉 335 × 5 × 3
4	深蹲 365 × 5 × 5 臥推 290 × 5 × 5 硬舉 430 × 5	深蹲 295 × 5 × 3 肩推 170 × 5 × 3 爆發上膊 220 × 3 × 3	深蹲 330 × 5 × 3 窄臥推 240 × 5 × 3 直腿硬舉 340 × 5 × 3
5	深蹲 370 × 3 × 5 臥推 295 × 3 × 5 硬舉 435 × 5	深蹲 300 × 5 × 3 肩推 175 × 5 × 3 爆發上膊 225 × 3 × 3	深蹲 335 × 5 × 3 窄臥推 245 × 5 × 3 直腿硬舉 345 × 5 × 3
6	深蹲 375 × 3 × 5 臥推 300 × 3 × 5 硬舉 440 × 5	深蹲 305 × 5 × 3 肩推 177.5 × 5 × 3 爆發上膊 227.5 × 3 × 3	深蹲 340 × 5 × 3 窄臥推 247.5 × 5 × 3 直腿硬舉 350 × 5 × 3
7	深蹲 380 × 3 × 5 臥推 305 × 3 × 5 硬舉 445 × 5	深蹲 310 × 5 × 3 肩推 180 × 5 × 3 爆發上膊 230 × 3 × 3	深蹲 345 × 5 × 3 窄臥推 250 × 5 × 3 直腿硬舉 355 × 5 × 3
8	深蹲 385 × 3 × 5 臥推 310 × 3 × 5 硬舉 450 × 5	深蹲 315 × 5 × 3 肩推 182.5 × 5 × 3 爆發上膊 232.5 × 3 × 3	深蹲 350 × 5 × 3 窄臥推 252.5 × 5 × 3 直腿硬舉 360 × 5 × 3
9	深蹲 390 × 3 × 5 臥推 315 × 3 × 5 硬舉 455 × 5	深蹲 320 × 5 × 3 肩推 185 × 5 × 3 爆發上膊 235 × 3 × 3	深蹲 355 × 5 × 3 窄臥推 255 × 5 × 3 直腿硬舉 365 × 5 × 3

10	深蹲 395 × 1 × 5 臥推 320 × 1 × 5 硬舉 460 × 5	深蹲 325 × 3 × 3 肩推 187.5 × 3 × 3 爆發上膊 237.5 × 2 × 4	深蹲 360 × 5 窄臥推 257.5 × 5 × 3 直腿硬舉 370 × 5 × 3
11	深蹲 400 × 1 × 5 臥推 325 × 1 × 5 硬舉 465 × 5	深蹲 330 × 3 × 3 肩推 190 × 3 × 3 爆發上膊 240 × 2 × 4	深蹲 365 × 5 窄臥推 260 × 5 × 3 直腿硬舉 375 × 5 × 3
12	深蹲 405 × 1 × 5 臥推 330 × 1 × 5 硬舉 470 × 5	深蹲 335 × 3 × 3 肩推 192.5 × 3 × 3 爆發上膊 242.5 × 2 × 4	深蹲 370 × 5 窄臥推 262.5 × 5 × 3 直腿硬舉 380 × 5 × 3

*注意：*除了上膊以外，所有動作都用多組 5 下同重量開始。隨著重量逐漸提升，大重量日從 5 組 5 下改成 5 組 3 下以配合更大的重量，最後會降至 5 組 1 下。輕重量和中重量日維持 3 組 5 下，直到重量不再感覺輕或中等，再把輕重量日降至 3 組 3 下，中重量日只做 1 組 5 下。此外，肩推和爆發上膊分別降至 3 組 3 下和四組 2 下，以確保每週都能持續加重。

HLM：一般肌力訓練或健力訓練（計畫 2）

以下是針對相同計畫稍微改變的六週範例：

週次	週一	週三	週五
1	深蹲 350 × 5 × 5 臥推 275 × 5 × 5 硬舉 415 × 5	深蹲 280 × 5 × 3 肩推 155 × 5 × 3 爆發上膊 205 × 3 × 3	深蹲 315 × 5 × 3 窄臥推 225 × 5 × 3 直腿硬舉 325 × 5 × 3
2	深蹲 355 × 5 × 5 臥推 280 × 5 × 5 架上拉 465 × 5	深蹲 285 × 5 × 3 肩推 160 × 5 × 3 爆發上膊 210 × 3 × 3	深蹲 320 × 5 × 3 架上臥推 260 × 1 × 10 直腿硬舉 330 × 5 × 3
3	深蹲 360 × 5 × 5 臥推 285 × 5 × 5 硬舉 425 × 5	深蹲 290 × 5 × 3 肩推 165 × 5 × 3 爆發上膊 215 × 3 × 3	深蹲 325 × 5 × 3 窄臥推 235 × 5 × 3 直腿硬舉 335 × 5 × 3
4	深蹲 365 × 5 × 5 臥推 290 × 5 × 5 架上拉 475 × 5	深蹲 295 × 5 × 3 肩推 170 × 5 × 3 爆發上膊 220 × 3 × 3	深蹲 330 × 5 × 3 架上臥推 265 × 1 × 10 直腿硬舉 340 × 5 × 3

5	深蹲 370 × 3 × 5 臥推 295 × 3 × 5 硬舉 435 × 5	深蹲 300 × 5 × 3 肩推 175 × 5 × 3 爆發上膊 225 × 3 × 3	深蹲 335 × 5 × 3 窄臥推 245 × 5 × 3 直腿硬舉 345 × 5 × 3
6	深蹲 375 × 3 × 5 臥推 300 × 3 × 5 架上拉 485 × 5	深蹲 305 × 5 × 3 肩推 177.5 × 5 × 3 爆發上膊 227.5 × 3 × 3	深蹲 340 × 5 × 3 架上臥推 270 × 1 × 10 直腿硬舉 350 × 5 × 3

這個計畫將架上拉加入拉系列動作計畫，以及將靜態啟動的架上臥推加入推系列計畫，以增添一些變化。每組 5 下的架上拉每週和硬舉輪替，一樣都是 1 組 5 下。架上推每週和窄臥推輪替。架上推使用 10 組 1 下，組間休息 30 至 60 秒，因為這個特別的動作最好一次只做一下。

爆發性運動的 HLM 計畫

大學排球員的真實訓練計畫（一個月的概況）：

1	深蹲 155 × 5 × 5 借力推 105 × 3 × 5 硬舉 205 × 5	爆發抓舉 90 × 2 × 6 深蹲 125 × 5 × 3 臥推 115 × 5 × 3	爆發上膊 120 × 3 × 5 箱上蹲 140 × 2 × 8 肩推 85 × 5 × 3
2	深蹲 157.5 × 5 × 5 借力推 107.5 × 3 × 5 硬舉 210 × 5	爆發抓舉 92.5 × 2 × 6 深蹲 127.5 × 5 × 3 臥推 117.5 × 5 × 3	爆發上膊 122.5 × 3 × 5 箱上蹲 142.5 × 2 × 8 肩推 87.5 × 5 × 3
3	深蹲 160 × 5 × 5 借力推 110 × 3 × 5 硬舉 215 × 5	爆發抓舉 95 × 2 × 6 深蹲 130 × 5 × 3 臥推 120 × 5 × 3	爆發上膊 125 × 3 × 5 箱上蹲 145 × 2 × 8 肩推 90 × 5 × 3
4	深蹲 162.5 × 5 × 5 借力推 112.5 × 3 × 5 硬舉 220 × 5	爆發抓舉 97.5 × 2 × 6 深蹲 132.5 × 5 × 3 臥推 122.5 × 5 × 3	爆發上膊 127.5 × 3 × 5 箱上蹲 147.5 × 2 × 8 肩推 92.5 × 5 × 3

這個計畫和健力計畫的主要差別是強調奧林匹克舉重，因此將順序移到輕重量和中重量日的一開始，確保以最佳狀況來訓練。中重量日的深蹲從 3 組 5 下改為 8 組 2 下，並使用水平的箱子，同時強調速度。推系列動作計畫以中－重－輕來安排，以將臥推放在兩個過頭動作的中間。

一般 HLM：本計畫排除奧林匹克舉重動作，因此適合稍微年長的訓練者，或強調體態的訓練者。

週一	週三	週五
深蹲 5 × 5	深蹲 3 × 5	深蹲 3 × 5
臥推 4 × 5	肩推 4 × 5	上斜臥推 4 × 5
屈體划船 4 × 8	硬舉 1 × 5	反手引體向上 ／ 引體向上 3-5 × 5-8

增加訓練日

HLM 計畫的另一種版本，早在 1976 年由麥克・史東（Mike Stone）博士開始使用，並在 1980 年代初期於奧本大學的國家肌力研究實驗室的刊物發表。史東的方法在每週 4 次訓練會有簡單的負荷改變（有別於先前版本的 3 次）。史塔爾和史東的方法除了使用不同的訓練負荷之外，也在不同的訓練日改變動作，對於多數肌力和爆發力運動員，這個 3 天和 4 天的階段都有非常好的效果。其他教練將這個計畫用於奧林匹克舉重選手，在運動員持續進步並適應漸增的訓練負荷時，增加第五天和第六天的訓練（表 7-2）。對於一般肌力訓練和健力訓練，5 至 6 天的計畫就太多了，但由於舉重訓練的本質（最重要的是抓舉、挺舉、上挺強調的離心階段明顯較少，以及主要使用一下的反覆次數），額外的訓練日並不會帶來與絕對肌力訓練同等的壓力，因此較長的訓練時程也能夠恢復。

	週一	週二	週三	週四	週五	週六	週日
3	中		重		輕		
	重		重		輕		
4	重	中		重	輕		
	重	重		重	輕		
5	重	中	重		重	輕	
	重	重	重		重	輕	
6	重	重	中	重	重	輕	

表 7-2 訓練頻率和強度變化的漸進。請注意每次加入的新訓練日都是中強度。每個時程安排都使用數週或數月，直到進步停滯後再嘗試下一個更辛苦的程度。請注意每週只有一個「輕重量日」，且至少有一天完全休息。5 天和 6 天的計畫版本是以奧林匹克舉重為重點。如果每個新的訓練頻率（負荷）都有三個月的適應期，這張表代表兩年的訓練以及訓練量和強度的漸進。

為了提升訓練量而增加 1 天訓練，實際上和先前提過的四日分部位訓練不一樣，之前的 4 天基本上是將 2 次訓練拆成 4 次。從一個 3 天的計畫增加訓練量時，會加入 1 天完整的訓練日，並且和另外 3 天一樣全身都會訓練，只是強度不一樣。

必須了解的是以額外訓練日的方式來增加訓練量之所以有效，***前提是必須小心管理恢復***。如果訓練計畫本來就會帶來過度訓練，增加額外訓練日顯然是糟糕的做法，所以史塔爾模式必須小心應用在對的情況。如果確定運動員的表現停滯原因不是過度訓練，則小心加入第四天的訓練可繼續帶來進步。如果不行，小心檢視訓練者的恢復狀況應該就能找到問題，再依此調整訓練計畫。

強度變化

史塔爾模式必須在一週之間以某種形式改變訓練壓力，而改變強度（舉起重量的 1RM 百分比）只是其中一個方法。在以週為單位的訓練計畫中，兩個大重量日都做同樣的大重量訓練，沒辦法非常持久。一週包含多個大重量日時，每次必須以不同的方法來做大重量訓練，否則會造成停滯。在先前提過的範例中，週一使用 5 組 5 下同重量、週三使用更重的 1 組 5 下，是調整大重量日的訓練品質和維持高強度的絕佳方法。以同樣的相對高強度做不同的反覆次數也是好辦法：以一週 3 天大重量日而言，一個好的安排方法是週一使用很重的 5 組 5 下同重量、週二使用很重的 1 組 3 下，以及週四使用很重的 5 組 1 下。關鍵因素是每次大重量訓練之間的改變，維持很高的整體訓練壓力，同時改善訓練的品質。

組間休息是一個相當容易操弄的變項。在稍早關於動態努力組的討論中，我們曾說明控制組間休息是一個很重要的變項，因此所有訓練機構都應配備有秒針的時鐘。可將組間休息壓縮至一分鐘以下，讓原本簡單的訓練組變得困難，因為這樣一來就只有部分恢復，而後續每 1 組都是在累積疲勞的情況下完成。

從對恢復的影響來看，有些動作本來就比其他動作更吃力。大重量或是極限強度的硬舉對整個生理系統帶來很大壓力，因此用 1RM 的高百分比硬舉做多組同重量是糟糕的選擇，並且對訓練週的恢復會有很大的影響。1 組大重量硬舉通常就能帶來足夠的壓力，不需要再做更多了。反之，即使是很重的爆發上膊，帶來的壓力也很不一樣，因為爆發上膊重量的限制因素並非絕對肌力，因此不會像硬舉一樣對肌肉的收縮成分、肌腱、韌帶，以及神經系統帶來那麼多的壓力。大重量上膊會帶來獨特的壓力形式，主要和接槓時的衝擊有關，但和硬舉帶來的壓力很不一樣。一般而言，比起受限於技巧和爆發力輸出，且通常沒有明顯離心成分的技巧型動作而言，以執行大重量時非常仰賴絕對肌力的動作更難恢復。因此奧林匹克舉重動作的訓練頻率可以比主要肌力訓練動作更高，運動員的訓練計畫也必須考量計畫中主要動作的相對強度。

以週為單位的訓練計畫若要長時間有效，則不管使用什麼方法，高強度訓練都必須有些變化。如果沒有變化，也沒有採用好辦法來改變訓練壓力，進步就會提早減緩。

頻率變化

在史塔爾模式的訓練週中提升訓練量的明顯方法，就是增加訓練次數。一次增加一次訓練並將訓練量維持數週或數月，在這個訓練量帶來的進步變慢時，再增加一個訓練日。每週可能的訓練以及輕－中－重負荷的大量排列組合，讓這個模式可使用二到三年，可能比先前提過的其他兩種模式更久，特別是奧林匹克舉重訓練。增加額外訓練時，一開始先使用中強度日，等訓練者適應負荷時，就可提高額外訓練日的相對強度。

每週幾次訓練之間的進步，需要仔細觀察訓練者對每次額外訓練的適應狀況。有些訓練者一開始看似可以輕鬆完成第四個訓練日，但二到四週後就會出狀況：訓練耐受度下降、表現退步、抱怨受傷，或出現明顯疼痛。這可能就是訓練量的上限，超過的話就算是過度訓練。這時候必須短暫調降負荷，可將大重量日換成輕重量日，或移除一個訓練日（不要移除輕重量日）兩週的時間，直到訓練者再次感覺正常為止。若無法做到這些調整，可能造成訓練者首次的過度訓練，浪費寶貴訓練時間，也產生挫折和可能的長期傷害，會影響長期進步。第一次接觸過多訓練量的處理方法，對於之後過度訓練相關問題的處理非常重要。當下選擇正確調降負荷和恢復，顯示了整個大計畫中恢復的重要性，也建立了聰明處理過度訓練的先例。

三日模式

重	輕	中
深蹲 5 × 5	抓舉：最大重量	上膊和上挺：最大重量
肩推 5 × 5	前蹲舉 3 × 3	箱上蹲 3-4 × 5
硬舉 1 × 5	臥推 5 × 5	借力推 5 × 3

對於想成為奧林匹克舉重選手的訓練者而言，這個三日模式是一個很好的開始。第一日透過大量深蹲、肩推、硬舉來提升訓練者的基本肌力。雖然這些動作並非舉重專項動作，但肌力仍是對舉重選手最重要的因素。較高的訓練量可提升訓練耐受度和肌肉量。雖然臥推嚴格來說是最重的推系列動作，還是放在兩個過頭動作之間的輕重量日。因為這個改變，推系列動作的安排是輕－重－中，這個差異在整個訓練計畫安排中，顯得微小和相對不重要。

訓練抓舉和挺舉的最大重量時，訓練者每組都做 1 下，每次增加 2.5 公斤，直到出現第一次失敗次數，接著將重量減輕大約 10 公斤，然後再繼續逐漸加重，直到下一次失敗。如果做到了第一次失敗的重量，就再加 2.5 公斤試試看。第二次失敗時，就結束這個動作。至於這個計畫的持續時間，可用「最大重量」這個詞來代表，意即達到最大重量後就換動作。

因為這是一個中階訓練計畫，所有其他動作都要盡可能每週打破最高紀錄，持續時間越久越好。

三日模式：第二階段

重	輕	中
抓舉：最大重量 挺舉：最大重量 深蹲 5 × 5 ＊硬舉 1 × 5／抓舉式硬舉 1 × 5	抓舉 75% × 1 × 5 挺舉 75% × 1 × 5 前蹲舉 3 × 3 肩推 5 × 5	抓舉 85% × 1 × 5 挺舉 85% × 1 × 5 箱上蹲 3-4 × 5 ＊借力推 5 × 3／臥推 3 × 5

＊每週輪替

第二階段大幅增加拉系列動作的訓練量，而隨著訓練者肌力提升，就必須將最大努力移到大重量日。因為比賽動作的訓練量增加，計畫中的其他地方就做了一些微調。5RM 硬舉對於訓練強壯的拉力不可或缺，但每週執行對身體的壓力非常大，因此硬舉每週可和抓舉式硬舉輪替使其達成。週五的借力推和臥推也會每週輪換。

四日模式（另外增加中重量日）

大重量：週一	中重量：週二	輕重量：週四	中重量：週五／六
抓舉：最大重量 挺舉：最大重量 架上上推 2-3 × 1 深蹲 3 × 5	抓舉 85% × 1 × 5 挺舉 85% × 1 × 5 前蹲舉 85% × 1 × 3 借力推 4 × 3	抓舉 75% × 1 × 5 挺舉 75% × 1 × 5 前蹲舉 75% × 3 肩推 3 × 5	爆發抓舉 4 × 2 爆發上膊 4 × 2 前蹲舉 80% × 2 × 2 硬舉 ／ 臥推 5RM ／ 3 × 5

這個四日模式的第一階段加入包含比賽動作爆發版本的中重量日，搭配一直以來使用的比賽動作的標準重－輕－中訓練日。大重量日可在挺舉之後增加幾組 1 下的架上上推。

深蹲的頻率會增加至每週 4 次，其中 3 次做前蹲舉，而中重量日動作刪除箱上蹲。因為深蹲的頻率增加，組數次數的安排必須做些調整。前蹲舉會在每週開始雙腿最有力的時候做，以持續取得最高紀錄，而組數會從 5 組降至 3 組以配合頻率的增加。這時候的前蹲舉主要使用每組 1 下或 2 下，以避免過多的痠痛或疲勞。

硬舉和臥推每週輪換。這兩個動作安排在每週的最後，避免干擾計畫中其他動作的表現。硬舉和臥推對於肌力發展不可或缺，但因為它們帶來的壓力較大，建議安排在運動員得以有最多恢復的時間，而可能必須據此調整週一的訓練。

四日模式：第二階段（額外的中重量日變成大重量日）

大重量：週一	輕重量：週二	* 大重量：週四	中重量：週五／六
抓舉：最大重量 挺舉：最大重量 架上上推 2-3 × 1 深蹲 3 × 5	抓舉 75% × 1 × 5 挺舉 75% × 1 × 5 前蹲舉 75% × 3 肩推 3 × 5	前蹲舉 1 × 1 挺舉：最大重量 抓舉：最大重量 借力推 4 × 3 前蹲舉 1 × 1	爆發抓舉 4 × 2 爆發上膊 4 × 2 前蹲舉 85% × 1 × 5 硬舉 5RM ／ 臥推 3 × 5

＊訓練者可在每週的第二個大重量日借用吉姆・莫瑟（Jim Moser）教練的方法，就是在測試比賽動作最大重量前，先做 1 下大重量前蹲舉，這樣可對上膊接槓的恢復產生超負荷，讓重量比前蹲舉輕的上膊感覺更穩。

訓練者在這個時候會第一次接觸到每週好幾次的「最大重量」。一般不預期訓練者可以在每週的第二次大重量日真的創下最高紀錄，但如果可以的話就更好了。

五日模式

週一：大重量	週二：中重量	週三：輕重量	週五：大重量	週六：中重量
抓舉：最大重量 挺舉：最大重量 架上上推 2-3 × 1 深蹲 3 × 5	抓舉 85% × 1 × 5 挺舉 85% × 1 × 5 前蹲舉 85% × 1 × 3	抓舉 75% × 1 × 5 挺舉 75% × 1 × 5 前蹲舉 75% × 3 肩推 3 × 5	前蹲舉 1 × 1 挺舉：最大重量 抓舉：最大重量 硬舉 1 × 5／抓舉式硬舉 1 × 5	爆發抓舉 4 × 2 爆發上膊 4 × 2 前蹲舉 85% × 2 × 2 借力推 4 × 3／臥推 3 × 5

到目前為止，多數訓練者的訓練生涯多半使用 3 天和 4 天的肌力訓練計畫，額外增加的第五日很可能讓訓練者接觸前所未有的訓練量。因此，週二的第五個中重量日，將嚴格控制在適當組數的 1 下，只訓練比賽動作和前蹲舉。

因為多了一個訓練日，一些輔助動作的訓練安排就能夠有彈性。在這個範例中，訓練者選擇稍微增加拉系列動作的訓練量，因此硬舉和抓舉式硬舉在每週五的大重量日輪換。在四日模式中，訓練者每兩週做一次大重量拉系列動作，這代表如果借力推和臥推要繼續訓練的話，會在週六輪替。

五日模式：第二階段（額外的中重量日變成大重量日）

週一：大重量	週二：大重量	週三：輕重量	週五：大重量	週六：中重量
抓舉：最大重量 挺舉：最大重量 架上上推 2-3 × 1 深蹲 3 × 5	前蹲舉 1 × 1 挺舉：最大重量 抓舉：最大重量	抓舉 75% × 1 × 6 挺舉 75% × 1 × 6 前蹲舉 75% × 3 肩推 3 × 5	前蹲舉 1 × 1 挺舉：最大重量 抓舉：最大重量 硬舉 1 × 5／抓舉式硬舉 1 × 5	爆發抓舉 4 × 2 爆發上膊 4 × 2 前蹲舉 借力推 4 × 3／臥推 3 × 5

六日模式（額外增加中重量日）

訓練者開始每週訓練 6 天時，必須特別注意要將恢復最大化。在這個特別的計畫中，訓練者要利用每週中間的中重量日調降負荷，並只做三個動作。同樣的概念可應用於週末的輕重量日。

重	重	中	重	中	輕
抓舉：最大重量 挺舉：最大重量 架上上推 2-3 × 1 深蹲 3 × 5	前蹲舉 1 × 1 挺舉：最大重量 抓舉：最大重量 肩推 3 × 5	抓舉 85% × 1 × 5 挺舉 85% × 1 × 5 前蹲舉 85% × 1 × 5	前蹲舉 1 × 1 挺舉：最大重量 抓舉：最大重量 借力推 4 × 3／臥推 3 × 5	爆發抓舉 4 × 2 爆發上膊 4 × 2 前蹲舉 80% × 2 × 2 硬舉 1 × 5／抓舉式硬舉 1 × 5	抓舉 75% × 1 × 5 挺舉 75% × 1 × 5 前蹲舉 75% × 3

六日模式：第二階段（額外的中重量日變成大重量日）

重	重	中	重	重	輕
抓舉：最大重量 挺舉：最大重量 架上上推 2-3 × 1 深蹲 3 × 5	前蹲舉 1 × 1 挺舉：最大重量 抓舉：最大重量 肩推 3 × 5 前蹲舉 1 × 1	爆發抓舉 4 × 2 爆發上膊 4 × 2 前蹲舉 85% × 1 × 3	前蹲舉 1 × 1 挺舉：最大重量 抓舉：最大重量 借力推 4 × 3 前蹲舉 1 × 1	前蹲舉 1 × 1 挺舉：最大重量 抓舉：最大重量 前蹲舉 1 × 1	抓舉 75% × 1 × 3 挺舉 75% × 1 × 3 前蹲舉 75% × 3 臥推 3 × 5／硬舉 1 × 5

在這個範例中，訓練者已決定回到每兩週才做 1 次硬舉的安排，以配合額外第四日的大重量上膊和抓舉。不過這樣的決定不一定要一直維持下去。一段時間後，可以回到硬舉和抓舉式硬舉在週六輪替，以及借力推和臥推在週四輪替。

多數訓練者可能根本不需要嘗試每週超過 4 天的訓練計畫，幾乎沒有任何運動在必需的專項練習後還會得利於超過 4 天的訓練。傳統上，健力的訓練每週都不會超過 4 天，雖然有些較積極的訓練者藉此得到不錯的效果，而典範可能也正在轉移。但是田賽運動、高地運動會、大力士比賽，以及使用槓鈴訓練的團隊運動通常不需要超過 4 天的訓練計畫。因此，任何對五日或六日訓練計畫有興趣的人，可能都是槓鈴運動（舉重或健力）的選手，或是健美選手。

對於這些運動員，每次增加訓練量都必須小心計算。如果每次增加訓練量使得進步變慢，就必須正確評估停滯的原因，確保原因不是非訓練量相關的訓練變項。可能一個以上大重量日的強度太高或太低，也可能沒有獲得適當的恢復。如果進步停滯的原因不是訓練量，應先解決這些問題以讓進步持續，再增加訓練量。

可以忍受每週 5 到 6 天訓練的體能絕佳訓練者，可能可得利於每週 1 天以上訓練 2 次。凱糾・哈奇能（Keijo Hakkinen）博士的研究顯示，將 1 天的訓練量用 2 次訓練完成，肌力提升的效率較高。許多國家隊選手的時程，完全不用考量時間和恢復等外在限制，就會使用這種計畫。比起 1 次花兩三個小時在健身房訓練，每天 2 次以上的 1 小時訓練，讓身體更可以在訓練壓力之間取得額外的恢復。在大學和職業運動員的訓練計畫中，肌力體能教練的工作就是要幫忙，而運動員的責任就是盡可能進步。但是，多數運動員因為學校、家庭或是工作的關係，無法遵循這樣的訓練時程。中學生的訓練計畫時程，往往是由可用的時間來決定，而非對訓練最理想的條件來決定。

對中階訓練者而言，這樣的訓練時程可使用好一段時間。有很大的空間可以操作漸進，包括肌力提升時改變組數、次數和訓練強度，以及系統性增加訓練天數。這個模型每週的訓練天數非常彈性，可依個人情況調整，考量的因素包括個人時程、家庭因素、工作，以及對高訓練量的身心適應能力。某種程度上，提升訓練量到最大耐受程度的能力，會決定運動員最後的成功。每週持續五個大重量日、一個輕重量日，並連續三個月，對多數人來說都無法適當恢復，多數人面對這個辛苦的訓練時程都會過度訓練。在過度訓練變成主要問題之前，多數訓練者都無法到達這一步。只有先天條件最佳、又能夠將所有時間奉獻於訓練和恢復的訓練者，才有辦法在沒有大問題的情況下使用如此高的訓練負荷。如果能做到這點，代表這名運動員的功能和進步已在人類極限的等級，這是精英等級運動員的必備特質。

如果以週為單位的訓練安排已無法再為訓練者帶來進步，就必須使用進階的訓練計畫方法。

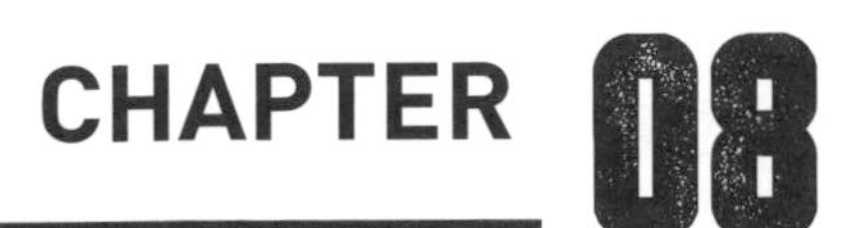

進階者
THE ADVANCED

進階者對肌力訓練適應的程度很高，以週為單位的訓練計畫已經沒有用。到了這個程度，超負荷事件和後續的恢復可能需要一個月以上。除非是現役的槓鈴運動員或大力士選手，否則多數訓練者和肌力運動員不會進步到這個程度。達到這個程度，代表槓鈴訓練多年的結果，以及訓練生涯中多數時候都能依循適應潛能曲線。

再次提醒，進階訓練者是肌力運動的***競技運動員***。使用肌力訓練的其他運動員（美式足球、籃球、橄欖球或是田賽投擲項目）可能非常強壯，可能在高中和大學階段經歷很長時間的肌力訓練，而且力量也都不只是天賦的展現而已。但是進階訓練者非常少見，他費盡千辛萬苦耗盡了第七章所討論所有可能中階計畫的複雜性，尤其是他還需要花很多時間接受專項運動訓練。進階訓練者中的絕對多數都是競技健力選手、舉重選手或大力士。其他運動的訓練時程，都會對肌力訓練的進步帶來過多干擾，根本不需要第七章以後的訓練模式。在自家地下室訓練，從不參加比賽的訓練者由於動機不足，也絕對不需要這種訓練模式。

真的必須使用以超過週為單位的進階***週期化訓練者***，都已全心全意投入肌力運動，都犧牲了生活的其他面向以追求比賽勝利，而且可能永遠（不管怎樣，都會從現在開始）把自己當成「槓鈴運動員」。

週期化訓練的歷史

提到以超過 2 次訓練的間隔時間來安排的重量訓練計畫時，最常使用的詞就是**週期化訓練**。週期化訓練的核心準則就是改變訓練量和強度，以達到訓練目標。最常作為參考的週期化訓練模型來自前蘇聯的里歐尼德・馬特維耶夫（Leonid Matveyev），他的週期化模型於相關文獻中根深蒂固，因此常被稱為「經典」週期化訓練。傳統上很多人以為馬特維耶夫的模型是所有人阻力訓練的唯一方法，不管訓練程度如何，只要測試 1RM 或使用他的模型，就代表你正在做最尖端，也是最巧妙、最有效的肌力訓練。但我們看到的是，不管這個計畫看起來多麼令人滿意的複雜，這個想法都把肌力訓練過分簡化了。

訓練量和強度週期變化的概念已經存在一段時間，早在古希臘時期的運動員很可能就曾使用較重和較輕的週期訓練，尤其是考量到當時比賽的時程取決於戰爭和農業的循環。在上個世紀交替時，「光週期」一詞用來描述運動員在夏末和秋初表現較好的這個現象。當時的假設是接觸陽光較多的帶來表現進步，所以壓力最大的訓練會放在春天和夏天。

早在 1933 年，馬克・貝瑞（Mark Berry）就讓他的健美和舉重運動員使用每週變化的訓練計畫，也寫成了好幾本書。1950 年代末期，匈牙利的運動科學家和教練拉茲羅・納多利（Lazlo Nadori）為他的運動員發展出一個週期化訓練的模型。這個特別模型的發展專屬匈牙利，與前蘇聯的團塊式週期發展方向不同，因為納多利的作品從未出現俄文翻譯版。1960 年代麥克・亞西斯（Michael Yessis）翻譯了很多俄文書，將尤里・佛可軒斯基（Yuri Verkhoshansky）、安納托利・彭達爾查克（Anatoliy Bondarchuk），以及佛拉迪米爾・伊索利恩（Vladimir Issurin）的想法介紹給困惑的美國讀者。大概就在這個時候，俄羅斯的舉重教練里歐尼德・馬特維耶夫發展出他的週期化概念，並在 1971 年出版的書中提供一些不同的模型。之後到了 70 年代時，馬特維耶夫的書被譯成德文和英文。由於寫了西方可取得的第一本「週期化訓練」著作，一般將馬特維耶夫視為週期化訓練之父。

同樣在 1960 年代，馬特維耶夫的死敵尤里・佛可軒斯基發展出自己的「共軛負荷」系統，公開指稱週期化訓練是垃圾。不過因為他的共軛負荷系統也有週期，我們必須假設他指的垃圾是針對馬特維耶夫的週期化方法。東德的運動科學家戴催齊・海爾（Dietrich Harre）博士在 1982 年編輯《運動訓練原則》一書，該書基本上就是納多利和馬特維耶夫概念的結合。幾年後，英國田徑界大老法蘭克・迪克（Frank Dick）將海爾博士的書以英文「自由重新創造」。羅馬尼亞知名著作《週期化訓練》的作者都鐸・邦帕（Tudor Bompa）受到東德系統的訓練，他的前幾部作品基本上就是將海爾所改編納多利和馬特維耶夫的概念，再次重申和改編。而自從上個世紀到現在，我們對週期化訓練一直沒有新的想法、沒有新的系統，也沒有真正的解釋；我們卻對何謂週期化訓練，以及如何使用，有很大的誤解。

進階訓練計畫介紹

如同我們先前的觀察，複雜的訓練計畫對**新手訓練者**沒有用。他們適應的速度很快，可以每次訓練基本動作時都加一點重量。也正因為他們***可以***這樣，他們就***應該***這樣，因為其他方法都是浪費時間。到了恢復難度超過恢復能力的時候（擾動體內平衡所需的壓力超越新手的恢復和適應能力），超負荷事件的時間會延伸到一週的訓練週期，此時計畫就會複雜一些，因為必須在持續應用訓練負荷的情況下控制恢復。運動員再經過一段長時間的訓練後，如果繼續沿著恢復曲線向上走，就必須要數週時間來小心管理超負荷和恢復，才能繼續進步。

我們已簡單看過進階訓練方法有多複雜。我們在第七章看到數週的訓練計畫概況，其中說明了一些週中負荷變化的情況。要了解中階和進階計畫複雜性的基本差異，最好的方法是同步比較這兩種方法。以下的範例比較中階者和進階者如何朝著相同目標進步，達到 430 磅 5 下同重量。

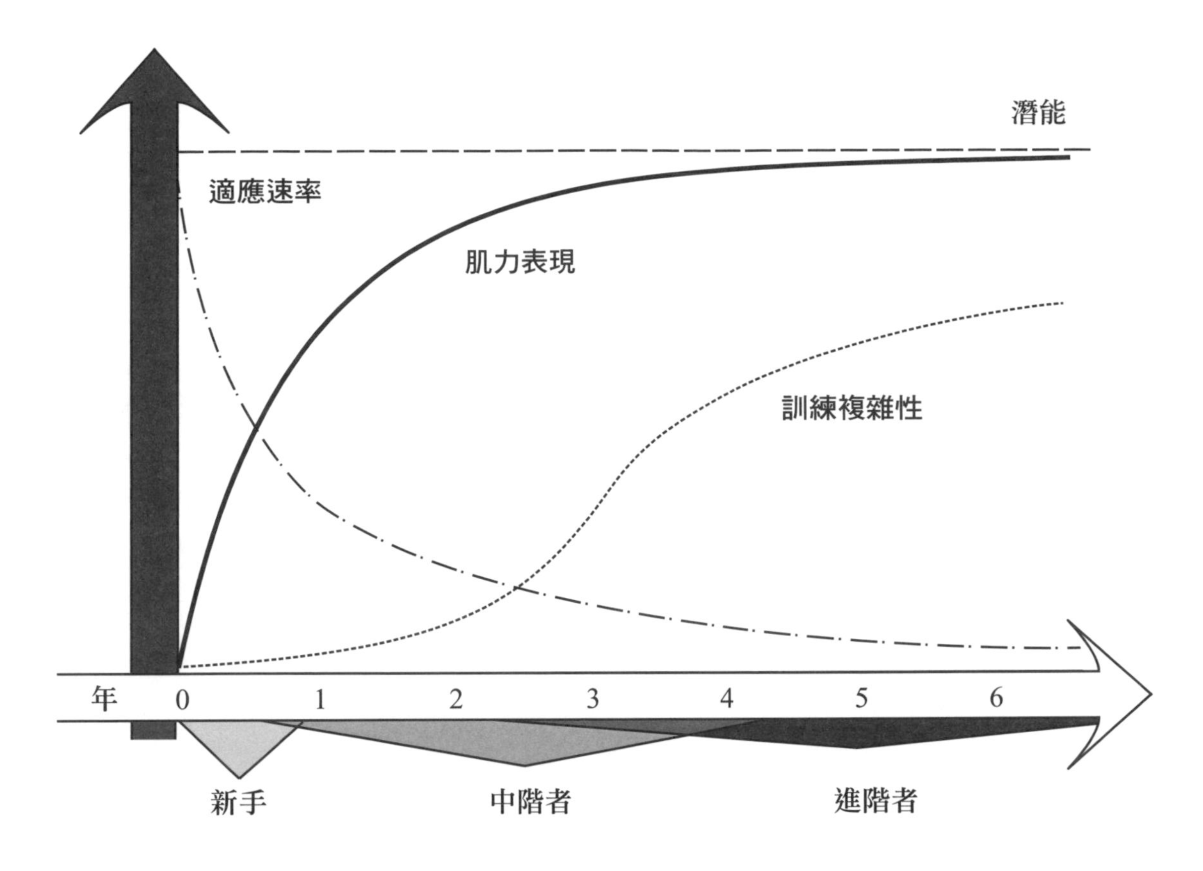

圖 8-1 表現進步與訓練複雜性相對於時間的一般關係。請注意驅動進階者進步需要相當複雜的計畫。

中階訓練者的週一是訓練量日，只要能夠恢復，就能在週五創下最高紀錄。進階訓練者的壓力期會持續一整個月的時間（四週），並且希望在四週循環結束後至少達到一個最高紀錄的訓練量。

進階訓練者會接著應用一至三週的降重期和顛峰期。中階者的降重期只有 3 天，只包含 1 次較輕、較少量的訓練，然後在週五就能達到新的「顛峰」。進階者在第五和第六週會有多次少量和次最大努力訓練，也就是降重期，但隨著疲勞消散，最後一、兩週的降重期能讓 1 次以上的訓練創下最高紀錄。

德州模式（中階）

累積＝週一（最高紀錄等級的大量訓練）

降重＝週二至週四，週三使用輕重量、低訓練量

顛峰＝週五，以低訓練量、高強度試著創下最高紀錄

金字塔模式（進階）

累積＝四週，許多次大量訓練

降重＝三週，許多次少量訓練，為顛峰準備

顛峰＝一週，以低訓練量、高強度在 1 次以上的訓練試著創下最高紀錄

中階和進階八週漸進的比較：

週次	星期	中階深蹲漸進	進階深蹲漸進
1	一	***315×5×5***	315×5×5
	三	255×5×2	255×5×5
	五	***395×3***	320×5×5
2	一	***320×5×5***	325×5×5
	三	260×5×2	260×5×5
	五	***400×3***	330×5×5
3	一	***325×5×5***	335×5×5
	三	265×5×2	265×5×5
	五	***405×3***	340×5×5
4	一	***330×5×5***	***345×5×5***
	三	270×5×2	270×5×5
	五	***410×2×2***	***350×5×5***
5	一	***335×5×5***	350×3×3
	三	275×5×2	275×5×2
	五	***415×2×2***	395×1×5
6	一	***340×5×5***	355×3×3
	三	280×5×2	280×5×2
	五	***420×1×5***	410×1×5
7	一	***345×5×5***	360×3×3
	三	285×5×2	285×5×2
	五	***425×1×5***	420×1×5
8	一	***350×5×5***	365×3×3
	三	290×5×2	290×5×2
	五	***430×1×5***	***430×1×5***

粗斜體字＝最高紀錄

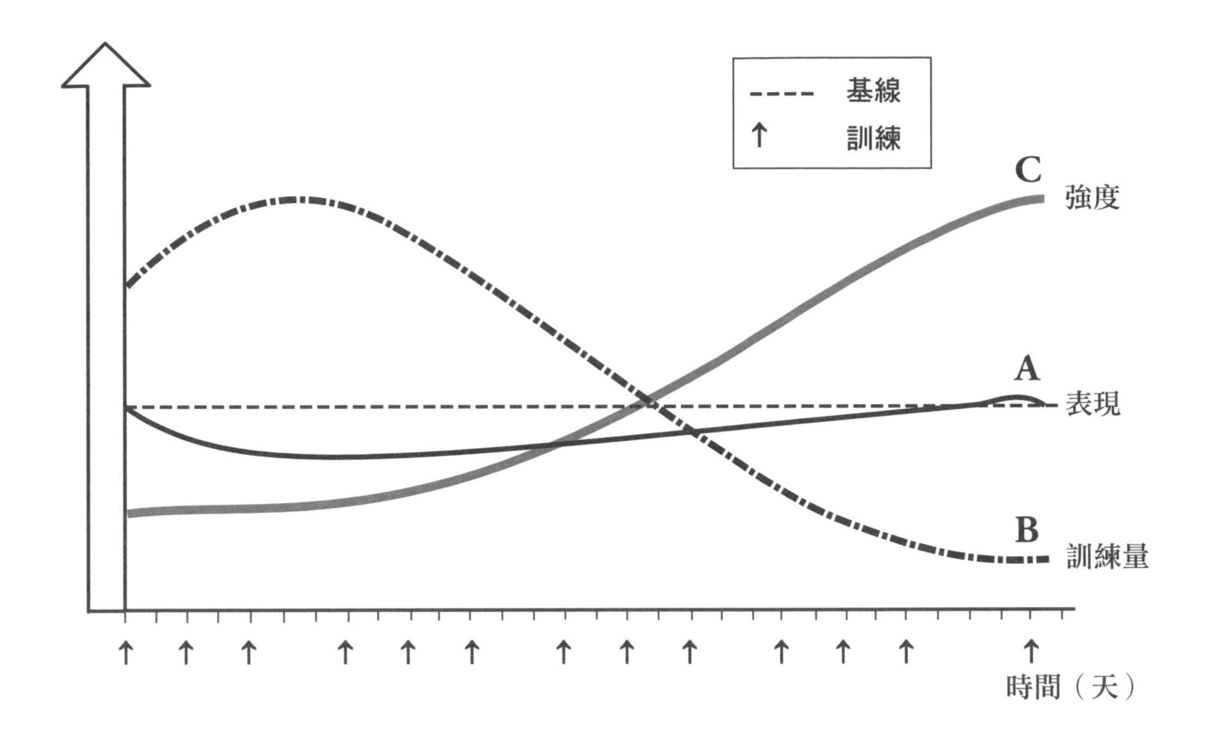

圖 8-2　第一，進階訓練者對週期計畫的反應會持續數週，比新手和中階者更長（A）。第二，進階訓練者的一次訓練週期中，訓練量（B）和強度（C）成反比。

在這個範例中，中階者的體重或許是 220 磅，進階者則可能是 181 磅（比較大隻的中階者，可處理的重量可能跟訓練較久但比較小隻的訓練者差不多）。重點是中階者每週都創下最高紀錄，而進階者八週下來只創下 3 次最高紀錄。中階者每週就是一個「循環」，而進階者的「循環」則是整個八週的時間。進階者在四週的訓練量期後會變得更強壯，有兩個原因：首先，在***先前***八週循環結束後進階者變得更強壯，可以在四週後回到大量的訓練，以 5 組 5 下展現進步的肌力。第二，***當前***七週循環的累積效果讓第八週的肌力水準提高。

因此進階訓練計畫可以（也必須）用更長的時間操弄訓練量和強度變化，因為進階者需要更長時間才能適應。不過即使複雜度相當高，還是可以簡明列出進階肌力訓練的基本架構。根據馬克・貝瑞從 1930 年代以來的觀察，備賽進階運動員的訓練有以下兩個基本特色：

第一：運動員越接近自己的身體潛能，訓練系列的累積效果就越重要（圖 8-2，A）。

第二：進階運動員的訓練計畫必須安排更長的時間，而這些週期會從高訓練量、低強度，漸進至低訓練量、高強度（圖 8-2，B、C）。

正如新手每次訓練可依循簡單的線性漸進，也正如中階者的訓練可依循簡單的每週變化，有些運動員對訓練的反應已到了一定的進階程度，他們的訓練計畫必須以數週為單位，這時候就可應用上述的第一點原則。而第二點則是功能上的考量，因為競技運動員都有特定的比賽時間，因此訓練必須讓他們在這些時間達到表現顛峰。新手不是競技運動員，或至少不是非常認真的運動員；中階者可能會參加比賽，但他們的表現進步速度還很快，每個週末都能帶來新的表現顛峰；進階者要達到顛峰，就必須事先巧妙安排，並執行非常精準的訓練。

表現顛峰

不管使用哪一種循環來備賽，進階者在賽前二到四週都必須降低訓練量和強度，降低強度的方法是降低訓練使用負荷的百分比。這個時期的計畫仍會以限制的次數執行近最大努力，但是會小心分配，並間隔一或兩次訓練（減量週每週只做一次或兩次的大重量訓練，每次只做一到三個大重量動作）。這些較重的努力會維持神經肌肉準備程度，並預防停止訓練的效果出現。降低訓練量的方法，是限制組內的反覆次數，只做 1 下或 2 下；也可以減少訓練中的動作種類和組數。最後幾週的訓練目的是讓身體恢復，準備之後面對挑戰時，可拿出最大的努力和效率。一個很好的原則，是在最後一次大重量訓練和比賽之間的兩天中安排一次很輕的訓練，而最後一次大重量訓練必須在比賽前 5 至 7 天。這個時候個人差異扮演很重要的角色，而個人經驗最後會是進階運動員的決定因素。

記住這點以後，接下來介紹兩個基本版本。首先是非常簡單的金字塔模式，說明了較長訓練計畫模式的一般原則；第二是走兩步退一步（TSFOSB）模式。

金字塔模式

跳進長期訓練循環的最好方法，是使用非常簡單的訓練計畫，與所述範例類似，計畫的結構只包含持續兩個月的金字塔。以下以深蹲為例，訓練者的 1RM 是 400 磅、5RM 是 365 磅、5 組 5 下最大重量是 340 磅。

週次	1	2	3	4
週一	300×5×5	315×5×5	325×5×5	335×5×5
週三	250×5×5	250×5×5	250×5×5	225×5×5
週五	305×5×5	320×5×5	330×5×5	345×5×5

以上是訓練的前四週，組成本循環的「負荷」階段。週訓練總量比該訓練者先前做過的都還要多，每週 2 次 5 組 5 下同重量，而非之前的一次，並且只有一天降負荷日。這個訓練量很大，訓練者應該會經歷一些累積性的疲勞，可能在第四週的週末無法達到 5 組 5 下的最高紀錄。事實上，訓練者在第三個週五可能就很難完成預設的組數次數。但如果沒有累積疲勞、恢復良好，且第四週所有的組數都完成，這個過程就可以再重複一週，創下新的 5 組 5 下最高紀錄，再進到顛峰期。

接下來的四週（顛峰期）則非常不一樣：

週次	5	6	7	8
週一	340×3×3	360×3×3	380×3×3	350×3
週三	250×5	250×5	250×5	250×5
週五	350×3×3	370×3×3	390×3	400×3

和負荷階段一樣，若恢復和進步狀況允許，可再多重複一週，以取得這個循環的最佳效果。

在第二階段減少訓練量和總訓練壓力，能讓訓練者從先前的高訓練量漸漸恢復。比起先前的高訓練量，訓練者在第五到第八週事實上是在「休息」，而隨著疲勞消散和適應產生，就能獲得表現進步。基本上，這邊的第一週到第四週和德州模式週一的訓練量日一樣，對身體施以足夠的壓力以強迫適應；而第五週到第八週就像德州模式的週三和週五，允許休息和適應產生，並展現進步的表現。只是對於進階者而言，這個過程所延伸的時間比中階者長得多。

這樣的金字塔循環可能成功重複幾次，基本上只需要增加負荷即可。完成這個循環的訓練者，可再從第一週開始，週一訓練的重量設定在 315×5×5，第八週結束則是 415×3。這個過程可持續數月以上。

通常可在兩個循環的中間，安排一、兩週的「主動休息」，或以中等重量做頻率較低的訓練，以確保訓練者休息，準備好經歷下一階段的高壓訓練。完成以上循環後，可以持續兩週的時間，用 300 磅做 2 至 3 組的 5 下深蹲，每週 2 次。

金字塔循環不一定要用每組 5 下或 3 下才會有效。負荷階段可使用 3 組 10 下，而顛峰階段可用 1 組 5 下。重要的是在負荷階段有足夠的訓練量以累積足夠的疲勞，讓最高紀錄（或接近最高紀錄）等級的表現很困難，但不會做不到。一個很好的準則，是如果在減量出現前的第三週無法達到 5RM 的 90% 以上，可能代表訓練負荷太高。如果訓練者在負荷期最後的表現可達到甚至超越最高紀錄，下個循環也許就可以增加負荷。

這個較長計畫基本原則的簡單範例，明顯可應用在所有動作，不是只有深蹲而已。當然也有更複雜的計畫，在不同的狀況下各有用處。

健力聚焦：十一週賽前準備

以下是以金字塔模式準備健力比賽的計畫範例。這個計畫減少了訓練量和訓練頻率，在降重和顛峰階段從每週 3 次訓練降至 2 次。負荷階段每週做 2 次爆發上膊，維持拉系列動作的高訓練量。硬舉很容易過度訓練，所以用壓力稍低的變化動作（直腿硬舉）來累積訓練量，做 3 組倒退組。計畫中加入肩推和窄臥推來累積推系列動作訓練量，同時強化肱三頭肌以準備接下來的大重量階段。顛峰階段降低訓練量，訓練者只在週三和週六訓練，這是因為健力比賽通常都在週六，所以要讓身心準備好在週六早上做大重量訓練。減量的第一部分會以週一、週四、週日、週三、週六的方式進行，之後訓練者在比賽前都只在週三和週六訓練。

這個賽前準備計畫的簡介，說明了所有動作、負荷階段、賽前減量的交互作用。

負荷階段：

週次	週一	週三	週五
1	深蹲 405×5×5 臥推 300×5×5 爆發上膊 205×3×5	深蹲 315×5×5 肩推 175×5×5 硬舉 455×5 直腿硬舉 365×5×3	深蹲 410×5×5 窄臥推 265×5×5 爆發上膊 210×3×5
2	深蹲 415×5×5 臥推 305×5×5 爆發上膊 215×3×5	深蹲 325×5×5 肩推 180×5×5 硬舉 465×5 直腿硬舉 375×5×3	深蹲 420×5×5 窄臥推 270×5×5 爆發上膊 220×3×5
3	深蹲 425×5×5 臥推 310×5×5 爆發上膊 225×3×5	深蹲 335×5×5 肩推 185×5×5 硬舉 475×5 直腿硬舉 385×5×3	深蹲 430×5×5 窄臥推 275×5×5 爆發上膊 230×3×5
4	深蹲 435×5×5 臥推 315×5×5 爆發上膊 235×3×5	深蹲 345×5×5 肩推 190×5×5 硬舉 485×5 直腿硬舉 395×5×3	深蹲 440×5×5 窄臥推 280×5×5 爆發上膊 240×3×5
5	深蹲 445×5×5 ***臥推 320×5×5*** 爆發上膊 245×3×5	深蹲 355×5×5 ***肩推 195×5×5*** ***硬舉 495×5*** ***直腿硬舉 405×5×3***	***深蹲 450×5×5*** ***窄臥推 285×5×5*** ***爆發上膊 247×3×5***
6	***深蹲 455×5×5*** ***臥推 325×5×5*** ***爆發上膊 250×3×5***	深蹲 365×5×5 ***肩推 200×5×5*** ***硬舉 500×5*** ***直腿硬舉 410×5×3***	***深蹲 460×5×3,*** 440×5×2* ***窄臥推 290×5×5*** ***爆發上膊 252×3×5***

新最高紀錄＝**粗斜體字**

* 處說明訓練者無法完成 5 組 5 下的狀況。必須維持高訓練量，但是槓鈴重量可降低，避免出現失敗次數。

降重／顛峰，降低訓練頻率：

週次	週一	週四	週日
7	深蹲 460×3×3 臥推 325×3×3 硬舉 505×3 直腿硬舉 415×5	深蹲 470×3×3 臥推 335×3×3 爆發上膊 252×2×4	深蹲 480×3×3 臥推 340×3×3 硬舉 510×3 直腿硬舉 420×5

請注意，週一深蹲和臥推的重量和前一週最重訓練組的重量一樣，但所有動作的訓練量都明顯減少。週一的低訓練量日後有兩天完整休息，訓練者應能在週四的訓練加重。

顛峰：

週次	週三	週六
8	深蹲 490×3×3 臥推 345×3×3 爆發上膊 255×2×4	深蹲 495×3×3 臥推 350×3×3 硬舉 515×3 直腿硬舉 425×5
9	深蹲 500×3×3 臥推 355×3×3 爆發上膊 257×2×4	深蹲 505×3×3 臥推 360×2×3 硬舉 520×3 直腿硬舉 425×5
10	深蹲 510×3×3 臥推 365×2×3 爆發上膊 260×2×4	深蹲 520×1×5 臥推 370×1×5 硬舉 530-540×1
11	輕重量日 深蹲 365×3×3 臥推 295×3×3 爆發上膊 225×2×3	比賽 深蹲 550 臥推 380 硬舉 565

多數非槓鈴運動的競技運動員都不會進階到這個以月為單位的漸進訓練，經常打亂訓練時程以及受傷可能讓多數運動員一直停留在中階程度，使他們整個競技生涯都在各種不同訓練計畫擺盪。但是有些非常認真的競技運動員會達到這個進階程度，他們就必須了解如何在專項訓練下安排肌力訓練計畫。

爆發力運動的金字塔模式

以下範例說明如何微調上述訓練計畫，作為運動員的備賽計畫。在這個範例中，重點將臥推換成過頭的推系列動作，加入了借力推，並改變組數次數以配合這個動作。此外，第三天的深蹲改為動態努力（健力計畫也可以這麼做）。拉系列動作也稍微多樣化，加入爆發抓舉取代其中一天的爆發上膊，並且在 1 下大重量硬舉後加入動態努力硬舉，以累積硬舉的訓練量。

第一日	第二日	第三日
深蹲 5×5 借力推 6×3 爆發抓舉 6×2	深蹲 5×5 臥推 5×5 硬舉 70%-80%×1×10, 90%+×1×1	DE 箱上蹲 70%-75% ×2×12 肩推 5×5 爆發上膊 5×3

以上的架構會用四至六週的時間「負荷」，並安排在最後一、兩週達到最高紀錄。這個計畫可以減量，方法是將訓練負荷分為 4 天訓練，每次訓練都比負荷階段的全身訓練更短，雖然訓練頻率增加，但訓練量大幅減少。專項運動練習和體能訓練的階段提升，且訓練者必須在同一天做肌力訓練和運動練習時，這可能是一個好辦法。在這個情況下，在健身房只做一、兩個動作可能很有幫助。對爆發力運動員而言，也可以在不累積過度疲勞的情況下做奧林匹克舉重動作。以下是顛峰階段的範例：

週一	週二	週四	週五
深蹲 3×3 肩推 3×3	爆發抓舉 8×1 臥推 3×3	DE 箱上蹲 75%×2×8 硬舉 1×5	爆發上膊 4×2 借力推 2×2

綜合格鬥（MMA）的金字塔模式

以下是在嚴格運動練習和體能訓練的情況下，實行金字塔模式更詳細的範例。綜合格鬥（MMA）是一項非常仰賴練習和體能的重量分級運動，因此 MMA 選手雖然還是有可能達到進階等級，進步的時間必須以月來計算，但絕對不會需要像槓鈴運動員一樣高的訓練量和強度。為了盡量減少訓練時間，MMA 選手可以在訓練的負荷階段和降重階段都使用分部位訓練，而金字塔模式特別適合與賽前必須增加練習和體能訓練的運動並行。在運動練習和體能訓練的負荷還不算太大的訓練階段，運動員可用負荷階段來提升肌力；到了練習和體能訓練負荷提高的時候，運動員可同時將肌力訓練減量。

一個賽前十二週的訓練營，可能包含兩個不同的六週訓練階段。

第一階段：每週 4 天大負荷肌力訓練（累積）、6 次練習、2 次體能訓練。

	週一	週二	週三	週四	週五	週六
上午	上肢肌力	下肢肌力	肌力恢復、修補	上肢肌力	下肢肌力	MMA 練習
下午	MMA 練習	MMA 練習、雪橇體能訓練	MMA 練習	MMA 練習	MMA 練習	以不完全休息的狀況重複 400 公尺體能訓練

（週日：休息、恢復、修復）

第二階段：每週 3 次顛峰肌力（強度提高）、9 次練習、3 次體能訓練。

第一週

	週一	週二	週三	週四	週五	週六
上午	上肢肌力	恢復、修復	下肢肌力	恢復、修復	上肢肌力	MMA 練習
中午	MMA 練習	400 公尺衝刺體能訓練	MMA 練習	重複 300 碼折返跑	MMA 練習	雪橇體能訓練
下午	MMA 練習	MMA 練習	MMA 練習	MMA 練習	MMA 練習	

第二週

	週一	週二	週三	週四	週五	週六
上午	下肢肌力	恢復、修復	上肢肌力	恢復、修復	下肢肌力	MMA 練習
中午	MMA 練習	400 公尺衝刺體能訓練	MMA 練習	重複 300 碼折返跑	MMA 練習	雪橇體能訓練
下午	MMA 練習	MMA 練習	MMA 練習	MMA 練習	MMA 練習	

（週日：休息、恢復、修復）

在這個特殊計畫的強度提升階段，訓練者降低上肢和下肢訓練頻率，讓每次訓練間隔 3 至 4 天，而非每週訓練 2 次。

所以累積階段的安排是：

週一：上肢　週二：下肢　週四：上肢　週五：下肢

強度提升階段是：

週一：上肢　週三：下肢　週五：上肢

週一：下肢　週三：上肢　週五：下肢

MMA 選手的肌力訓練計畫

累積

週一	週二	週四	週五
DE 肩推 70%×3×10 臥推 5×5 地板臥推（停頓）2×5	負重反手引體向上 10×2 DE 深蹲 *60%-70% × 2×12 DE 硬舉 70%-80% × 1×20	肩推 5×5 借力推 2×3 負重雙槓下推 3×6-8	負重引體向上 5×5 深蹲 5×5 停頓早安 3×5

*（反手引體向上和深蹲可做搭配組）

強度提升（週一、週三、週五輪換）

上肢 I	下肢 I	上肢 II	下肢 II
DE 肩推 75%×3×8 臥推 3×3 地板臥推（停頓）3RM	負重反手引體向上 5 × 1, 1×5-8（倒退組） DE 深蹲 80%×2×8, 90%×2, 95%×1-2, 100%+×1 硬舉 90%×2, 95%×1-2, 100%+×1	肩推 3×3 借力推 1-3RM 雙槓下推最大次數 × 3 組	引體向上最大次數 × 5 組 深蹲 5RM 早安（GMs）5RM

範例 MMA 選手的訓練計畫（6 週負荷、6 週降重／顛峰）

第一階段：負荷

週次	週一	週二	週四	週五
1	DE 肩推 175×3×10 臥推 285×5×5 地板臥推（停頓） 300×5×2	負重反手引體向上 35×2×10 S／S DE 深蹲 285×2×12* DE 硬舉 350×1×20	肩推 190×5×5 借力推 220×3×2 負重雙槓下推 3×6-8	負重引體向上 15×5×5 深蹲 365×5×5 停頓早安 200×5×3
2	DE 肩推 175×3×10 臥推 290×5×5 地板臥推（停頓） 305×5×2	負重反手引體向上 35×2×10 DE 深蹲 310×3×12* DE 硬舉 375×1×15	肩推 195×5×5 借力推 225×3×2 負重雙槓下推 3×6-8	負重引體向上 15×5×5 深蹲 375×5×5 停頓早安 205×5×3
3	DE 肩推 175×3×10 臥推 295×5×5 地板臥推（停頓） 310×5×2	負重反手引體向上 40×2×10 DE 深蹲 335×2×12* DE 硬舉 400×1×10	肩推 200×5×5 借力推 230×3×2 負重雙槓下推 3×6-8	負重引體向上 17.5×5×5 深蹲 385×5×5 停頓早安 210×5×3
4	DE 肩推 175×3×10 臥推 300×5×5 地板臥推（停頓） 315×5×2	負重反手引體向上 40×2×10 DE 深蹲 285×2×12* DE 硬舉 350×1×20	肩推 205×5×5 借力推 235×3×2 負重雙槓下推 3×6-8	負重引體向上 20×5×5 深蹲 395×5×5 停頓早安 215×5×3
5 （訓練量最高紀錄）	DE 肩推 175×3×10 ***臥推 305×5×5*** 地板臥推（停頓） 320×5×2	負重反手引體向上 45×2×10 DE 深蹲 310×2×12* DE 硬舉 375×1×15	***肩推 207×5×5*** 借力推 240×3×2 負重雙槓下推 3×6-8	負重引體向上 22.5×5×5 ***深蹲 400×5×5*** ***停頓早安 220×5×3***
6 （負荷組訓練量最高紀錄）	DE 肩推 175×3×10 ***臥推 310×5×5*** 地板臥推（停頓） 325×5×2	負重反手引體向上 45×2×10 DE 深蹲 335×2×12* DE 硬舉 400×1×10	***肩推 210×5×5*** ***借力推 245×3×2*** 負重雙槓下推 3×6-8	負重引體向上 25×5×5 ***深蹲 405×5×5*** ***停頓早安 225×5×3***

* 反手引體向上和深蹲做超級組（S／S）

PR ＝***粗斜體字***

第二階段：強度提升

週次	週一	週三	週五
1	肩推 185×3×8 臥推 315×3×3 地板臥推 335×3	負重反手引體向上 55×1×5, 25×6 DE 深蹲 355×2×8, 385×2, 425×2 硬舉 450×2-3	肩推 215×3×3 借力推 255×3 雙槓下推 3 組力竭
2	引體向上 5 組力竭 深蹲 415×5 早安 235×5	肩推 185×3×8 臥推 320×3×3 地板臥推 345×3	負重反手引體向上 60×1×5, 25×7 DE 深蹲 355×2×8, 385×2, 425×2, 450×2 硬舉 475×2
3	肩推 220×3×3 借力推 260×3 雙槓下推最大次數 ×3 組	引體向上 5 組力竭 深蹲 420×5 早安 235×5	肩推 185×3×8 臥推 325×3×3 地板臥推 350×3
4	負重反手引體向上 65×1×5, 25×8 DE 深蹲 355×2×8, 425×2, 475×2 硬舉 500×2	肩推 225×3×3 借力推 265×3 雙槓下推 3 組力竭	引體向上 5 組力竭 深蹲 425×5 早安 240×5
5	肩推 185×3×8 臥推 330×3×3 地板臥推 355×3	負重反手引體向上 70×1×5, 35×5 深蹲 485×1×5 硬舉 515-520×1	肩推 235×1×5 借力推 275×1-2 雙槓下推 1 組力竭

第六週：比賽週，在週二做輕重量深蹲和肩推。

在強度提升階段，除了降低訓練強度外，還做了一些改變。首先，所有的 DE 訓練量都減少 2 至 4 組，槓鈴重量在可維持速度的情況下增加大約 5%。每週在 DE 深蹲之後，訓練者會做到 90% 以上的大重量 2 下或 1 下；原本累積訓練量用的 DE 硬舉則從計畫中移除，訓練者改以在暖身組做硬舉的「速度組」，做到 90%以上的大重量 2 下或 1 下。多數的 5 下訓練組都降為 3 組同重量，或大重量 1 組 5 下，此兩者皆可在減輕疲勞的狀況下，讓訓練者每週都加重。雙槓下推和引體向上都只使用自身體重（非常強壯的訓練者則使用非常輕的體外負荷）做多組力竭，讓上肢在賽前得到一些耐力訓練。這些動作在前幾週都做負重版本，因此訓練者此時應能以自身體重在每組做到非常高的反覆次數。負重反手引體向上維持大重量，以最大努力做多組 1 下同重量，接著再做 5 至 8 組較輕的倒退組。

將負重引體向上和引體向上作為每天的第一個動作，甚至在深蹲之前，相當不尋常。在強調 MMA 的訓練計畫中，這麼做是有特別理由的。前臂、肱二頭肌、闊背肌的肌力在柔道、巴西柔術、MMA 等格鬥運動中非常重要，許多技巧都高度倚賴手和手臂的拉力和握力。因此，對競技訓練者而言通常只是輔助動作的動作，在此刻就變成優先。即使反手引體向上和引體向上屬於上肢動作，放在深蹲前也能帶來很好的訓練效果，因為這兩個動作帶來的疲勞不太會影響深蹲。反之，這兩個動作如果放在推系列動作之前，就會造成負面影響；而如果放在推系列動作之後，本身也會受到負面影響。

經典健力減量訓練

此版本的金字塔模式是經典的減量訓練方法，相當受 80 和 90 年代健力選手歡迎，今天捲土重來，主要是因為方法非常單純。這個經典的減量訓練相當有彈性，持續時間八至十六週之間都可以。會從高訓練量開始（通常是每組 8 下），再一路降至每組 2 下和每組 1 下。不同訓練者可使用不同的組數次數，但通常每組 8 下會使用三至四週，接著是每組 5 下三至四週，每組 3 下、2 下、1 下三至四週。每個三至四週階段的最後都試著做到最高紀錄：每個次數範圍的舊最高紀錄都安排在各階段的倒數第二週，而最後一週再創下新的最高紀錄。

舉例來說，我們訓練者先前的臥推最高紀錄是 300×8×3。設定訓練計畫時，可在每組 8 下四週循環中的第三週做 300×8×3。取決於 300×8×3 的執行情況，可決定第四週做 302×8×3 至 310×8×3，有經驗的訓練者會做出適當的選擇。至於第一週和第二週的重量則倒退 5 至 10 磅。因此整個 8 下的四週循環會像這樣：

第一週：280×8×3
第二週：290×8×3
第三週：300×8×3（舊最高紀錄）
第四週：302-310×8×3（最高紀錄）

此過程也可應用於其他階段。

在設定這種訓練計畫時，可以在最高紀錄前的「輕鬆」週稍微調整動作執行的方法。以臥推為例，所有反覆次數都可以停頓或使用窄握距；深蹲有些反覆次數也可使用停頓；硬舉在最輕鬆的幾週可使用較寬的握距，從抓舉式硬舉一路來到正常握距。來到最高紀錄週時，訓練者將使用標準比賽技巧來完成所有組數次數。

這種計畫通常也需要針對性的輔助訓練。在生涯的這個階段，進階訓練者都已決定最適合自己的動作，因此輔助動作的選擇相當因人而異。以下將探討各種輔助動作的使用。

以下是十二週訓練計畫的範例，並有許多不同版本。範例訓練者的深蹲是 550 磅、臥推 400 磅、硬舉 625 磅。

十二週經典健力減量訓練範例：

週次	週一	週三	週五
1	深蹲 385×8×3（停頓） 臀腿舉 3×10 負重仰臥起坐 3×10	臥推 280×8×3 （窄握、停頓） 上斜臥推 2×8-10 自身體重雙槓下推 2 組力竭	抓舉式硬舉 435×8 直腿硬舉 365×10×2 屈體划船 225×10×2 滑輪下拉 3×10-12
2	深蹲 400×8×3 （第 3 組停頓） 負重臀腿舉 3×10 負重仰臥起坐 3×10	臥推 290×8×3（窄握） 上斜臥推 2×8-10 自身體重雙槓下推 2 組力竭	抓舉式硬舉 455×8 直腿硬舉 2×10 屈體划船 2×10 滑輪下拉 3×10-12
3	深蹲 415×8×3 臀腿舉 3×10 負重仰臥起坐 3×10	臥推 300×8×3 上斜臥推 2×8-10 自身體重雙槓下推 2 組力竭	抓舉式硬舉 475×8 直腿硬舉 2×10 屈體划船 2×10 滑輪下拉 3×10-12
4	深蹲 ***430×8***, 405×8×2 負重臀腿舉 3×10 負重仰臥起坐 3×10	臥推 ***310×8×3*** 上斜臥推 2×8-10 自身體重雙槓下推 2 組力竭	比賽握距硬舉 ***495×8*** 直腿硬舉 2×8-10 屈體划船 2×10 滑輪下拉 3×10-12

這個四週循環以 1 組 8 下的最高紀錄結束。

最高紀錄＝***粗斜體字***

週次	週一	週三	週五
5	深蹲 450× 5×3 臀腿舉 3×10 負重仰臥起坐 3×10	臥推 330×5×3 負重雙槓下推 2×8-10 仰臥拉舉 2×10-15	硬舉 515×5 直腿硬舉 2×8 屈體划船 2×8-10 滑輪下拉 3×10-12
6	深蹲 465×5×3 負重臀腿舉 3×10 負重仰臥起坐 3×10	臥推 340×5×3 負重雙槓下推 2×8-10 仰臥拉舉 2×10-15	硬舉 530×5 直腿硬舉 2×8 屈體划船 2×8-10 滑輪下拉 3×10-12

7 （1組5下最高紀錄）	深蹲 **480×5×3** 臀腿舉 3×10 負重仰臥起坐 3×10	臥推 **350×5×3** 負重雙槓下推 2×8-10 仰臥拉舉 2×10-15	硬舉 **545×5** 直腿硬舉 2×8 屈體划船 2×8-10 滑輪下拉 3×10-12
8 （深蹲和臥推減少 1 組，並改為 3 下）	深蹲 500×3×2 負重臀腿舉 3×10 負重仰臥起坐 3×10	臥推 365×3×2 窄臥推 2×5 負重雙槓下推 2×6-8	硬舉 565×3 直腿硬舉 2×5 屈體划船 2×8-10 滑輪下拉 3×10-12
9	深蹲 515×3×2 臀腿舉 3×10 負重仰臥起坐 3×10	臥推 375×3×2 窄臥推 2×5 負重雙槓下推 2×6-8	硬舉 585×3 直腿硬舉 2×8 屈體划船 2×8-10 滑輪下拉 3×10-12
10	深蹲 530×2×2 負重臀腿舉 3×10 負重仰臥起坐 3×10	臥推 385×2×2 窄臥推 2×5 負重雙槓下推 2×6-8	硬舉 **605×3** 直腿硬舉 2×5 屈體划船 2×8-10 滑輪下拉 3×10-12
11 （最後的訓練週；深蹲和臥推做 1 組最大重量）	深蹲 **550×2** （先前 1RM 做 2 下） 臀腿舉 3×10 負重仰臥起坐 3×10	臥推 **400×2** （先前 1RM 做 2 下） 窄臥推 2×5 負重雙槓下推 2×6-8	硬舉 455×5 直腿硬舉（移除此項目以促進恢復） 屈體划船 2×8-10 滑輪下拉 3×10-12
12 （比賽週，輕重量深蹲和臥推）	**週二或週三** 深蹲 80%×3×2-3 臥推 80%×3×2-3	**週六** 深蹲 575 臥推 415 硬舉 655	

進階大力士訓練計畫：經典減量訓練

這個計畫的基本架構包含 2 天的健身房訓練（週一和週二），主要強調標準槓鈴動作，以及針對運動員弱點的輔助訓練。

週一：推系列動作日
週二：深蹲日

週四：比賽專門推系列動作

週六：其他比賽

週一主要聚焦於肩推、借力推、臥推和肱三頭肌輔助訓練，以提升鎖定的力量。週二會以深蹲為主，而硬舉要擺在深蹲前面或後面，或是留到週六的比賽再做，則取決於運動員本身和即將到來比賽的特殊性。輕重量的拉系列動作，例如爆發上膊、羅馬尼亞硬舉或早安等等，也可以在週二執行。

週四是另一個推系列動作日，但主要會以即將到來比賽所使用的特殊器具來訓練，而這些器具在每個訓練循環都會不一樣，包括維京槓、滾木槓、大車輪槓和粗握把啞鈴等等，都是比賽可能出現的工具；而比賽動作也有很多種執行方法，可能會做最多反覆次數，或做到 1RM。有時候每個反覆次數都會先做上膊，有時候總共只會上膊 1 次。運動員應依照接下來比賽的特殊性來訓練，且應該針對這點做功課。

週六會安排所有其他比賽，以下肢動作為主。多數比賽都有某種形式的硬舉，可能是做次數、做最大重量，或混合動作的一部分；且所有比賽都會有一種或數種一定距離的負重行走，包括龍門架跑步、農夫走路、抱桶子或石頭行走，其他可能的比賽動作包括放石頭和翻輪胎。多數大力士比賽都選在星期六作為「比賽日」，是因為器材與時間準備較為方便。參賽者常常必須開車到自己健身房以外的倉庫或倉儲設施，而將東西清出和放回、找到一大片空的停車場，或與訓練夥伴協調訓練時間，都需要不少時間。不過，把所有比賽都放在一起訓練，能讓訓練者的身體準備好面對同一天連續執行各項比賽。理想上，應將星期六的訓練按照即將到來的比賽順序安排。

無論如何，深蹲日與比賽日都應隔一段時間，以確保恢復。這種訓練非常累人，針對恢復的安排必須格外小心，才能從 2 次謀殺等級的訓練恢復。

在以下的計畫範例中，訓練將安排三個不同的三至四週循環，訓練量從高到低，以準備比賽。我們假設即將到來的比賽會包括以下項目：

滾木槓肩推／借力推比次數（225 磅）

硬舉 1RM（相當於膝位架上拉）

農夫走路：200 英尺

龍門架跑步：200 英尺

翻輪胎：100 英尺

訓練者會用傳統硬舉和三種不同高度的架上拉來訓練輪胎硬舉。架上拉的高度會是槓片離地 2 英寸（位置 1）、槓片離地 4 英寸（位置 2）和槓片離地 6 英寸（位置 3）。位置 3 的槓鈴高度與輪胎硬舉大概相同。

架構：

第一階段：四週的 8 下反覆次數＋比賽特殊項目；1 週降負荷

第二階段：四週的 5 下反覆次數＋比賽特殊項目；1 週降負荷

第三階段：四週的顛峰；比賽

第一階段：四週的 8 下反覆次數＋比賽特殊項目

週次	推系列動作日 週一	深蹲日 週二	推系列比賽日 週四	其他比賽 週六
1	肩推 185×8×3 臥推 3×8-10 仰臥拉舉（LTE）2-3×10-12	深蹲 385×8×3 RDL 3×8 雪橇體能訓練	直腿滾木槓肩推 3×8 架上推直鎖定（滾木槓）2×8-10 負重雙槓下推 3×10-15	硬舉 8RM 農夫走路 2×200 英尺 龍門架跑步 2×200 英尺 翻輪胎 2×100 英尺
2	肩推 195×8×3 上斜臥推 3×8-10 LTE 2-3×10-12	深蹲 405×8×3 RDL 3×8 雪橇體能訓練	滾木槓肩推 3×8 架上推直鎖定（滾木槓）2×8-10 負重雙槓下推 3×10-15	架上拉（位置 1）8RM 農夫走路 2×200 英尺 龍門架跑步 2×200 英尺 翻輪胎 2×100 英尺
3	肩推 205×8×3 臥推 3×8-10 LTE 2-3×10-12	深蹲 425×8×3 RDL 3×8 雪橇體能訓練	直腿滾木槓肩推 3×8 架上推直鎖定（滾木槓）2×8-10 負重雙槓下推 3×10-15	架上拉（位置 2）8RM 農夫走路 2×200 英尺 龍門架跑步 2×200 英尺 翻輪胎 2×100 英尺
4 （嘗試最高紀錄）	肩推 ***215×8×3*** 上斜臥推 3×8-10 LTE 2-3×10-12	深蹲 ***445×8×3*** RDL 3×8 雪橇體能訓練	直腿滾木槓肩推 3×8 架上推直鎖定（滾木槓）2×8-10 負重雙槓下推 3×10-15	架上拉（位置 3）8RM 農夫走路 2×200 英尺 龍門架跑步 2×200 英尺 翻輪胎 2×100 英尺
5 （降負荷週）	肩推 185×5×2 臥推 2×5	深蹲 385×5×2 雪橇體能訓練：降低訓練量	滾木槓肩推 2×5（中等重量） 雙槓下推 2×10-15	（不做拉系列動作） 農夫走路 1×200 英尺 龍門架跑步 1×200 英尺 翻輪胎 1×100 英尺

第二階段：四週的 5 下反覆次數＋比賽特殊項目

週次	推系列動作日 週一	深蹲日 週二	推系列比賽日 週四	其他比賽 週六
1	肩推 225×5×5 臥推 3×5 LTE 2-3×10-12	深蹲 465×5×5 RDL 3×5 雪橇體能訓練	直腿滾木槓肩推 3×5 滾木槓借力推 2×5 負重引體向上 3×10-15	硬舉 5RM 農夫走路 4×100 英尺 （超負荷） 龍門架跑步 4×100 英尺 （超負荷） 翻輪胎 4×50 英尺 （超負荷）
2	肩推 235×5×5 上斜臥推 3×5 LTE 2-3×10-12	深蹲 475×5×5 RDL 3×5 雪橇體能訓練	直腿滾木槓肩推 3×5 滾木槓借力推 2×5 負重引體向上 3×10-15	架上拉（位置 1）5RM 農夫走路 4×100 英尺 龍門架跑步 4×100 英尺 翻輪胎 4×50 英尺
3	肩推 245×5×5 臥推 3×5 LTE 2-3×10-12	深蹲 485×5×5 RDL 3×5 雪橇體能訓練	直腿滾木槓肩推 3×5 滾木槓借力推 2×5 負重引體向上 3×10-15	架上拉（位置 2）5RM 農夫走路 4×100 英尺 龍門架跑步 4×100 英尺 翻輪胎 4×50 英尺
4 （嘗試最高 紀錄）	肩推 **255×5×5** 上斜臥推 3×5 LTE 2-3×10-12	深蹲 **495×5×5** RDL 3×5 雪橇體能訓練	直腿滾木槓肩推 3×5 滾木槓借力推 2×5 負重引體向上 3×10-15	架上拉（位置 3）5RM 農夫走路 4×100 英尺 龍門架跑步 4×100 英尺 翻輪胎 4×50 英尺
5 （降負荷週）	肩推 225×3×3 臥推 2×5	深蹲 455×3×3 雪橇體能訓練： 降低訓練量	滾木槓肩推 3×5 （中等重量）	（不做拉系列動作） 農夫走路 1×200 英尺 龍門架跑步 1×200 英尺 翻輪胎 1×100 英尺

第三階段：顛峰

週次	推系列動作日 週一	深蹲日 週二	推系列比賽日 週四	其他比賽 週六
1	肩推 265×5 臥推 2×5（5RM 正常握距、 5RM 窄握距） LTE 2-3×10-12	深蹲 525×5 RDL 2×5 雪橇體能訓練	滾木槓借力推 3-5RM 直腿滾木槓肩推 2×12-15 負重雙槓下推 2×10-15	硬舉 2-3RM 農夫走路 2×200 英尺 龍門架跑步 2×200 英尺 翻輪胎 2×100 英尺
2	肩推 270×5 上斜臥推 2×5 LTE 2-3×10-12	深蹲 535×3-5 RDL 2×5 雪橇體能訓練	滾木槓借力推 3-5RM 直腿滾木槓肩推 2×12-15 負重雙槓下推 2×10-15	架上拉（位置 1）3RM 農夫走路 2×200 英尺 龍門架跑步 2×200 英尺 翻輪胎 2×100 英尺
3	肩推 275×5 臥推 2×5 LTE 2-3×10-12	深蹲 545×3-5 RDL 2×5 雪橇體能訓練	滾木槓借力推 3-5RM 直腿滾木槓肩推 1×12-15 負重雙槓下推 2×10-15	架上拉（位置 2）3RM（或不做大重量拉系列動作） 農夫走路 1×200 英尺 龍門架跑步 1×200 英尺 翻輪胎 1×100 英尺
4 （比賽週；完全降負荷）	週二或週三 深蹲 80%×2×3 肩推 80%×2×3 輕／低訓練量雪橇體能訓練	週六 **比賽**		

走兩步退一步（TSFOSB）模式

第二個模式是之前美國舉重教練發展計畫的變化版本，以四週的團塊來操弄訓練量，將一系列強度漸增的團塊連結起來，以達到進步。每個團塊的第一週都使用中等強度的基線負荷，第二週將平均強度提升大約 10%，第三週則是降負荷或恢復週，平均強度降低。較輕的第三週讓第四週的強度得以提升，讓某些動作達到最高紀錄。下一個四週循環的初始強度會比前一循環的起點更高。每一系列的四週團塊，都是為了讓訓練者準備好面對下一個強度漸增的團塊。每一個四週循環的組數次數範圍都有點不同，但會與比賽日無縫接軌，目標是提升比賽日所需的特定表現。

如同先前訓練計畫使用的重量百分比，這裡的百分比代表訓練團塊中各週負荷的相對變化。一名有經驗的訓練者如果了解這個訓練安排中負荷之間的關係，就能決定循環的百分比起始點；這個起始點***可能***可從他的 1RM 推測，也***可能不行***。年齡、性別、受傷，以及最近訓練史對於***本次***計畫的起始點的影響，比先前比賽表現的具體關係更大。非常長期的進步可由 1RM 的趨勢來展現，而 1RM 固然有參考價值，但即使是最近的 1RM 也不夠精準，無法決定十二或十六週訓練團塊的起始點。某個動作的 1RM 可以是大概的起始點，但是最近的 5RM（例如***上週***的 5RM 訓練）是決定***本週***訓練負荷的更精準方法，這個資料較新且較相關，因為使用的是一樣的超負荷事件和反覆次數範圍。進階訓練者會根據自己的經驗和預計接下來幾週必須發生的狀況，來決定循環第一週所使用的重量。

團塊 1：基礎訓練，執行 2 至 3 次
第一週：5 × 5 @ 5 × 5 同重量最高紀錄的 90%
第二週：5 × 5 @ 最高紀錄
第三週：2 × 5 @ 5 × 5 最高紀錄的 80%
第四週：5RM

團塊 2：轉換階段，在顛峰前執行 1 次
第一週：5 × 3 @ 5 × 5 同重量最高紀錄的 93%
第二週：5 × 3 @ 5RM，如有必要，可在第 3 組後降重量以維持 3 下反覆次數
第三週：3 × 3 @ 5RM 的 80%
第四週：3RM

團塊 3：顛峰
第一週：3 × 3 @ 3RM 的 90%
第二週：5 × 1 同重量 @ 3RM+3% 的重量
第三週：2 × 2 @ 3RM 的 85%
第四週：比賽週

這十二至十六週的團塊可在比賽前執行 2 次。將四週團塊串連成較長的週期，並降低訓練量同時提升強度，所以必須事先確認目標日期，再倒退算回來（這是比賽導向計畫的共同特色）。開始日期與比賽日期之間的週數，決定了團塊 1 的次數，雖然進階訓練者可能在需要減量訓練之前，這個為期十二週的團塊 1 訓練都不會執行超過 3 次。在不重複團塊 1 的情況下使用團塊 1、團塊 2、團塊 3 的漸進訓練作為一次循環，而每次循環後安排一週主動休息，如此一來四次循環就會填滿一年的訓練。不過計畫常常趕不上變化，在同樣原則下可將計畫時間縮短或延長。

TSFOSB 健力比賽循環範例

以下範例包括兩個團塊 1 循環，以及團塊 2 和團塊 3 各一個循環。壓力較低的輔助動作並未列出，而爆發上膊和雙槓下推的次數沒有規定，因為這兩個動作的個人差異很大。

訓練週
週一：大重量臥推＋臥推輔助動作
週二：輕重量深蹲＋大重量拉系列動作
週四：輕重量臥推＋肩推
週五：大重量深蹲＋輕重量拉系列動作

在這個訓練計畫中，訓練者使用不直接訓練硬舉的策略，而是結合架上拉、暫停硬舉，以及爆發聳肩。爆發上膊作為計畫中每週的輕重量日拉系列動作，爆發聳肩則在第三週（降負荷週）作為大重量拉系列動作。即使爆發聳肩使用的重量非常大，除了第一次訓練以外，都維持 1 組 5 下，且動作範圍非常短，使得壓力比起暫停硬舉和架上拉都略低一些，但可以同時訓練斜方肌，並讓手臂習慣非常大的重量。以上理由，讓爆發聳肩成為降負荷週非常好的動作。

本範例的訓練者在硬舉的頂點較弱，並選擇每個循環訓練 2 次架上拉（第二週和第四週），而暫停硬舉只在第一週做。如果訓練者在硬舉離地階段較弱，可能就可以將優先順序反過來，在第二週和第四週做暫停硬舉，而架上拉就只在第一週做。

團塊 1 做 2 次循環

週次	週一	週二	週四	週五
1	臥推 300×5×5 負重雙槓下推 4×8-10	深蹲 365×5×3 暫停硬舉 465×8	窄臥推 270×5×3 肩推 185×8×3	深蹲 405×5×5 爆發上膊 4×3
2	臥推 335×5×5 負重雙槓下推 5×8-10	深蹲 365×5×3 架上拉 455×5×2	窄臥推 305×5×4 肩推 185×8×4	深蹲 450×5×5 爆發上膊 5×3
3	臥推 265×5×3 負重雙槓下推 2×8-10	深蹲 365×5×3 爆發聳肩 545×5×2	窄臥推 255×5×2 肩推 175×8×2	深蹲 365×5×3 爆發上膊 2×3
4	臥推 350×5 負重雙槓下推 3×8-10	深蹲 365×5×3 架上拉 495×5	窄臥推 320×5 肩推 200×8	深蹲 475×3 爆發上膊 3×3

5	臥推 305×5×3 負重雙槓下推 4×8-10	深蹲 365×5×3 暫停硬舉 485×8	窄臥推 280×5×3 肩推 190×8×3	深蹲 410×5×3 爆發上膊 4×3
6	臥推 340×5×5 負重雙槓下推 5×8-10	深蹲 365×5×3 架上拉 505×5	窄臥推 310×5×4 肩推 190×8×4	深蹲 455×5×5 爆發上膊 5×3
7	臥推 270×5×2 負重雙槓下推 2×8-10	深蹲 365×5×3 爆發聳肩 595×5	窄臥推 265×5×2 肩推 180×8×2	深蹲 365×5×2 爆發上膊 2×3
8	臥推 355×5 負重雙槓下推 3×8-10	深蹲 365×5×3 架上拉 515×5	窄臥推 325×5 肩推 205×8	深蹲 480×5 爆發上膊 3×3
9 （**團塊 2**）	臥推 315×3×3 負重雙槓下推 4×5-7	深蹲 365×5×3 暫停硬舉 505×5	窄臥推 285×5×3 肩推 200×6×3	深蹲 425×3×3 爆發上膊 4×3
10	臥推 355×3×5 負重雙槓下推 5×5-7	深蹲 365×5×3 架上拉 525×5	窄臥推 310×5×4 肩推 200×6×4	深蹲 480×3×5 爆發上膊 5×3
11	臥推 285×3×2 負重雙槓下推 2×5-7	深蹲 365×5×3 爆發聳肩 625×5	窄臥推 265×5×2 肩推 190×6×2	深蹲 385×3×2 爆發上膊 2×3
12	臥推 370×3 負重雙槓下推 3×5-7	深蹲 365×5×3 架上拉 540×5	窄臥推 330×5 肩推 220×6	深蹲 500×3 爆發上膊 3×3
13 （**團塊 3**）	臥推 335×3×3 負重雙槓下推 4×4-6	深蹲 365×5×2 暫停硬舉 515×5	窄臥推 305×3×3 肩推 205×4×3	深蹲 450×3×3 爆發上膊 4×3
14	臥推 380×1×5 （停頓） 負重雙槓下推 4×4-6	深蹲 365×5×2 架上拉 555×5	窄臥推 340×2×4 肩推 205×4×4	深蹲 515×1×5 爆發上膊 5×3

15	臥推 315×2×2 負重雙槓下推 2×4-6	深蹲 365×5×2 爆發聳肩 655×5	窄臥推 300×3×2 肩推 200×2×2	深蹲 425×2×2 爆發上膊 2×3
16 （**比賽週**）	**週一** 深蹲：做到第一把 重量：495 臥推：做到第一把 重量：385 硬舉：做到最後的 暖身重量：475，完 美的起始動作和技巧		**週四** 深蹲 135×5×3 + 臥推 135×5×3+ 爆發上 135×5×3 做超級組	**週六** 比賽日 深蹲 540 臥推 395 硬舉 560

在刺激－恢復－適應循環中，最重要的步驟絕對是恢復。如果沒有恢復，就不會產生適應。對新手而言，訓練與訓練之間只要休息一天就足夠；對中階者而言，必須要有數日的休息，其中包括一、兩次較低壓力的訓練，以維持技巧和體能；對進階者而言，恢復期可能必須降低訓練負荷一、兩週的時間，其中包括幾次訓練量低到可以允許疲勞消散，強度卻夠高，足以維持顛峰表現所需適應的訓練。

運動員常常在一週的休息之後可以達到新的個人最高紀錄，即使在前一週的比賽已經達到最高紀錄，還是可以做得到。如果是這樣，就代表運動員在訓練或（和）減量的時間和負荷計算錯誤，因為額外適應發生在預期時間之後。這就代表如果計畫做得更精準，表現最高紀錄就會不一樣。每個運動員和教練都會犯這些錯誤，而這是他們學習的機會。

季後健力訓練計畫

以下訓練計畫是為了提升肌力和肌肉量。輔助訓練的訓練量非常高，訓練者應試著完成每個動作的組數次數，同時可以調整每組重量，以確保完成所有訓練量。

這個範例中的深蹲和臥推使用 DE 訓練。基礎、負荷、顛峰週都使用相同的訓練量。在整個循環中，顛峰週使用的重量最重；降負荷週使用的重量與基礎週相同，但訓練量較少；顛峰週使用的重量介於基礎（降負荷）週和負荷週之間。請記住：DE 訓練的目的是訓練爆發力，重點是顛峰週會使用最佳的重量和速度，讓顛峰時達到最高爆發力，即使是輕重量也一樣。

DE 臥推的四週循環如下：
基礎：60% × 3 × 10
負荷：66% × 3 × 10
降負荷：60% × 3 × 6
顛峰：*63% × 3 × 10 非常快速*

DE 的重量始終應該根據槓鈴速度來決定，而非嚴格遵守百分比，在必要的時候就要調整。
分部位訓練範例：

週一	週二	週四	週五
臥推 負重雙槓下推 仰臥拉舉（LTE）	深蹲 羅馬尼亞硬舉（RDL） 引體向上或反手引體向上	DE 臥推 肩推 肱三頭肌下推	DE 深蹲 硬舉 屈體划船

四週循環範例

週次	週一	週二	週四	週五
基礎（深蹲、臥推用 70%做 20 下，硬舉做 10 下，輔助動作做 40 下）				
1	窄臥推 280×5×4 負重雙槓下推 4×10 LTE 4×10	深蹲 385×5×4 RDL 4×10 滑輪下拉 4×10	DE 臥推 240×3×10 肩推 4×10 肱三頭肌下推 4×10	DE 深蹲 330×2×12 硬舉 435×5×2 屈體划船 4×10
負荷（深蹲、臥推用 80%做 25 下，硬舉做 15 下，輔助動作做 50 下）				
2	臥推 320×5×5 負重雙槓下推 5×10 LTE 5×10	深蹲 440×5×5 RDL 5×10 滑輪下拉 5×10	DE 臥推 260×3×10 肩推 5×10 （或 6×8） 肱三頭肌下推 5×10	DE 深蹲 360×2×12 硬舉 500×5×3 屈體划船 5×10 （或 6×8）
降負荷（深蹲、臥推用 75%做 10 下，硬舉做 5 下，輔助動作做 20 下）				
3	窄臥推 300×5×2 負重雙槓下推 2×10 LTE 2×10	深蹲 415×5×2 RDL 2×10 滑輪下拉 2×10	DE 臥推 240×3×6 肩推 2×10 肱三頭肌下推 2×10	DE 深蹲 330×2×8 硬舉 470×5 屈體划船 2×10
顛峰（深蹲、臥推用 85%做 15 下，硬舉做 5 下，輔助動作做 30 下，輔助動作試著做到最高紀錄）				

4	臥推 340×5×3 負重雙槓下推 4×8 LTE 3×10	深蹲 465×5×3 RDL 3×10 滑輪下拉 4×8	DE 臥推 250×3×10 肩推 4×8 肱三頭肌下推 3×10	DE 深蹲 345×2×10 硬舉 530×5 屈體划船 4×8

在 5 組 10 下的超大訓練量日時，重量可隨著組數遞減，避免訓練者出現失敗次數。雙槓下推和推系列動作等使用肱三頭肌的動作更是如此，因為這些動作做高次數時很容易突然失敗，很難維持多組同重量。一個 5 組 10 下的雙槓下推訓練可能如下：

自身體重 × 10
自身體重＋ 50 磅 ×10
自身體重＋ 25 磅 ×10
自身體重＋ 25 磅 ×10（先做 8 下，再做 2 下）
自身體重 × 10

訓練者在顛峰週應嘗試在特定次數範圍做到最高紀錄。以 4 組 8 下的肩推為例，訓練可能如下：

185 × 8（最高紀錄）
175 × 8
165 × 8 × 2

爆發力運動訓練計畫

以下計畫曾用於競技投擲選手，但可適用於任何強調肌力和爆發力的競技運動員。

第一階段

奧林匹克舉重動作 **週一**	*肌力* **週二**	*奧林匹克舉重動作（比週一少 5%）* **週四**	*肌力* **週五**
爆發抓舉 爆發上膊	深蹲 借力推 臥推	爆發抓舉 爆發上膊	箱上蹲（DE） 肩推 硬舉

第一階段範例：

	奧林匹克舉重動作 週一	肌力 週二	奧林匹克舉重動作 週四	肌力 週五
1（基礎）	爆發抓舉 230×2×3 爆發上膊 285×3×3	深蹲 465×5×3 借力推 255×3×3 臥推 325×5×3	爆發抓舉 220×2×3 爆發上膊 275×3×3	DE 深蹲 385×2×10 肩推 235×5×3 硬舉 540×5
2（負荷）	爆發抓舉 245×2×5 爆發上膊 300×3×5	深蹲 515×5× 5 借力推 285×3×5 臥推 360×5×5	爆發抓舉 235×2×5 爆發上膊 290×3×5	DE 深蹲 450×2×12 肩推 260×5×5 硬舉 570×5
3（降負荷）	爆發抓舉 215×2×2 爆發上膊 255×3×2	深蹲 415×5×2 借力推 225×3×2 臥推 290×5×2	爆發抓舉 205×2×2 爆發上膊 245×3×2	DE 深蹲 385×2×8 肩推 210×5×2 硬舉 510×3
4（顛峰）	爆發抓舉 260×2 爆發上膊 315×3	深蹲 550×5 借力推 305×3 臥推 375×5	爆發抓舉 250×2 爆發上膊 305×3	DE 深蹲 420×2×10 肩推 275×5 硬舉 600×5

運動員的一個訓練團塊應重複執行第一階段數次，每次都提升負荷（尤其是負荷和顛峰週），並於必要時調整每個階段的訓練量和強度。這個層級的進階訓練計畫相當個人化，幾乎不可能確保每個組數、次數以及負荷都完美。可能的調整方法是如果負荷週的訓練量太大，則可減少一、兩組。對深蹲很強的訓練者來說，3 或 4 組 5 下的負荷可能會比 5 組 5 下更理想。又或者降負荷週的強度有些太低，不足以維持顛峰週的理想表現，訓練者因此決定增加 5%的重量。

以漸進方式通過第一階段團塊後，賽前的第二階段團塊將降低訓練量、提高訓練強度。訓練頻率也會降為每週 3 天，不僅是為了額外恢復，也在賽前有更多機會額外練習和鍛鍊技術。第二階段只需在賽前執行 1 次。

	週一	週三	週五
1（基礎）	爆發抓舉 235×2×3 架上上挺 325×1×3 深蹲 480×3×3	爆發上膊 290×3×3 硬舉 550×3（為了恢復而減少至 3 下） 臥推 335×3×3	肩推 240×3×3 借力推 265×2×3 DE 深蹲 385×2×10

2（負荷）	爆發抓舉 250×2×5 架上上挺 350×1×5 深蹲 550×3×5	爆發上膊 305×3×5 硬舉 580×5 臥推 375×3×5	肩推 275×3×5 借力推 305×2×5 DE 深蹲 450×2×12
3（降負荷）	爆發抓舉 220×2×2 架上上挺 300×1×2 深蹲 440×3×2	爆發上膊 260×3×2 硬舉 520×3 臥推 300×3×2	肩推 220×3×2 借力推 245×2×2 DE 深蹲 385×2×8
4（顛峰）	爆發抓舉 265×2 架上上挺 375×1 深蹲 580×3	爆發上膊 320×3 硬舉 610×5 臥推 390×3	肩推 290×3 借力推 320×2 DE 深蹲 420×2×10

KSC 進階健力訓練計畫

以下範例是四週團塊訓練的進階計畫，每個訓練團塊都依循三週負荷加上 1 週降負荷的形式。

這個每週 3 天的計畫已證實有效，每週做 1 次大重量。可在週末額外增加 1 天的訓練，增加臥推輔助動作的訓練量。

本計畫的大致架構如下：

週一：深蹲和深蹲輔助動作
週三：臥推和臥推輔助動作
週五：硬舉和硬舉輔助動作
週六或週日：臥推輔助動作（非必要）

每次訓練都以四個部分組成。首先，訓練者會以 1 至 3 下的高強度做當天預設的比賽動作。一般而言，每三週負荷團塊的模式是第一週做 3 下、第二週做 2 下、第三週做 1 下。身為進階訓練者，不應試著每週都做到最大努力，教練和訓練者應把 3RM 和大重量的 3 下分清楚，它們不一定一樣。以建議的重量百分比來開始這個計畫，可能可用數個訓練團塊的時間來每週建立新的 3RMs、2RMs，以及 1RMs，最好是在競賽前的一至三個循環。然而，建議訓練者不要在訓練的前二至三個團塊做最高紀錄等級的高強度訓練，應將重點放在計畫中其他面向的進步。

本訓練的第二部分是比賽動作的訓練量，這裡我們借用傳奇舉重選手佛萊德·哈特菲爾德（Fred Hatfield）的概念以及他的 CAT 原則。CAT 原則的意思是補償加速度訓練，基本上就是動態努力方法。簡言之，我們會使用次最大重量來做最高速度和加速度。訓練的主體會用 70% 至 80% 做多組的 2 至 3 下，這樣的重量屬於次大重量，因為這個比例的重量通常可做多組的 5 至 10 下，然而，訓練者藉由維持低次數和槓鈴的高速度，可達到產生最大的力量，並將數週至數月內的累積疲勞降到最小。

一般來說，每個三週負荷團塊不會強調每週提升訓練負荷，而是在訓練量提升的情況下維持負荷不變。強度不會每週提升，而是每個訓練團塊或每幾個團塊才提升。深蹲和硬舉會使用總共 4 至 6 組的 2 至 3 下。有些人可能更適合將硬舉訓練量降至總共 3 至 5 組；有些人可能更適合將臥推的訓練量稍微提高至總共 6 至 8 組。組間休息通常限制在大約 2 分鐘。

每次訓練的第三部分是比賽動作的輔助動作，通常都是表現和負荷與母動作相似的槓鈴動作，但會操弄動作範圍，來處理整個動作範圍中的弱點。以深蹲為例，好的輔助動作包括深蹲的變化動作，例如高槓深蹲、箱上蹲或暫停深蹲；臥推輔助動作的好選擇包括窄臥推或上斜臥推；而硬舉的輔助動作包括赤字硬舉、直腿硬舉或架上拉。

輔助動作通常以最大或次最大強度訓練 5 至 8 下。一個常見的做法是在三週訓練團塊的開始時，使用可以做到大約多組 8 下的重量，然後在接下來三週的時間逐漸提升負荷並降低次數，讓每個團塊的最後都達到多組 5 下的極限重量。另外，訓練者也可以三週都維持特定的反覆次數範圍，同時每週增加重量。一般而言，只要每週或每個團塊都有進步，細節就沒那麼重要。後續的團塊可以重複這個動作，以更大的重量再重複一次，也可以選擇用不同的動作來輪替。

每次訓練的第四部分是高反覆次數的輔助動作，通常會選擇一至二個動作來處理個別弱點。這些動作應選擇壓力較小的非槓鈴動作，以較高的 8 至 20 下執行數組。

以下是整週訓練的分解：

週一：深蹲與深蹲輔助動作

比賽深蹲：大重量 3 下@ 1RM 的 85% *

訓練量／速度深蹲：4 至 6 組 2 至 3 下@ 1RM 的 70%至 80%

深蹲輔助動作：1 至 3 組 5 至 8 下

腰帶深蹲：2 至 3 組 15 至 20 下

臀腿舉或腿後肌彎舉：2 至 3 組 8 至 10 下

週三：臥推和臥推輔助動作

比賽臥推：大重量 3 下@ 1RM 的 85%

訓練量／速度臥推：4 至 8 組 2 至 3 下@ 1RM 的 70%至 80%

臥推輔助動作：3 組 5 至 8 下

啞鈴臥推或雙槓下推：3 組 10 至 15 下

仰臥拉舉：3 組 10 至 15 下

週五：硬舉和硬舉輔助動作

比賽硬舉：大重量 3 下@ 1RM 的 85%

訓練量／速度硬舉：3 至 6 組 2 至 3 下@ 1RM 的 70%至 80%

硬舉輔助動作：1 組 5 至 8 下

屈體划船：3 組 8 下

滑輪下拉：3 組 10 至 12 下

硬舉和深蹲的訓練頻率可以是每週一次，或是在週五的硬舉日加上較輕的深蹲訓練或深蹲變化動作，也可以在週一的深蹲日加上較輕的硬舉或硬舉變化動作。

在以下列出的計畫中，訓練者可選擇交換週一和週五的深蹲和硬舉輔助動作，以在同一週中提升這些動作的訓練頻率。這個選擇主要取決於個人喜好，畢竟總訓練量還是一樣。每個動作的頻率都可依照個人喜好和經驗來考量。

取決於比賽時間的遠近，可將每個訓練團塊調整為訓練量為主或是強度為主。訓練者距離比賽時間越遠，可能越適合在特定負荷下提高訓練量，而不要太早提高強度。至於動態努力方法，CAT形式訓練量組數的目標並非每週提升重量，而是以同樣的負荷，提升槓鈴移動速度、訓練量，甚至訓練密度（即縮短組間休息以提升作功）。

以下是比賽前十六週訓練（4 個團塊）範例：

週次	週一	週三	週五
1	深蹲 85%×3 深蹲 70%×3×4 高槓深蹲 3×8 腿後肌彎舉 3×8-10 大重量腹肌訓練 3×10	臥推 85%×3 臥推 70%×3×6 窄臥推 3×8 上斜啞鈴臥推 2×12-15 LTE 3×10-15	硬舉 85%×3 硬舉 70%×3×4 直腿硬舉 1×8 屈體划船 3×8-10 滑輪下拉 3×10-12
2	深蹲 90%×2 深蹲 70%×3×5 高槓深蹲 3×6 腿後肌彎舉 3×8-10 大重量腹肌訓練 3×10	臥推 90%×2 臥推 70%×3×7 窄臥推 3×6 上斜啞鈴臥推 2×12-15 LTE 3×10-15	硬舉 90%×2 硬舉 70%×3×5 直腿硬舉 1×8 屈體划船 3×8-10 滑輪下拉 3×10-12
3	深蹲 95%×1 深蹲 70%×3×6 高槓深蹲 3×5 腿後肌彎舉 3×8-10 大重量腹肌訓練 3×10	臥推 95%×1 臥推 70%×3×8 窄臥推 3×5 上斜啞鈴臥推 2×12-15 LTE 3×10-15	硬舉 95%×1 硬舉 70%×3×6 直腿硬舉 1×8 屈體划船 3×8-10 滑輪下拉 3×10-12
4 （降負荷）	深蹲 85%×1 深蹲 70%×2×4 腿後肌彎舉 3×8-10 大重量腹肌訓練 3×10	臥推 85%×1 臥推 70%×2×6 上斜啞鈴臥推 2×12-15 LTE 3×10-15	硬舉 85%×1 硬舉 70%×2×4 屈體划船 3×8-10 滑輪下拉 3×10-12

＊從第五週開始，1 下的大重量組不一定要用指定的百分比。建議使用先前訓練循環的訓練資料，來引導更大重量的負荷選擇。這裡的百分比僅供說明用途。

5*	深蹲 87%×3 深蹲 75%×3×4 高槓深蹲 3×8 腿後肌彎舉 3×8-10 大重量腹肌訓練 3×10	臥推 87%×3 臥推 75%×3×6 上斜臥推 3×8 雙槓下推 3×10-15 LTE 3×10-15	硬舉 87%×3 硬舉 75%×3×4 直腿硬舉 1×6 屈體划船 3×8-10 滑輪下拉 3×10-12
6	深蹲 92%×2 深蹲 75%×3×5 高槓深蹲 3×6 腿後肌彎舉 3×8-10 大重量腹肌訓練 3×10	臥推 92%×2 臥推 75%×3×7 上斜臥推 3×6 雙槓下推 3×10-15 LTE 3×10-15	硬舉 92%×2 硬舉 75%×3×5 直腿硬舉 1×6 屈體划船 3×8-10 滑輪下拉 3×10-12
7	深蹲 97%×1 深蹲 75%×3×6 高槓深蹲 3×5 腿後肌彎舉 3×8-10 大重量腹肌訓練 3×10	臥推 97%×1 臥推 75%×3×8 上斜臥推 3×5 雙槓下推 3×10-15 LTE 3×10-15	硬舉 97%×1 硬舉 75%×3×6 直腿硬舉 1×5 屈體划船 3×8-10 滑輪下拉 3×10-12
8 （降負荷）	深蹲 85%×1 深蹲 75%×2×4 腿後肌彎舉 3×8-10 大重量腹肌訓練 3×10	臥推 85%×1 臥推 75%×2×6 雙槓下推 3×10-15 LTE 3×10-15	硬舉 85%×1 硬舉 75%×2×4 屈體划船 3×8-10 滑輪下拉 3×10-12
9	深蹲 89%×3 深蹲 80%×2×4 暫停深蹲 3×5 臀腿舉 3×8 大重量腹肌訓練 3×10	臥推 89%×3 臥推 80%×2×6 窄臥推 3×8 上斜啞鈴臥推 2×12-15 繩下拉 3×15-20	硬舉 89%×3 硬舉 80%×2×4 赤字硬舉 1×8 引體向上 3×8-10 啞鈴划船 2×12-15
10	深蹲 94%×2 深蹲 80%×2×5 暫停深蹲 3×5 臀腿舉 3×8 大重量腹肌訓練 3×10	臥推 94%×2 臥推 80%×2×7 窄臥推 3×6 上斜啞鈴臥推 2×12-15 繩下拉 3×15-20	硬舉 94%×2 硬舉 80%×2×5 赤字硬舉 1×6 引體向上 3×8-10 啞鈴划船 2×12-15

11	深蹲 99%×1 深蹲 80%×2×6 暫停深蹲 3×5 臀腿舉 3×8 大重量腹肌訓練 3×10	臥推 99%×1 臥推 80%×2×8 窄臥推 3×5 上斜啞鈴臥推 2×12-15 繩下拉 3×15-20	硬舉 99%×3 硬舉 80%×2×6 赤字硬舉 1×5 引體向上 3×8-10 啞鈴划船 2×12-15
12 （降負荷）	深蹲 85%×1 深蹲 75%×2×4 臀腿舉 3×8 大重量腹肌訓練 3×10	臥推 85%×1 臥推 75%×2×6 上斜啞鈴臥推 2×12-15 繩下拉 3×15-20	硬舉 85%×1 硬舉 75%×2×4 引體向上 3×8-10 啞鈴划船 2×12-15
13	深蹲 91%×3 深蹲 80%×3×4 暫停深蹲 1×5 臀腿舉 3×8 大重量腹肌訓練 3×10	臥推 91%× 3 臥推 80%×3×6 地板臥推 3×5 雙槓下推 3×10-15 LTE 3×10-15	硬舉 91%×3 硬舉 80%×3×4 架上拉 1×5 屈體划船 3×5 滑輪下拉 3×10-12
14	深蹲 96%×2 深蹲 80%×3×5 暫停深蹲 1×5 臀腿舉 3×8 大重量腹肌訓練 3×10	臥推 96%×2 臥推 80%×3×7 地板臥推 3×5 雙槓下推 3×10-15 LTE 3×10-15	硬舉 96%×2 硬舉 80%×3×5 架上拉 1×5 屈體划船 3×5 滑輪下拉 3×10-12
15	深蹲 101%×1 深蹲 80%×3×6 暫停深蹲 1×5 臀腿舉 3×8 大重量腹肌訓練 3×10	臥推 101%×1 臥推 80%×3×8 地板臥推 3×5 雙槓下推 3×10-15 LTE 3×10-15	硬舉 101%×1 硬舉 80%×3×6 架上拉 1×5 屈體划船 3×5 滑輪下拉 3×10-12
16	週二 深蹲 80%×2×4 臥推 80%×3×4	週四 深蹲 60%×2×4 臥推 60%× 2×4	週六 比賽

為了備賽，有些訓練者喜歡在週一訓練硬舉，深蹲則放在週五。這樣一來，最後一次大重量硬舉訓練與比賽之間會有較多時間恢復，而最後一次大重量深蹲訓練和比賽之間的時間落差則會減少。

此外，比賽前一週的訓練量和訓練強度，可依照訓練者的喜好調整。許多訓練者偏好一個而非兩個的輕重量訓練。

進階奧林匹克舉重訓練計畫

以下的十二週訓練計畫以肌力為基礎來處理進階奧林匹克舉重計畫的問題。這個計畫改編自保加利亞著名舉重教練艾文・阿巴杰夫（Ivan Abadjiev）的訓練原則，而我們是透過好朋友吉姆・莫瑟（Jim Moser）以 Starting Strength 計畫的一些哲學改編這個計畫知道的。莫瑟和他的兒子一直以來都與阿巴杰夫密切合作。

抓舉和挺舉都是展現所謂「爆發力」這個肌力面向的好辦法，但在建立或維持爆發力上則不盡理想。奧林匹克舉重動作的限制因素並非絕對肌力，它們展現出的是將肌力轉換成爆發力的能力。爆發力很大程度上受限於天生的神經肌肉效率，這也就是抓舉、上膊和上挺的限制因素，而且這些動作不能夠***訓練***絕對肌力。奧林匹克舉重動作的本質（相當倚賴技巧，用足以加速的輕重量執行單一次數）使得任何超越新手階段的訓練者無法使用抓舉和挺舉來提升肌力。即使有些訓練者天生具有絕佳的爆發力（因此可在爆發力動作中徵召足夠運動單元，在動作***練習***中有效***訓練***運動單元的收縮），奧林匹克舉重選手若要變強壯和維持強壯，就必須和我們其他人一樣：他們也必須做大重量深蹲、肩推和硬舉。

本計畫整合兩種訓練方式。假設訓練者的年齡是 25 歲左右，體重是 115（本計畫中所有的重量都以公斤為單位），計畫將會是抓舉 165、挺舉 200、深蹲 300、肩推 150、硬舉 320、臥推 200，以及前蹲舉 230。這名訓練者相當強壯，但還不足以在國際賽事取得名次。本計畫專門為了習慣高訓練量的訓練者設計，***不可以用於尚未適應的訓練者***。

注意：

（1）「前蹲舉／抓舉／挺舉／前蹲舉」這個順序指的是先暖身至相當重的前蹲舉，再做單一次數的抓舉，根據時程安排決定做到很大重量抓舉或出現失敗次數後，再開始做單一次數的挺舉，做到很大重量或出現失敗次數後，再做大重量單一次數前蹲舉。每天使用的重量都由訓練者主觀判斷自己的狀況來決定。一開始的一下前蹲舉讓訓練者的頭腦準備好接下來的爆發力訓練，但不會帶來太多的疲勞；而最後的前蹲舉讓訓練者的身體在疲勞的情況下能夠繼續使用肌力，就像在比賽中第三把的狀況一樣。如果必須做到失敗次數，則做到訓練重量的第一次失敗（而非加重過程中的失敗）就不要再加重。如果必須使用「減 10 再做到失敗」，就把負荷降低 10 公斤做第二次加重，每次加 2.5 至 3 公斤，直到再次出現失敗次數，然後就可以換到下一個動作。

（2）架上上挺後，直接把槓摔到地上再重新加重，不要做離心向下再重新架槓。肩膀的離心訓練很重要，但在肩推就已得到足夠訓練，而等長訓練在循環最後的上挺支撐就可以訓練。

（3）本計畫的設計讓訓練者做到非常大量的單一次數抓舉和挺舉，讓訓練者習慣以比賽會遇到的重量執行高技術水準的比賽動作。輕重量抓舉和挺舉的技巧***不會遷移到***大重量次數，因此必須做大重量。處理大重量爆發力動作的背後驅力是肌力基礎，將透過 TSFOSB 方法的準則來提升。

（4）計畫尾聲的減量是成功關鍵，不能省略直接繼續循環。必須不斷強調，**本計畫的訓練負荷極大**，若不妥善利用，**任何訓練者都會過度訓練**，而妥善利用就代表必須明白減量的目的是為了在比賽中達到顛峰。高次數和大重量抓舉、挺舉的組合，加上週期化的絕對肌力成分，讓這個計畫對進階競賽訓練者都能產生足夠的身體壓力，這點必須了解和重視。有些訓練日可能會到單日 2 次以上的訓練，在這個情況下，前蹲舉／抓舉／挺舉／前蹲舉的順序應在一次訓練中完成。

週次	週一	週二	週三
1	前蹲舉 抓舉至 1 次失敗， 減 10 再做到失敗 挺舉至 1 次失敗， 減 10 再做到失敗 前蹲舉	抓舉 130 × 1 × 15 （1 分鐘） 架上上挺 200, 205, 210, 215 肩推 112.5 × 5 × 3 深蹲 230 × 5 × 3	前蹲舉 抓舉至 1 次失敗 挺舉至 1 次失敗 前蹲舉
2	前蹲舉 抓舉至 1 次失敗， 減 10 再做到失敗 挺舉至 1 次失敗， 減 10 再做到失敗 前蹲舉	抓舉 133 × 1 × 15 （1 分鐘） 架上上挺 200, 210, 215, 215 肩推 125 × 5 × 5 深蹲 255 × 5 × 5	前蹲舉 抓舉至 1 次失敗 挺舉至 1 次失敗 前蹲舉
3	前蹲舉 抓舉至 1 次失敗， 減 10 再做到失敗 挺舉至 1 次失敗， 減 10 再做到失敗 前蹲舉	抓舉 135 × 1 × 15 （1 分鐘） 架上上挺 200 × 1 × 4 肩推 100 × 5 × 2 深蹲 205 × 5 × 5	前蹲舉 抓舉至 1 次失敗 挺舉至 1 次失敗 前蹲舉
4	前蹲舉 抓舉至 1 次失敗， 減 10 再做到失敗 挺舉至 1 次失敗， 減 10 再做到失敗 前蹲舉	抓舉 137 × 1 × 15 （1 分鐘） 架上上挺 205, 210, 215, 220 肩推 135 × 5 深蹲 275 × 5	前蹲舉 抓舉至 1 次失敗 挺舉至 1 次失敗 前蹲舉

5	前蹲舉 抓舉至 1 次失敗， 減 10 再做到失敗 挺舉至 1 次失敗， 減 10 再做到失敗 前蹲舉	抓舉 139 × 1 × 15 （1 分鐘） 架上上挺 200, 205, 210 × 1 × 2 肩推 117.5 × 3 × 3 深蹲 240 × 3 × 3	前蹲舉 抓舉至 1 次失敗 挺舉至 1 次失敗 前蹲舉
6	前蹲舉 抓舉至 1 次失敗， 減 10 再做到失敗 挺舉至 1 次失敗， 減 10 再做到失敗 前蹲舉	抓舉 141 × 1 × 15 （1 分鐘） 架上上挺 208, 213, 218, 222 肩推 135 × 3 × 3 深蹲 275 × 3 × 3	前蹲舉 抓舉至 1 次失敗 挺舉至 1 次失敗 前蹲舉

週次	週四	週五	週六
1	挺舉 162 × 1 × 10 （2 分鐘） 爆發抓舉 165 × 2 × 3 前蹲舉 190 × 3 × 3	前蹲舉 抓舉至 1 次失敗， 減 10 再做到失敗 挺舉至 1 次失敗， 減 10 再做到失敗 前蹲舉	前蹲舉 抓舉至 1 次失敗 挺舉至 1 次失敗 臥推 190 × 5 × 3
2	挺舉 164× 1 × 10 （2 分鐘） 爆發抓舉 133 × 2 × 3 前蹲舉 210 × 3 × 3	前蹲舉 抓舉至 1 次失敗， 減 10 再做到失敗 挺舉至 1 次失敗， 減 10 再做到失敗 前蹲舉	前蹲舉 抓舉至 1 次失敗 挺舉至 1 次失敗 硬舉 320 × 5
3	挺舉 166 × 1 × 10 （2 分鐘） 爆發上膊 166 × 2 × 2 前蹲舉 170 × 2 × 2	前蹲舉 抓舉至 1 次失敗， 減 10 再做到失敗 挺舉至 1 次失敗， 減 10 再做到失敗 前蹲舉	前蹲舉 抓舉至 1 次失敗 挺舉至 1 次失敗 前蹲舉 臥推 195 × 5 × 3

4	挺舉 168 × 1 × 10 （2 分鐘） 爆發抓舉 137 × 2 × 2 前蹲舉 218 × 3	前蹲舉 抓舉至 1 次失敗， 減 10 再做到失敗 挺舉至 1 次失敗， 減 10 再做到失敗 前蹲舉	前蹲舉 抓舉至 1 次失敗 挺舉至 1 次失敗 硬舉 305 × 5
5	挺舉 170 × 1 × 10 （2.5 分鐘） 爆發上膊 170 × 2 × 2 前蹲舉 177 × 2 × 3	前蹲舉 抓舉至 1 次失敗， 減 10 再做到失敗 挺舉至 1 次失敗， 減 10 再做到失敗 前蹲舉	前蹲舉 抓舉至 1 次失敗 挺舉至 1 次失敗 前蹲舉 臥推 200 × 5 × 2
6	挺舉 172 × 1 × 10 （2.5 分鐘） 爆發抓舉 140 × 2 × 2 前蹲舉 218 × 2 × 4	前蹲舉 抓舉至 1 次失敗， 減 10 再做到失敗 挺舉至 1 次失敗， 減 10 再做到失敗 前蹲舉	前蹲舉 抓舉至 1 次失敗 挺舉至 1 次失敗 硬舉 315 × 3

週次	週一	週二	週三
7	前蹲舉 抓舉至 1 次失敗， 減 10 再做到失敗 挺舉至 1 次失敗， 減 10 再做到失敗 前蹲舉	抓舉 143 × 1 × 10 （1 分鐘） 架上上挺 205 × 1 × 2, 210 × 1 × 2 肩推 108 × 3 × 2 深蹲 220 × 2 × 3	前蹲舉 抓舉至 1 次失敗 挺舉至 1 次失敗 前蹲舉
8	前蹲舉 抓舉至 1 次失敗， 減 10 再做到失敗 挺舉至 1 次失敗， 減 10 再做到失敗 前蹲舉	抓舉 146 × 1 × 10 （1 分鐘） 架上上挺 200, 210, 218, 225 肩推 157 × 3 深蹲 285 × 3	前蹲舉 抓舉至 1 次失敗 挺舉至 1 次失敗 前蹲舉

9	前蹲舉 抓舉至 1 次失敗， 減 10 再做到失敗 挺舉至 1 次失敗， 減 10 再做到失敗 前蹲舉	抓舉 149 × 1 × 10 （2 分鐘） 架上上挺 210, 215, 220 × 1 × 2 肩推 141 × 3 × 3 深蹲 260 × 3 × 3	前蹲舉 抓舉至 1 次失敗 挺舉至 1 次失敗 前蹲舉
10	前蹲舉 抓舉至 1 次失敗， 減 10 再做到失敗 挺舉至 1 次失敗， 減 10 再做到失敗 前蹲舉	抓舉 152 × 1 × 8 （2 分鐘） 架上上挺 220, 225, 230 肩推 160 × 1 × 5 深蹲 295 × 1 × 5	前蹲舉 抓舉至 1 次失敗 挺舉至 1 次失敗 前蹲舉
11	前蹲舉 抓舉至 1 次失敗， 減 10 再做到失敗 挺舉至 1 次失敗， 減 10 再做到失敗 前蹲舉	抓舉 155 × 1 × 5 （3 分鐘） 架上上挺 230, 240 肩推 135 × 2 × 2 深蹲 245 × 2 × 2	
12	前蹲舉 抓舉 挺舉 前蹲舉		前蹲舉 抓舉至第一把重量 挺舉至第一把重量

週次	**週四**	**週五**	**週六**
7	挺舉 175 × 1 × 8（3分鐘） 爆發上膊 175 × 1 × 2 前蹲舉 165 × 2 × 3	前蹲舉 抓舉至 1 次失敗， 減 10 再做到失敗 挺舉至 1 次失敗， 減 10 再做到失敗 前蹲舉	前蹲舉 抓舉至 1 次失敗 挺舉至 1 次失敗 前蹲舉 臥推 205 × 3 × 2

8	挺舉 178 × 1 × 7（3 分鐘） 爆發抓舉 145 × 1 × 2 前蹲舉 225 × 2	前蹲舉 抓舉至 1 次失敗， 減 10 再做到失敗 挺舉至 1 次失敗， 減 10 再做到失敗 前蹲舉 上挺支撐 235 × 5 × 2	前蹲舉 抓舉至 1 次失敗 挺舉至 1 次失敗 硬舉 320 × 3
9	挺舉 181 × 1 × 6（3 分鐘） 爆發上膊 181 × 1 前蹲舉 200 × 2 × 3	前蹲舉 抓舉至 1 次失敗， 減 10 再做到失敗 挺舉至 1 次失敗， 減 10 再做到失敗 上挺支撐 250 × 5	前蹲舉 抓舉至 1 次失敗 挺舉至 1 次失敗 前蹲舉 臥推 210 × 3 × 2
10	挺舉 183 × 1 × 5（3 分鐘） 爆發抓舉 150 × 1 前蹲舉 230 × 1 × 5	前蹲舉 抓舉至 1 次失敗， 減 10 再做到失敗 挺舉至 1 次失敗， 減 10 再做到失敗 上挺支撐 265 × 5	前蹲舉 抓舉 挺舉（沒有失敗次數） 硬舉 325 × 2
11	挺舉 185 × 1 × 5（3 分鐘） 前蹲舉 185 × 2 × 2	前蹲舉 抓舉 挺舉 上挺支撐 275 × 3	前蹲舉 抓舉 挺舉 前蹲舉
12	抓舉 挺舉		**比賽**

全世界最進階的運動員，可能都不需要比這個更複雜的計畫。如果真的有人需要，他們到達這個程度所伴隨的經驗，也足以讓他們繼續往下冒險。如此精英等級的運動員都相當具有個人特色，而達到這種表現水準的人，也都有能力做出與自己身體能力相當的判斷。不斷實驗、學習，更重要的是，教導認真向上的後進。

CHAPTER 09

特殊族群

SPECIAL POPULATIONS

我們曾提出，要達到接近最高的身體潛能，就必須有高度個人化的訓練計畫，而訓練者越接近表現潛能，計畫的特殊性就越來越重要。但這就產生一個很重要的問題：本書提出的模式應用於相應程度時（新手、中階者、進階者），是否適合所有族群？女性、兒童、年長者、受傷者都適用嗎？答案是：是的，多數情況都適用。

女性

必須了解以下這個真理：女性並非特殊族群，她們只能算是一半的特殊族群。除了組數次數的一些例外，女性訓練的方式和同年齡及同樣訓練程度的男性相同。由於荷爾蒙條件的差異（以及該差異帶來的長期和急性影響，從受孕那天起一直到她的最後一次比賽），女性在肌力、爆發力、肌肉量的比率和變化程度會有差異，但造成這些改變的生物過程則和男性一樣。既然過程一樣，則影響進步的方法也一樣。而對方法的反映取決於方法本身的效果，而非使用者的性別。過去幾個世紀以來，一直都有人（有時甚至是女性）找藉口說某些運動比較適合女性，但這些運動通常都是為了她們自己設計的。但實際情況是，無論性別，任何人只要付出努力，都能從正確設計的訓練計畫得到相應的成果。無效的「護膚與調理」完全沒有生理學基礎，而它們帶來的結果就不證自明。

即使如此，男性女性的表現之間還是有一些重要差異，在健身房和運動場上都是。一般而言，女性的神經肌肉效率不如男性。前 30％女性和後 30％男性的能力會有重疊，但是平均而言，男性比女性更強壯，爆發力也更強。這也許是因為荷爾蒙條件的差異，尤其是因為女性自從出生以來，睪固酮濃度比男性低得多，這會帶來急性和長期的影響。這個差異在運動表現的光譜上相當明顯。

女性可用 1RM 的高比例重量做的次數比男性更多，因為她們無法徵召最大數量的運動單元收縮。女性可在接近 1RM 的重量做更多下，因為她們在每一下都不會使用很多運動單元，而每一下可用的運動單元庫存較少，就代表下一下可運用的未疲勞運動單元越多。保留的能力越多，代表在次最大強度可做越多的次數。因此，女性的 1RM 表現在展現真正***絕對肌力***的效率上不如男性。比起體型和訓練程度相同的男性，女性在垂直跳、投擲、抓舉、上膊、上挺，及其他需要高度運動單元徵召的動作中，表現的程度也較低。女性的局部肌肉量分布與男性的差異相對較大，也造成她們上肢肌力受限。基於以上原因，幾乎所有運動都有分性別，即使是高爾夫、網球、桌球、撞球也一樣。

以實際情況來看，如果要使用以日、週、月為單位的訓練計畫模式來提升肌力或爆發力，就必須針對女性做一些調整，因為這些計畫中使用的強度是根據個人的 1RM，而女性可用更高的 1RM 比例做更多次數。舉例來說，表 7-1 指出 70%的重量做 1 組 10 下就算很重，會帶來很高的適應刺激；但是對女性來說，這只能算是中等重量，帶來中等的適應刺激。同理，如果目標是提升肌肉量，女性就會需要以稍微較高的強度，長時間使用相對較大的訓練量。表 9-1 改編了表 7-1，可作為女性的參考資料。

訓練量（反覆次數）

強度（1RM 的百分比）	輕	中	重
100	—	—	1
90	—	2	5
80	5	8	10
70	8	10	12
60	10	12	15
50	15	25	25+

相對強度

表 9-1 表 7-1 的女性版本。表中說明了次數計畫的困難，因為會隨著訓練量和強度而變化。表中的數字代表次數。

月經週期也是訓練時程安排的要素之一。月經帶來的各種不舒服和相關影響，需要訓練者和教練一起想辦法解決，對於程度較高的訓練者尤其如此，因為競賽時程會要求訓練者完全聚焦於表現和訓練參數。對新手女性來說，月經帶來的障礙則不會比一個月中任何其他發生的事情更多。

另一個考量就是：一般美國女性都缺乏蛋白質、鐵質和鈣質。這些營養素的缺乏都會影響健康和表現。多數美國女性以錯誤的方式減少脂肪攝取，造成蛋白質攝取量也不足，低於訓練和恢復所必需的攝取量。女性攝取蛋白質的準則應與男性相同：每磅體重每天應攝取 1 公克。鐵質存量不足會影響新陳代謝與氧氣輸送，造成長期能量低落或疲勞感。建議攝取更多含鐵食物、以鑄鐵廚具煮飯，並食用鐵質補給品。另外，各年齡層的人都一樣，如果鈣質攝取量低，容易造成骨質密度降低和退化（骨質稀少症）。幾乎每一個針對重量訓練對骨質疏鬆症女性影響的研究，都發現重量訓練可大幅改善骨質密度，而這個適應需要足夠的鈣質才會產生。

因此，兩性的身體特徵確實有差異，但訓練的方法一樣。壓力－恢復－適應機制可能在不同程度上受荷爾蒙環境限制，但運作的方法都一樣。脊椎動物生理學的歷史比人類久遠得多，而幾乎沒有例外，我們適用的原則都一樣。組織適應壓力的方法是變強壯，而對壓力的生理學反應是壓力的功能，並非組織所屬生物體的性別。

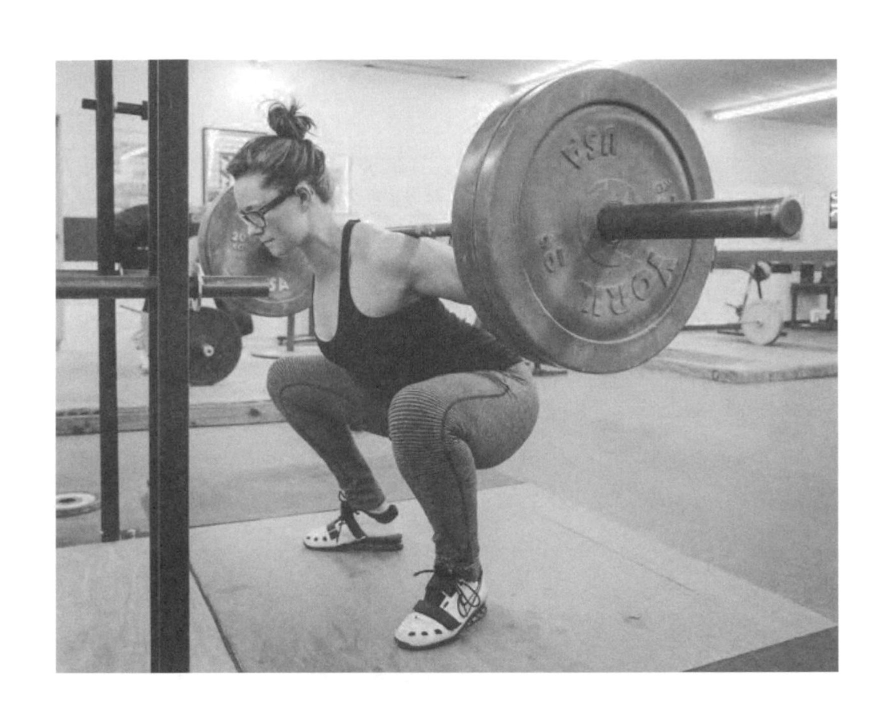

圖 9-1 相較於男性，女性更容易認為重量訓練對健康和運動表現不重要。社會和媒體也常常鼓吹錯誤觀念，就是重量訓練會讓身體變得很巨大、陽剛和充滿大塊肌肉。但是如果沒有合成型類固醇，一般來說女性不會發生這種狀況。在美國，最強壯的女性透過正確設計的重量訓練計畫，達到最佳表現、看起來相當健康且有運動員曲線。

新手與中階者訓練

新手女性的深蹲和硬舉會每週加 5 磅，持續的週數通常和任何正常新手漸進計畫差不多。也許在第二或第三週的訓練可以跳 10 磅，這種狀況是因為訓練者一開始無法掌握某些動作技巧，因此必須將初始重量刻意降低。這種突破通常發生在深蹲和硬舉，很少發生在上肢動作。臥推、肩推和爆發上膊在前幾次訓練可能可以加 5 磅，但第二週或第三週就會開始微幅加重（使用小於 2.5 磅或 1.25 公斤的槓片，允許小於 5 磅的漸增），甚至對非常矮小的女性來說，這個狀況可能在第二次訓練就會出現。

一般而言，女性和男性一樣都從每組 5 下開始，也就是 3 組同重量的深蹲、臥推和肩推。另外由於先前討論過的神經肌肉因素，女性通常也可以做多組同重量的硬舉。但根據經驗，在六至八週以後首次出現進步變慢時，將 3 組 5 下改為 5 組 3 下，可讓新手漸進持續更久。由於女性天生神經肌肉效率較差，同樣 15 下訓練量的情況下，3 下較大重量帶來的刺激，會更接近 3 組 5 下對男性帶來的刺激。

新手漸進範例，一個月的訓練概況。在這個範例中，我們假設訓練者已遵循基本新手線性漸進六至八週的時間，且每組 5 下的深蹲、肩推、臥推、硬舉都已穩定進步。

週次	週一	週三	週五
7	深蹲 115 × 5 × 3 臥推 80 × 5 × 3 硬舉 145 × 5 × 3	深蹲 120 × 5 × 3 肩推 60 × 5 × 3 爆發上膊 70 × 3 × 5	深蹲 125 × 5 × 3 臥推 82 × 5 × 3 硬舉 150 × 5 × 3
8	深蹲 130 × 5 × 3 肩推 62 × 5 × 3 爆發上膊 72 × 3 × 5	深蹲 135 × 5 × 3 臥推 84 × 5 × 3 硬舉 155 × 5 × 2, 155 × 4	深蹲 140 × 4, 4, 3 肩推 64 × 4, 4, 3 爆發上膊 74 × 3 × 5
9 （改成 3 組 同重量）	深蹲 140 × 3 × 5 臥推 86 × 3 × 5 硬舉 160 × 3 × 4	深蹲 145 × 3 × 5 肩推 64 × 3 × 5 爆發上膊 76 × 3 × 5	深蹲 150 × 3 × 5 臥推 88 × 3 × 5 硬舉 165 × 3 × 4
10	深蹲 152 × 3 × 5 肩推 66 × 3 × 5 爆發上膊 78 × 3 × 5	深蹲 154 × 3 × 5 臥推 90 × 3 × 5 硬舉 170 × 3 × 4	深蹲 156 × 3 × 5 肩推 68 × 3 × 5 爆發上膊 80 × 3 × 5

訓練者應維持這個簡單漸進越久越好，也許在進步停滯或開始出現失敗次數時調整 1 次重量就可以了。這個計畫通常可以把女性的新手漸進訓練再拉長三至四個月，而到了出現第二次停滯的時候，就會開始進入中階訓練。

中階訓練與新手訓練一樣依循微調的原則，用 5 至 6 組的 3 下累積訓練量，而前幾週的強度日訓練會嘗試 3RM。嘗試 3RM 幾週後，將強度日改為 1 下和 2 下，同時維持訓練量日的 3 下繼續進步。

對於中階初期和新手男性訓練者來說，硬舉和爆發上膊可相輔相成。硬舉帶來的絕對肌力提升可輔助爆發上膊進步，而爆發上膊帶來的訓練量和速度也可輔助硬舉進步。通常男性肌力提升越多，爆發上膊對硬舉的好處就越不明顯，原因是技巧不純熟，或是天生產生高爆發力的能力有限。女性天生幾乎都沒有產生高爆發力的能力，因此對女性訓練者來說，高訓練量的奧林匹克舉重不太可能會輔助硬舉進步，但很強的硬舉對抓舉和上膊的幫助很大（硬舉和深蹲會驅動所有拉系列動作進步的這種單向關係，對女性舉重訓練的實作非常重要）。對女性而言，訓練量日最好以硬舉作為壓力來源。

女性德州模式範例：第一階段的訓練量日會使用 6 組 3 下同重量，重量是週五 3RM 的 90% 至 95%。一般而言，女性在訓練量日使用的重量百分比會比較高。但是和男性一樣，女性也必須經過幾次訓練才能決定強度日和訓練量日之間的理想比例差異。隨著訓練者越來越強壯，訓練量日可能會調降更多重量，也可能從 6 組同重量降為 5 組。

每週上肢訓練的重點會在臥推和肩推之間輪換。在臥推為主的訓練週，肩推會用訓練量日重量的90%至95%做3組3下；在肩推為主的訓練週，臥推會用訓練量日重量的90%至95%做3組3下。

爆發上膊和爆發抓舉的優先順序也會每週改變。週五的大重量日會用6組2下嘗試做到最高紀錄，而週三的輕重量日會用6組2下最高紀錄的90%至95%做3組2下。

計畫概況：

第一階段

週次	週一	週三	週五
1	深蹲 6 × 3 （3RM 的 90% 至 95%） 臥推 6 × 3 （3RM 的 90% 至 95%） 硬舉 3RM, 倒退 5 磅 × 3 × 2	深蹲 3 × 3（週一的 90%） 肩推 3 × 3（訓練量日肩推的 90% 至 95%） 爆發抓舉 3 × 2（訓練量日抓舉的 90% 至 95%）	深蹲 3RM 臥推 3RM 爆發上膊 6 × 2 （最高紀錄）
2	深蹲 6 × 3 肩推 6 × 3 硬舉 3RM, 倒退 5 磅 × 3 × 2	深蹲 3 × 3 臥推 3 × 3（訓練量日臥推的 90% 至 95%） 爆發上膊 3 × 2（訓練量日爆發上膊的 90% 至 95%）	深蹲 3RM 肩推 3RM 爆發抓舉 6 × 2 （最高紀錄）

第二階段

主要的改變是將週五從嚴格執行3RM改為2下和1下輪換。如果2下的爆發抓舉和爆發上膊停止進步，則在週五加入大重量1下會對訓練者有幫助。計時設定每1至2分鐘做1下，是用1RM高百分比重量累積訓練量的好方法。

第一階段單月漸進範例 1

週次	週一	週三	週五
1	深蹲 160 × 3 × 6 臥推 100 × 3 × 6 硬舉 205 × 3, 200 × 3 × 2	深蹲 145 × 3 × 3 肩推 75 × 3 × 3 爆發抓舉 110 × 2 ×3	深蹲 175 × 3 臥推 115 × 3 爆發上膊 150 × 2 × 6
2	深蹲 162.5 × 3 × 6 肩推 80 × 3 × 6 硬舉 210 × 3, 205 × 3 × 2	深蹲 147.5 × 3 × 3 臥推 90 × 3 × 3 爆發上膊 135 × 2 × 3	深蹲 177.5 × 3 肩推 90 × 3 爆發抓舉 120 × 2 × 6
3	深蹲 165 × 3 × 6 臥推 102.5 × 3 × 6 硬舉 215 × 3, 210 × 3 × 2	深蹲 150 × 3 × 3 肩推 77 × 3 × 3 爆發抓舉 112 × 2 × 3	深蹲 180 × 3 臥推 117.5 × 3 爆發上膊 152 × 2 × 6
4	深蹲 167.5 × 3 × 6 肩推 82 × 3 × 6 硬舉 220 × 3, 215 × 3 × 2	深蹲 152.5 × 3 × 3 臥推 92.5 × 3 × 3 爆發上膊 137 × 2 × 3	深蹲 182.5 × 3 肩推 92 × 3 爆發抓舉 122 × 2 × 6

第二階段單月漸進範例 2

週次	週一	週三	週五
1	深蹲 170 × 3 × 6 臥推 105 × 3 × 6 硬舉 225 × 3 × 4	深蹲 155 × 3 × 3 肩推 79 × 3 × 3 爆發抓舉 115 × 2 × 3	深蹲 185 × 2 × 3 臥推 120 × 2 × 3 爆發上膊 155 × 1 × 10
2	深蹲 172.5 × 3 × 6 肩推 84 × 3 × 6 硬舉 230 × 3 × 4	深蹲 157.5 × 3 × 3 臥推 95 × 3 × 3 爆發上膊 140 × 2 × 3	深蹲 195 × 1 × 5 肩推 94 × 2 × 3 爆發抓舉 125 × 1 × 10

3	深蹲 175 × 3 × 6 臥推 107.5 × 3 × 6 硬舉 235 × 3 × 4	深蹲 160 × 3 × 3 肩推 82 × 3 × 3 爆發抓舉 117 × 2 × 3	深蹲 187.5 × 2 × 3 臥推 125 × 1 × 5 爆發上膊 157 × 1 × 10
4	深蹲 177.5 × 3 × 6 肩推 86 × 3 × 6 硬舉 240 × 3 × 4	深蹲 162.5 × 3 × 3 臥推 97.5 × 3 × 3 爆發上膊 142 × 2 × 3	深蹲 200 × 1 × 5 肩推 98 × 1 × 5 爆發抓舉 127 × 1 × 10

青少年

人類演化的漫長歷史告訴我們，儘管（或正是因為）兒童與青少年面對的重量常被現代社會視為很大的重量，他們相當能夠在不受傷的情況下面對這些負荷，且確實能夠達到他們的身體潛能。每一個在農場拖著乾草長大的魁梧、強壯、健康小孩都能證實這個明顯的事實。試想，人類的演化過程中有什麼時候不需要年輕人偶爾舉起很重的東西呢？在全世界人口中，幾乎沒有成年人曾因為處理大重量（槓鈴或其他重量都一樣）而阻礙生長或造成無法彌補的傷害，就證明了所有年齡層的人類都能成功適應訓練壓力，並在身體與環境積極互動的情況下長大。

雖然 ACSM 的照護準則和資源手冊現在認為青少年做重量訓練既安全又健康，醫界還是對於兒童青少年從事肌力訓練這種身體負荷很大的訓練方式有很強的偏見。一個小兒科醫師的職業工會建議，兒童和青少年只能使用中等重量和中等的反覆次數，他們強力反對很大的訓練量（足以提升肌肉量的組數和次數），也反對高強度訓練（提升肌力和爆發力所需的強度）。他們提出各種理由，認為青少年只能用預先設定好軌道的器械來訓練，這樣一來就限制了平衡感和協調性的發展。事實上，這群醫療專業人員就是建議要等到完全性成熟後，才能進行任何高強度和高訓練量訓練，這基本上就等同於不讓多數中學運動員進入健身房、足球場、游泳池，也犧牲了運動員在充滿接觸的運動項目（很有趣，年輕人從事這些運動反而沒受到阻止）中的安全和表現。

如果我們能更客觀評估科學和醫學期刊，就會看到不同的情況。與訓練競技舉重選手類似的訓練負荷（相對於 1RM）、頻率和長度，對於提升兒童肌力相當有效，並且很多科學證據和實務經驗都支持這點。青少年肌力提升和訓練強度密切相關；較高強度的訓練計畫真的可以在六週以內提升兒童的肌力，這是因為他們體內適應機制的運作方式和成年人相同，雖然缺少了成人荷爾蒙條件帶來的好處。

兒童使用這種訓練模式的安全性，有相當多的文獻記載。訓練計畫只要有合格教練監督，且其中的訓練負荷都由專業人員施予並監控，已證明比傳統體育課更安全。1970 年代以來的若干研究，都顯示幾週至一年的訓練計畫造成的受傷率極低，甚至根本不會受傷，並指出重量訓練不會造成傷害，甚至可以預防受傷。只要在有人監督的情況下，兒童處理最大重量也不會造成危險。艾佛瑞・范根鮑恩（Avery Faigenbaum）指出，6 至 12 歲的兒童在正確監督的情況下舉起最大重量不會造成受傷，也就進一步證明了只要在適當監督的情況下，兒童從事高強度訓練既安全又健康。AAU 少年奧林匹克運動會一直以來都有奧林匹克舉重比賽，神奇地挺過了小兒科醫學界的審查。

正確執行的重量訓練計畫很安全，所以對兒童也很安全：都使用可測量的人體自然動作，並可根據兒童以正確技巧執行動作的能力而調整負荷。正確的技術執行可避免受傷，因為根據定義，「正確」就是有控制，即使是爆發力動作也一樣。5 公斤槓鈴上的重量可以 1 次加 1 公斤，可精細控制兒童在健身房經歷的壓力。讓我們將重量訓練與團隊運動比較。團隊運動常有彈震式技巧、速度很快的球，以及控制能力各異的兒童用很快的速度移動。這些運動必然包括無法控制的衝擊，以及很快的加速度，而它們施加在兒童身上的力量無法預測、完全無法測量，因此不安全。世界上受傷率最高、最危險的運動是足球，證明了以上論點。這個情況下如果加上美式足球護具（可以減少球員相撞時感受到的衝擊），你即將看到的是，兩個兒童想著應該不會很痛而撞到彼此的那種受傷。

受傷率	運動或活動	受傷率	運動或活動
6.2	足球	0.1	壁球
1.92	橄欖球	0.07	網球
1.03	籃球	0.05	羽球
0.57	美式田徑	0.044	體操
0.37	越野跑	0.0012	重量訓練
0.26	英式田徑	0.0008	健力（競技）
0.18	體育課	0.0006	舉重（競技）
0.1	美式足球		

表 9-2 各項運動每參與 100 小時的受傷率。取自 Hamill, B. “Relative safety of weight lifting and weight training.” Journal of Strength Conditioning Research 8（1）:53–57, 1994.

訓練建議

根據現有的醫學與科學資料，以及作者群幾十年的經驗，我們強烈建議青少年重量訓練遵循以下原則：

（1）青少年重量訓練計畫應由經過良好訓練的成人指導。在現今大學缺乏這種教育機會的情況下，成年人得到良好訓練的方法是透過個人經驗、執教經驗、讀書並與其他合格的專業人士交流。***針對可能負責執教自己小孩的教練，家長必須評估他們的資格。***

（2）為了有效並安全執教青少年團體重量訓練，建議教練：訓練者比例應在 1：10 以上。每個健身房都是教學環境，不只是孩子的運動場館而已。不管是私人、商業或教育場館，只要讓兒童和青少年在沒有指導的情況下訓練，且沒有適當的教練與兒童比例的積極監督，都是自找麻煩。

（3）重量訓練場館應備有支持安全訓練行為的設施。

（4）妥善監督、以技巧為基礎的舉重訓練計畫（以及體操、舞蹈、足球、武術和所有其他運動計畫）適合兒童，6 歲就可以開始。

（5）一直有人說年輕運動員使用最大訓練負荷會有受傷風險，但目前沒有任何資料支持這個論點。我們鼓勵使用最大和接近最大的訓練負荷，但必須在***使用正確暖身和正確技巧***的前提下有適當的監督。這種負荷應謹慎使用，並且只能作為技巧純熟訓練者嚴謹訓練計畫中的一部分。

（6）訓練兒童和青少年的最主要問題，是無法有效控制負重動作的離心階段。深蹲的下降階段或其他動作中槓鈴下降的階段，是許多年輕訓練者必須特別學習的技巧。

（7）在孩子身上使用新手訓練計畫時，必須考量孩子的發育程度，而從漸增負荷恢復的能力很大一部分取決於發育程度和荷爾蒙環境。建議孩子在達到譚納標準（Tanner scale）的第四階段以前，不要使用完整的新手線性進步。

（8）訓練應該要有趣，孩子才會有動力。如果訓練不好玩，孩子就不會想要訓練，***而且也不應強迫孩子訓練***。

中老年訓練者

取決於運動種類，長青運動員的定義通常是 35 至 40 歲以上，而他們的人數越來越多。隨著美國人口老化，所有運動的長青組比賽都越來越受歡迎。取決於運動種類，常常看到在國家和全國賽事中，較年輕的長青運動員面對年輕許多的運動員都有很不錯的表現。健力公開賽一直以來都是長青運動員的天下。唯一能阻礙中年訓練者變強壯、變大隻和更有力量的因素，是他自己對於訓練和年齡的態度。

人類邁入中年後，身體通常會產生顯著的改變。肌少症（肌肉細胞流失）、體脂肪上升、表現下降、柔軟度降低都是老化常見的影響，主要是因為一般成人都大幅減少活動量，並且過著靜態生活，進而導致肌肉量流失（肌肉萎縮）；而完全不活動的中老年人會出現更嚴重的問題，也就是肌少症。肌肉功能喪失會導致表現下降。數據顯示，靜態生活讓表現能力每十年下降約 15%，而就算可維持相對較多的活動量，表現下降也會隨著年紀漸長而越來越明顯。表現下降到一定程度後，若不採取必要手段來預防，最終就會造成功能性活動度喪失。

很不幸的，肌肉量流失的一個重要面向是，流失的肌肉主要都是帶來爆發力輸出的高閾值運動單元。如果再加上組成肌腱和韌帶結締組織的本質改變，老化對訓練計畫的實際影響，就是會漸漸無法使用上膊和抓舉來達到有效訓練，而且肌腱和關節會更容易在爆發性或動態動作中受傷。喜歡運動的老年人通常喜歡的籃球、壁球、網球以及足球等運動的風險就會開始變高，但幸運的是，只要變得更強壯且保持強壯，就能減少這些運動帶來的受傷風險。

肌肉量流失也代表代謝機制流失。一個健康的人每天靠著身上的肌肉燃燒大部分的熱量，而肌肉越小，燃燒的熱量就越少。多數人在活動量減少的同時並不會減少食物攝取量，結果就是體脂率每十年平均會提升 2.5% 至 3% 左右。

肌肉量流失還有一個可怕的影響，在老年階段會更加明顯：本體感覺和平衡感流失，以及明顯的肌力流失。身體處理空間中自身所在位置資訊的能力，對運動員的表現很重要，對老人的安全更是至關重要。而處理自身體重的能力（維持雙腳站立姿勢，以及處理姿勢改變時身體質心和平衡點之間的槓桿），更是肌力的一個明顯功能。這兩個能力都必須透過要求平衡、協調、肌力的運動來提升且維持，而槓鈴訓練完美符合這個需求。

事實上，槓鈴訓練是預防上述所有老化相關問題的最佳處方。待在（或加入）健身房可延緩肌肉流失的速度，並將病態肌肉萎縮的開始時間推遲數十年。即使是 60 至 90 歲這個年齡範圍，訓練也能將肌肉量流失的速度降低至每十年 5%。若干研究顯示，平常不活動的八十幾歲老年人在開始重量訓練之後，確實會提升肌肉量，肌力、本體感覺、平衡感也都會進步。這個影響與訓練計畫中的腿部訓練量以及腿部肌力提升直接相關。腿部肌力提升也會讓老年人得以走得更快。一項研究顯示，十二週的肌力訓練增加會讓走路耐力提升 38%，而走路本身則達不到這麼好的效果。

不熟悉重量訓練的人可能不知道，光是做重量訓練就會提升柔軟度。多數柔軟度明顯有問題的老年人都是因為肌力不足（身體不會進入無法支撐自己的活動範圍）。強化一個完整的活動範圍，能讓整個活動範圍回到可用的狀態，同時也是一個非常有效的動態伸展。骨關節炎是關節退化和關節功能流失造成的臨床症狀，患病者通常會減少活動以消除不適感，造成活動量持續下降以及身體能力降低，最後的結果就是他們幾乎什麼都不做了。若干研究顯示，提升患病關節附近肌肉的肌力，可有效減緩疼痛，並提升關節功能。這些研究中有些也使用深蹲來減緩膝蓋疼痛。

事實上，根據醫學博士強納森・蘇利文（Jonathon Sullivan）在 StartingStrength.com 發表的文章，槓鈴訓練就是一種很有效的藥：

「老化的相關研究中，很多人開始討論『壓縮發病』的概念，也就是將死前失能的階段縮短。我們不要越來越虛弱、越來越生病，在病魔手上經歷數年甚至數十年的痛苦折磨；反之，我們可以在垂暮之年硬是擠出生命循環的一線曙光。我們不要慢慢退步成一個肌肉萎縮的病態肥胖者；反之，我們的死亡可以像是大重量深蹲最後 1 組的最後一下失敗。在快速屈服於死亡之前，我們的晚年可以保持強壯和活力很長一段時間。讓我們一直強壯下去。」

長青運動者一個很重要的考量是恢復能力下降。中老年族群必須特別注意恢復因素，並避免過度訓練。

新手長青訓練者開始訓練計畫時，過程和年輕新手一樣；只要考量訓練者下降的恢復能力以及初始身體狀況，所有原則都同樣適用。長青運動員可能會發現，比年輕新手更早開始執行如德州模式等中階訓練計畫，效果會更好；對於因為年齡較長而恢復能力較差的人來說，每週增加重量比起每次訓練都增加重量的線性漸進更容易適應，也能持續進步更長的時間。壓力和適應的原則仍然適用，而只要維持基本健康，這個原則永遠都會適用。

最根本的原則是，除非一個人有很嚴重的病理學狀態（生重病）或處在老年後狀態（已經死亡），否則中老年人都能受惠於同樣訓練程度年輕人所使用的類似訓練計畫。

新手與新手後訓練計畫：50、60、70 或是 80 歲中老年族群的適應

50 歲以下的新手訓練者，至少幾個月內都不需要對基礎計畫做出太多調整。而 50 歲以上的訓練者，就必須做出一定調整，以配合老化帶來的肌力流失。中老年和年輕訓練者有兩個最主要的差異，分別是恢復和適應的速度（中老年訓練者慢得多），以及無法正確執行某些動作。不能執行動作的原因有時候是明顯缺乏肌力，但有時候是因為長時間受傷、手術、疏忽或疾病等因素帶來的結構限制或殘疾。

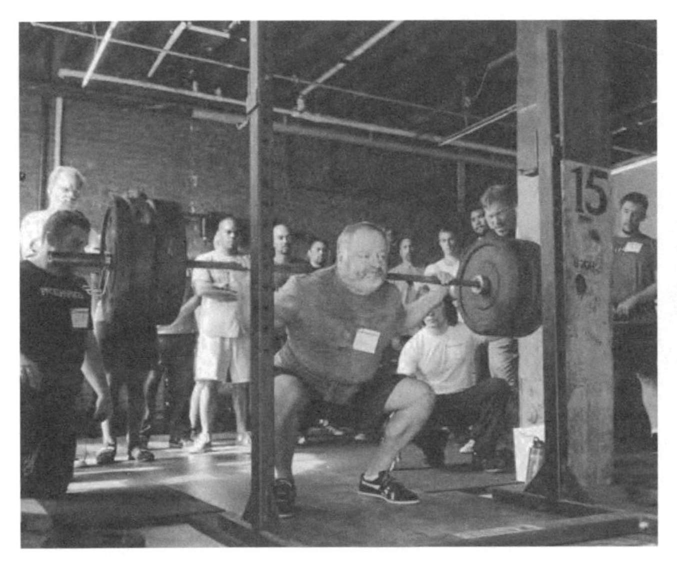

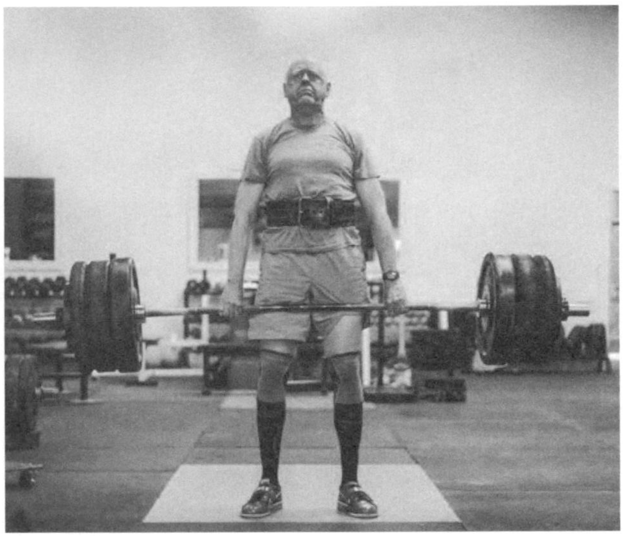

圖 9-2 中老年人不一定比較弱，規律訓練可讓我們一輩子強壯。左圖的傑克 · 雷伐威（Jack Levavi）和右圖的格雷格 · 哈波（Greg Harper）證明了這點。

我們了解 50 是一個武斷的數字，而把所有人歸類成「超過 50」和「不到 50」就把事情過度簡化了。多數 50 歲訓練者不需要和 75 歲訓練者一樣的補救方法，而有些 40 歲上下的訓練者可能就需要某些補救措施。重點是，中老年訓練者對訓練壓力的適應較慢，肌力和體能程度常常比 22 歲新手低很多，因此出發點比較低。這就代表多數 50 歲以上的訓練者需要依據年齡調整的聰明計畫，才能透過以槓鈴為基礎的肌力訓練計畫變強壯。

為中老年訓練者設計訓練計畫時，可先以基本新手計畫為範本，再開始做一些刪減。

基本新手計畫：

A	B
深蹲 3 × 5	深蹲 3 × 5
臥推 3 × 5	肩推 3 × 5
硬舉 1 × 5	爆發上膊 5 × 3

基本新手計畫是一週 3 天輪替 A 和 B，即週一、週三、週五。對於中老年新手，降低訓練頻率是這個計畫的首要調整。每週 3 天訓練提供的 48 至 72 小時的恢復時間，不足以從辛苦的全身肌力訓練恢復。只要以相對保守的重量開始，許多中老年新手（通常是 40 多歲至 50 歲出頭）可以忍受每週3天訓練幾週的時間（強烈建議中老年新手從保守的重量開始）。隨著負荷提升、恢復變得困難，訓練頻率必須從每週 3 次的模型，降至以下建議四種模式的其中一種。以下的順序是從最積極到最保守。

模式 1：模式 1 是「練 1 休 2」的訓練時程，訓練者訓練 1 天、休息 2 天後再訓練。有幾週可能會訓練 3 天，但每次訓練後一定要休息 2 天。以下是訓練時程範例：

週一：訓練 A
週四：訓練 B
週日：訓練 A
週三：訓練 B
週六：訓練 A
週二：訓練 B
週五：訓練 A

這個一般新手計畫的簡單調整，已在許多中老年訓練者身上產生神奇效果。多數新手訓練者（年輕或年長都一樣）都發現 2 天休息後的週一是他們感覺體力最好和最強壯的時候，所以每次訓練後都會休息 2 天，而不是只有週末休息。這個模式的缺點是不適合某些人的生活型態，原因包括工作、家庭、社會責任、健身房營業時間等等。

模式 2：模式 2 可解決模式 1 在時程安排上的問題。每週固定兩天訓練，只要是不連續的兩天都可以，但是建議在一週的時間內平均分配，例如一四、二五、三六，這樣可在一週間將訓練負荷平均分配，而且第一次訓練後可休息 2 天，第二次訓練後可休息 3 天。但是，例如二四訓練則不太理想，因為 1 天的恢復時間可能不夠，而且 4 天休息可能會產生停止訓練的狀況。

範例：

週一：訓練 A
週四：訓練 B

模式 1 和模式 2 之間的決定因素是外部情況，而非訓練本身，畢竟兩種計畫的結果差異不大。

模式 3：這是一個更保守的方法：遵循「二週三練」的時程安排。第一週的週一和週五是訓練日，而隔週的週三是下一個訓練日，也就是每兩週訓練 3 次，每次訓練後都能休息 3 天或 4 天。這個模式對接近 70 和 70 多歲的訓練者相當有效。

範例：

週一：訓練 A
週五：訓練 B
週三：訓練 A
週一：訓練 B
週五：訓練 A
週三：訓練 B

模式 4：這是最保守的訓練方法：每週訓練 1 次。進步速度很慢，但還是會進步，且幾乎不會有過度訓練的風險。對完全新手來說，稍高頻率的訓練計畫比較有效，因為他們需要更常接觸訓練動作以變得更熟練，而且肌力訓練的完全新手不太可能需要整週的恢復時間。每週 1 次的訓練方法最適合接近 80 和 80 多歲的訓練者，他們已經有幾個月的訓練經驗，但是進步開始停滯，並決定專注於肌力的維持。

動作選擇考量

深蹲：中老年訓練者最常遇到的問題是一開始肌力不足，無法蹲到適當的深度。許多教練誤將無法蹲到適當深度歸因於柔軟度或活動度不足，但這種情況其實相當罕見，尤其是中老年族群。有些中老年訓練者的柔軟度和活動度確實***可能***不如年輕人，因為深蹲底部的姿勢可能因為一天中做不到幾次而不習慣，而且蹲到這個深度通常都會用手扶著其他地方輔助。但是只要站姿和雙腿位置恰當，幾乎不會有人的柔軟度差到無法做到水平深蹲。許多中老年新手就是不夠強壯，因此無法蹲到水平位置再回到站姿，如果體重較重，問題就會更複雜。所以在***自身體重***都無法蹲到適當深度的情況下，如何安排以槓鈴深蹲為主的訓練計畫呢？

有兩種有效的方法，第一種方法是讓動作範圍中較困難的部分變得簡單。沒有使用的動作範圍就沒有機會強化，這時候可用腿推機來取代深蹲，直到整個動作範圍都能以訓練者的體重以及 15 磅的訓練槓完成。腿推機本身並不完美，它完全無法訓練深蹲所需的平衡、讓臀部在膝關節鎖死時仍保持延伸，且也無法完美複製深蹲站姿。但腿推機確實可讓深蹲動作範圍的底部產生有效的漸進負荷，最終將讓肌力提升至足以執行自身體重的深蹲，為有效的槓鈴訓練打下基礎。如果設備允許，腿推是一個很好的選擇。一開始先不加重，用正常的方法暖身，然後慢慢加重，做多組 10 下的訓練組。訓練組重量與訓練者體重差不多時（通常需要一個月左右），就再次嘗試深蹲，這時候訓練者應該就夠強壯了，並且可以有效訓練深蹲。即使是極度虛弱而且從未訓練的人，也可以用這個方法，以任何所需的重量漸增方式，在整個動作範圍內建立足夠肌力。任何有老年客戶的健身房，都應投資購買良好的 45 度腿推機。它會佔用一些空間，但它對中老年和過重訓練者的功能，是其他器材無法取代的。

如果沒有腿推機，一個較不理想的解決方法是用彈力帶延伸綁在深蹲架兩端的掛鉤，以在動作範圍的底部提供輔助。彈力帶（可在槓鈴動作中改變有效重量的類型）也可在動作中降低訓練者自身體重帶來的負荷。將彈力帶在深蹲架的掛鉤中間延伸，高度和彈力帶的數量可視需求調整，在訓練者深蹲到底部時接住訓練者的臀部。彈力帶的彈性延伸可在底部提供輔助，同時允許使用足夠的動作範圍執行必要的反覆次數。阻力可透過彈力帶綁在深蹲架的高度和彈力帶本身的張力來調整，一樣在訓練組等級的阻力做多組 10 下。彈力帶的高度會漸漸降低，並漸漸使用張力較低的彈力帶，直到訓練者可在沒有輔助的情況下做到深蹲。這個方法的精準程度遠不如腿推機上的槓片，但如果必要，這還是一個有用的方法。

第二個方法是先用自身體重做半程深蹲，再慢慢越做越深。幾次訓練以後，自身體重深蹲的深度會越來越低，直到訓練者可以用良好動作執行 3 組 5 下的低於水平線深蹲。做到這點以後，就可以揹起較輕的槓鈴，開始真正的深蹲訓練。

這個方法最好可以搭配將彈簧繩水平綁在深蹲架上。彈簧繩的高度應在訓練者動作範圍的極限（第一天訓練時通常在「四分之一蹲」的位置），訓練者站在深蹲架前時，彈簧繩的高度大約會在大腿後側中間的高度。設置完畢以後，訓練者蹲下，臀部碰到繩子後站起來。

這顯然與上一個方法不同，上一個方法的彈力帶在整個動作範圍都會對訓練者自身體重提供輔助。這個方法使用的彈簧繩比彈力帶輕很多，只有提醒深度的功能，告訴訓練者何時蹲到目標深度並站起來。每次訓練都將彈簧繩高度降低一些，直到訓練者可以做 3 組 5 下低於水平的深蹲。如果深蹲架的孔洞位置配置良好（間距 1 英寸），每次訓練可將彈力繩降低一格以帶來進步。任何做過箱上蹲的人都知道，深度每加一英寸都會差很多，這個方法的道理也一樣。如果深蹲架的孔洞間隔是較常見的 3 英寸，每次訓練下降一格的難度會太高，因此可在深蹲架的地板上鋪墊子來調整高度，讓深度每次下降 1 英寸。

中老年、過重或非常虛弱的訓練者，很可能無法每次訓練加深超過 1 吋。過程要有耐心，總有一天可以做到全蹲。維持正確的深蹲機制也很重要，即使只有半程也一樣。深蹲的機制就是臀部後推、膝蓋外展、用臀部驅動起身，所以深度越來越低時，必須確保全蹲所需的一切技巧都到位，才能達到足夠的肌力水準以做到全蹲。

要讓蹲的幅度越來越深，彈簧繩是比箱子或板凳更好的方法。箱子會讓訓練者在動作底部放鬆、前後晃動、扭來扭去，然後蓄積動能再站起來。即使是進階的競技訓練者，腿後肌都必須非常用力，也必須非常專注，才能在箱上蹲底部「保持張力」，而中老年新手訓練者根本不會有這兩個條件。

一開始就教新手做箱上蹲，很容易讓他們過度依賴箱子，這樣就永遠學不會用腿後肌反彈以及用臀部驅動。因為彈簧繩只能當作深度的提醒，本身張力不足以在底部提供任何輔助，訓練者在一開始就能學習維持張力，之後轉移到一般深蹲的過程將更順利。

必須注意的是，較輕的槓鈴對中老年新手至關重要。對任何年齡的體重過重或體能不佳訓練者來說，從自身體重深蹲直接跳到 45 磅的槓鈴都太困難。讓這些人放棄訓練的最佳方法，就是不投資適合他們的訓練器材，然後教練還不認為自己有問題，還把問題推到他們身上。

中老年訓練者訓練深蹲的另一個常見問題是肩膀活動度。這個年齡層的人幾乎都無法以低槓的位置揹槓。有關節炎、過度駝背，或動過肩關節置換手術的人，可能永遠無法做到低揹槓。如果是這樣，教練就必須以高槓深蹲來小心實驗。如果以高槓深蹲為主要訓練動作，這兩個動作的重要差別就會影響訓練計畫。由於動作機制的不同，高槓深蹲對膝蓋的壓力遠高於低槓深蹲。膝蓋本就比臀部更虛弱且更小，而中老年訓練者的膝蓋又特別敏感。使用高槓深蹲時，教練在負荷漸進上應非常保守，而如果每週訓練深蹲不只一次，建議每週只做一天大重量深蹲。

硬舉：這是一個非常重要的動作，只要能做硬舉的人就應該做硬舉，而幾乎所有人都能做硬舉。許多因為膝蓋問題而無法做深蹲的人，都可以用相當大的重量做硬舉，很輕的槓鈴加上 5 至 10 磅的高彈性槓片，讓幾乎所有人都能做硬舉。對於尚在使用以上兩種輔助深蹲計畫的新手訓練者，硬舉是完整動作範圍負重深蹲進步的關鍵。以上提過的兩種輔助方法（輔助動作範圍以及漸進半程深蹲）對於腿後肌、臀大肌、下背部的刺激，不如完整深度的負重深蹲，因此對這些訓練者來說，硬舉就成為後側鏈的主要刺激來源，而盡快熟悉硬舉並讓硬舉進步至關重要。

如前所述，在新手訓練計畫的前幾週，通常每次訓練都可以做硬舉。但隨著硬舉的重量提升，對下背部的壓力也會提升。尤其是中老年訓練者，如果沒有妥善控制壓力，下背部或薦髂關節的長期發炎會是一個問題。許多中老年訓練者，每週做 1 至 2 組的硬舉，所帶來的壓力就足以產生進步，也有能力每週恢復。而一週中硬舉後額外做的背部伸展或仰臥起坐，對於有「玻璃背部」的中老年訓練者可能弊大於利。

輕的槓鈴加上「訓練用」槓片，可讓負荷從 25 磅的小重量開始。多數情況下，即使是體能狀況最差的訓練者，也能用 25 磅做 1 組 5 下的硬舉。無法做到自身體重深蹲的人，其實常常能夠在第一週訓練時就做到 40 公斤的硬舉，而多數做不到的人並不是因為身體能力不夠，而是因為害怕重量。至於好不容易妥協和有些擔憂的老年人，可以用壺鈴做 10 磅至 15 磅的輕重量硬舉。使用壺鈴的原因是器材限制，畢竟 45 磅的槓鈴裝上 10 磅的高彈性槓片加起來就是 65 磅，對有些年長者來說確實有些過重。10 磅至 50 磅的壺鈴現在幾乎在多數商業運動用品店都買得到，而且可能比輕的槓鈴和訓練用槓片更快且更容易取得。使用壺鈴可讓重量輕鬆放在腳掌正中心的位置，產生與槓鈴硬舉幾乎相同的力學機制。壺鈴硬舉的站距可能稍微寬一些，但*不會*像相撲式硬舉一樣站那麼寬。

肩推：如前所述，肩推最主要的兩個問題，是缺乏合適器材，以及訓練者肩關節活動度不足。無論性別，多數中老年訓練者一開始都無法用 45 磅的槓鈴做肩推，因此使用夠輕的槓鈴以配合訓練者的肌力顯然非常重要。對中老年訓練者而言，尤其是女性，健身房必須配有 10 公斤或甚至 5 公斤的槓鈴，以允許合適的指導、暖身、訓練組重量選擇，也必須配有 1 磅或 0.5 公斤的槓片，讓這些中老年訓練者在適應能力不如男性青少年的情況下，還是能夠穩定進步。如果當下沒有操作肩推的合適器材，就應該趕快取得。

如果訓練者的肌力真的無法用 11 磅的槓鈴做肩推，則最簡單的解決方法是先忽略這個動作，並主要以臥推作為上肢肌力訓練動作。每次訓練都做臥推並持續一小段時間，讓胸部、肩膀、肱三頭肌變得夠強壯，就可以將槓鈴往頭上推；對多數人來說，每次訓練都做臥推，持續二至四週的時間，應該就足以建立足夠的上肢肌力，用輕的槓鈴做 5 次肩推。一旦可以做到 1 組 5 下，就可以開始使用肩推和臥推的 AB 訓練輪替。

肩關節嚴重缺乏活動度，是 60 歲以上新手非常常見的問題。生活對於肩膀和膝蓋似乎會帶來很大的傷害，而現在要用功能完善的人工關節來取代原本的膝蓋很容易，但肩膀就不是這麼回事。肩膀骨關節炎的患者通常無法達到雙手向上伸直鎖定的位置，而如果問題真的是骨關節炎，情況就無法改善。這樣一來，槓鈴就無法在最高的位置完全鎖定，最終的位置會比垂直於肩關節的穩定點向前許多，這是一個壓力很大的位置，任何做肩推的人都不應操作。如果是軟組織延展性的問題，就可以用幾次訓練、動作練習，還有一些伸展來解決問題。但如果是結構性的問題，則練習和伸展就沒有用，而且一直嘗試可能會帶來傷害。如果動作範圍的減少還算小，最好的建議是「盡你所能」，也就是在不痛的情況下，在有限的關節活動度內盡可能推到最大的重量。必須了解的是，如果無法平衡鎖定動作的肩推，上限重量將遠低於完整動作範圍的肩推。重量如果太重，就無法在肩關節前方做到穩定，這樣就可能帶來肩膀、斜方肌，甚至下背部疼痛。如果動作範圍嚴重不足，則很可能無法以有價值的重量來執行肩推，此時就必須將肩推從訓練計畫中移除。

臥推：臥推是健身房裡珍貴的主要動作，在中老年訓練者的所有上肢動作裡重量最重。如果因為某些原因無法做肩推，臥推作為上肢肌力主要動作的角色就更加重要。但是老化的肩膀也常因為臥推而惡化，臥推常常讓一些訓練者肩膀疼痛，或是讓受過傷的肩膀再出問題。這些問題通常可由改變握距來改善，握窄一些通常對敏感的肩膀比較好。

爆發上膊：中老年族群基本新手計畫應用最常見的問題之一，就是是否要加入爆發上膊。有一些理由讓我們必須從計畫中排除爆發上膊，有些已在先前討論過。對中老年新手訓練者來說，期待在訓練計畫中發展爆發力並不實際。更具體的是，活動度不佳的中老年訓練者，在做上膊和抓舉時可能因為技術問題而無法正確接槓。如果硬是要學會這些動作，手腕、手肘、肩膀、膝蓋可能承受過多不必要的衝擊。是否執行上膊或抓舉最終還是要由訓練者和教練決定。對於 50 歲體能良好、肌力不錯、沒有受傷的男性訓練者，完全適合將奧林匹克舉重動作放進訓練計畫。對於 50 歲過重且完全沒基礎的女性，執行上膊或抓舉產生的價值不太可能可以抵銷風險。一般而言，可以說訓練者年紀越大，奧林匹克舉重的好處就越少，而對於接近 70 歲及以上的訓練者，無論如何沒有理由在新手肌力訓練計畫中加入這些動作。

反手引體向上、引體向上：反手引體向上是非常有用的輔助動作，可讓闊背肌、手臂、握力都得到完整訓練。但許多中老年新手，尤其是過重的人，無法做到自身體重的反手引體向上和引體向上，且要求他們達到這個目標也不切實際。最合適的替代選項就是滑輪下拉機。如果訓練者可以做反手引體向上，就應該做，沒理由使用滑輪下拉機。如果沒辦法，就在每次訓練的最後做 3 組 8 至 10 下的滑輪下拉。多數滑輪下拉機都可選擇各種握法，但最全面的握法是反握，雙手大致與肩同寬，手掌面對訓練者自己，這樣可讓闊背肌做到最大的動作範圍，也比其他握法更能訓練到肱二頭肌。不過這種握法有可能導致一些手腕和手肘疼痛，尤其曾受過傷的人更容易有這個狀況，這時候就應改變握法。

如果健身房沒有滑輪下拉機（這種商業健身房非常少見），可做懸吊划船來訓練上背部和手臂。將槓鈴放在與深蹲時相同的掛鉤高度上就可以做這個動作，建議做 3 至 4 組的 10 至 12 下。

組數與次數

中老年新手與其他年齡層的新手一樣，以多組 5 下為基本次數範圍的安排最理想。超過 50 歲的訓練者發生嚴重肌肉痠痛和發炎的可能比年輕人高得多，他們忍受痠痛的能力也不如年輕訓練者，而高反覆次數的訓練（8 至 12 下）因為離心訓練的訓練量較大，會比低反覆次數訓練造成更多痠痛和發炎。中老年訓練者的基本槓鈴動作（尤其是深蹲和硬舉），每組幾乎都不需要超過 5 下。深蹲、肩推和臥推做 3 組同重量，硬舉做 1 組 5 下的訓練組，對中老年新手就非常有效。剛開始訓練的標準新手計畫範例如下：

範例 1：體能不佳的 55 歲男性

第一階段：在週一、週三、週五輪替訓練 A 和訓練 B

訓練 A	**訓練 B**
深蹲 3 × 5	深蹲 3 × 5
臥推 3 × 5	肩推 3 × 5
硬舉 1 × 5	滑輪下拉 3 × 10*

* 一開始 2 次訓練都做硬舉 1 組 5 下，二至四週後進步變慢以後再加入滑輪下拉。

第二階段：將訓練頻率降低至每週 2 次（週一、週四）

週一	**週四**
深蹲 3 × 5	深蹲 3 × 5（重量比週一少 20%）
臥推 3 × 5	肩推 3 × 5
滑輪下拉 3 × 10	硬舉 1 × 5

* 無法有效操作槓鈴深蹲的訓練者，可以做啞鈴前蹲舉，方法是將啞鈴握在肩膀位置，來到「前蹲舉」的位置。這個動作限定使用相對較輕的重量，因此歸類為輔助動作，並放在硬舉後面。這個計畫中，硬舉變成主要的肌力動作，應該在蹲舉前雙腿還不疲勞的時候做。開始做啞鈴前蹲舉之前，要先確保訓練者能以自身體重做到 3 組 5 下低於水平的深蹲。

範例 2：體重過重的 65 歲女性

第一階段：訓練者過於虛弱，無法做深蹲和肩推

週一	週四
腿推機 3 × 10	腿推機 3 × 10
臥推 3 × 5	臥推 3 × 5
硬舉 1 × 5	硬舉 1 × 5

第二階段：訓練者進步至可以深蹲和肩推，降低硬舉的頻率

週一	週四
深蹲 3 × 5	輕重量深蹲 3 × 5
臥推 3 × 5	肩推 3 × 5
滑輪下拉 3 × 10	硬舉 1 × 5

範例 3：體重過輕的 78 歲男性，肩膀患有嚴重關節炎

每 4 至 5 天做 1 次下列動作（遵循「二週三練」模式）：

硬舉 1 × 5（一開始先用輕重量 3 × 5）

臥推 3 × 5

啞鈴前蹲舉 *3 × 5 或腿推機 3 × 10

滑輪下拉 3 × 10

隨著訓練者進步且越來越強壯，以上 3 組同重量的方法會變得很難恢復，不管是從整週來看或單次訓練本身都一樣。將會遇到需要用特別方式增加槓鈴重量的時候，同時在訓練計畫中維持足夠的訓練量，以持續驅動進步。

後新手訓練計畫：為中老年訓練者設計後新手訓練計畫時，必須記得一些非常重要的事情：

1. 面對辛苦訓練的中老年訓練者必須時常休息。
2. 大訓練量對中老年訓練者的效果不佳。
3. 若訓練強度降低，中老年訓練者很快就會進入停止訓練狀況。
4. 重量的漸進必須十分保守。

除了上述重點以外，中老年訓練者的後新手訓練計畫必須在「辛苦」和「輕鬆」之間輪替，必須維持中等訓練量和高強度。

第三階段：引入後新手組數與次數

週一	週四
深蹲 5 × 5（每組重量遞增）	輕重量深蹲 4 × 5（每組重量遞增）
臥推 1 × 3-5 + 2 組 5 下倒退組	肩推 1 × 3-5 + 2 組 5 下倒退組
滑輪下拉 3 × 10	硬舉 1 × 3-5 + 1 組 5 下倒退組

重量遞增的 5 下訓練組（史塔爾 5 × 5）：有兩種方法符合這個標準，並已證明對中老年族群有效。第一種是以每組 5 下且重量遞增的方法，一直做到單一訓練組。訓練者達到新的 5RM 時，會繼續加重，但新重量的訓練組會將次數降至 2 下或 3 下。訓練者在下一週使用同樣的重量，而假設前一週做到 3 下，下一週就做到 4 下。第三週仍然使用一樣的重量，但要做 5 下。每週第二次訓練只需要做到訓練日暖身組的重量，就不要再加重。以下範例適合新手漸進結束於 225 磅 5 下 3 組的 55 歲男性訓練者。他在接下來幾週的大重量日應做到的重量如下：

第一週	第二週	第三週	第四週
45 × 5 × 2	45 × 5 × 2	45 × 5 × 2	45 × 5 × 2
135 × 5	135 × 5	135 × 5	135 × 5
165 × 5	165 × 5	165 × 5	165 × 5
190 × 5	190 × 5	190 × 5	195 × 5
210 × 5	210 × 5	210 × 5	215 × 5
230 × 3	230 × 4	230 × 5	235 × 3

輕重量日停在大重量日最後暖身組的重量。

倒退組方法：第二種方法是一直暖身，做到當天的訓練組後，降低5%至10%的重量做2至3組倒退組。

同一名範例訓練者的漸進如下：

第一週	第二週	第三週	第四週
45 × 5 × 2	45 × 5 × 2	45 × 5 × 2	45 × 5 × 2
135 × 5	135 × 5	135 × 5	135 × 5
165 × 2	165 × 2	165 × 2	165 × 2
190 × 1	190 × 1	190 × 1	195 × 1
210 × 1	210 × 1	210 × 1	215 × 1
230 × 3	230 × 4	230 × 5	235 × 3
205 × 5 × 2	205 × 5 × 2	205 × 5 × 2	210 × 5 × 2

兩種方法都符合之前提到的標準：大重量與輕重量交替、中等訓練量、維持高強度、步調保守。

訓練者從225磅5下的訓練組變成230磅2下或3下的時候，強度提升了，但身心壓力因為訓練量減少而下降了一些。前一、兩週的新重量感覺起來應比最後一週的5下更「輕鬆」。以這樣的步調，中老年訓練者在再次提升重量之前，會有三至四週的時間適應新的負荷，而且表現還會隨著每週次數增加而提升。

這兩種方法的主要差別在於訓練量擺放的位置。史塔爾模式將訓練量放在訓練組之前的暖身組，是比較容易的方法，對於中老年訓練者的深蹲很有效，因為重量遞增的5下訓練組對於僵硬的雙腿和下背部是很好的暖身，也提供很多練習和教學的機會。倒退組方法將訓練量放在該日主要訓練組之後。這種方法的壓力比較大，因為執行的組數較多；訓練者還是必須做數組的暖身才能做到訓練組，然後還要做額外的倒退組。倒退組方法對臥推、肩推，甚至硬舉很有效。如果硬舉要使用倒退組訓練，應將組數限制於1組。這兩種方法顯然可以結合使用，深蹲使用史塔爾模式，肩推和拉系列動作使用倒退組。

這兩個方法有一個很重要的相似之處，就是每個動作都會在同一次訓練做到所有的訓練量和強度。在德州模式等計畫中，會有大訓練量日以及高強度日，雖然會有一日比另一日更輕，但同一週的2次訓練對訓練者都會造成很大的壓力，中老年訓練者無法從這麼大的訓練負荷恢復。如果中老年訓練者每週都要將同樣的動作執行數次，應以大重量／輕重量、辛苦／輕鬆的方式來安排，不要用訓練量／強度的方式安排。

復健後訓練者

所有為了競技而足夠努力訓練的運動員都會受傷。這是令人遺憾的事實，而任何因為這個理由而不參加競賽的人，也不會是好的運動員。要進步就必須努力訓練，而努力訓練就必須超越之前的障礙，讓表現達到新的程度，而這點可能造成受傷的程度，使得成功競技運動員的處境相當危險。這個危險可以且必須控管，但還是必須認清運動員會受傷的這個事實。如果受傷後還想繼續當運動員，也必須了解如何成功管理受傷情況以及復健，讓運動生涯得以持續下去。另外，也有可能會發生意外，不管是否與訓練有關都一樣。

嚴重受傷的組織無法透過復健來修復。反之，可以強化周遭的健康組織，以承擔曾經由現在失去功能的組織負擔的負荷。假設某人患有不會立即致死的心臟病，例如心肌梗塞，就表示他身上一部分的心肌已經死亡。死掉的組織不再能夠協助心臟收縮，但心臟仍持續跳動並輸送血液。發生心肌梗塞後，心臟輸送血液的效率會瞬間降低，但其他健康、功能健全的心肌會因為持續受到負荷而開始適應，而不會減少任何一下心跳，除非你心臟衰竭而死。為了適應組織受傷造成的發力能力受損，剩下的肌肉會更強力地收縮，且在接下來數週甚至數月快速提升質量，直到收縮力量被膠原傷痕的拉力抵銷，完成重塑過程。最後的結果就是心臟恢復了產生收縮力量的能力，即使一些原始肌肉的喪失已無法恢復。心室收縮型態的改變不可能真正回到正常功能的 100%。即使因為心肌肌肉生長讓心室壁變厚，改變過的心室型態本身的效率會低於原本的心室，但還是會有足夠的功能，最終仍可回到正常活動。而事實上，回復正常活動***能力***的背後推手，正是回復正常活動的過程。

其他身體部位的嚴重肌肉損傷，會帶來類似的情況，但不會那麼危險。如果肌肉嚴重受傷到了壞死的程度，剩下的組織不僅會提升自身功能，以適應受傷組織的功能喪失，而且平常在生物力學上扮演輔助受傷肌肉角色的周遭肌肉，也會分擔部分的負荷。上述情況相當符合科學和醫學文獻中的「剝離」實驗。實驗中，腓腸肌（主要的小腿肌肉）被移除（通常是青蛙，不是人類）後，深層的比目魚肌和蹠肌會快速適應，並承擔曾經由腓腸肌攜帶的負荷。文獻中寫得很清楚，在剝離之後，這些接觸全新壓力的組織在化學上和結構上都有很劇烈的改變，目的是讓整個力學系統回到「正常」功能。恢復後的結構不會和原來一樣好，但功能可以非常接近原本的能力。

上述兩個情境中，功能恢復在降低負荷後一小段時間就會發生，基本上就是發炎和其他明顯病症消退所需的時間。要引發適應和恢復，就必須快速回到更多的功能性負荷。即使是心肌梗塞的心臟，回到正常負荷都代表其他組織的功能性超負荷，即較小的肌肉量必須產生與之前一樣的力量，因此這些肌肉受到相對較高的負荷。受傷部位的功能減退會對整個身體系統造成壓力，而這個情況就會讓身體產生適應，促使身體回到正常功能。受傷本身就是造成周遭肌肉組織必須參與補償的壓力來源，而它們的反應是針對新的需求產生適應。如果沒有受傷，就不會發生這種適應，就像沒有壓力就不會產生適應。

小心避免更多的受傷當然很重要，但是如果認為復健能在沒有超負荷的情況下產生，就代表根本不了解人體的基本生理學和運作機制。再次強調，我們經過那麼長時間的演化，已經能夠讓受傷的組織在持續使用的情況下重塑。心臟、肝臟、腎臟、骨骼、肌肉等都對人類生存不可或缺，而如果我們必須在有睡眠、醫院、醫師的情況下才能恢復，人類早就被土狼吃掉了。

健身房、運動場和日常生活出現的受傷，多數不會到組織壞死的程度。它們會帶來不便、疼痛、煩惱，而且可能付出很大的代價來處理，但不會長時間改變我們的生活品質。然而治癒這些受傷的原則和更嚴重的傷害是一樣的，因為它們背後的治癒機制都一樣。在受傷後的幾天之內「讓」受傷恢復到超過原本能力的概念，表示不了解造成功能恢復正常的實際過程。不過，較不嚴重的受傷不會造成組織壞死，卻會讓受損組織的直接能力超負荷，因此促進帶來恢復的過程。在這個特殊的例子中，必須小心確保正在治癒的組織接受到正常比例的負荷，因為目標是讓這個特定結構回到完整的功能，不是讓附近結構承擔壓力，因而造成受傷組織無法完全治癒。要做到這點，就必須在使用這些受傷部位運動時執行非常嚴格的技巧。這樣會帶來更多疼痛，但要能夠長期回到完整功能，就必須讓受傷部位接觸到適量的壓力。

在有人監督的復健過程中，訓練負荷必須夠輕，讓受傷組織內產生局部功能恢復，但這個負荷的整體壓力不足以維持進階體能狀況。運動員被允許自由活動以後，停止訓練的狀況已經產生，這時候就必須改變訓練計畫。六至八週的復健就可能造成整體表現的大量下降，必須回到簡單的線性計畫，即使是進階運動員也一樣。一旦回到受傷前或生病前的表現水準，就可以回到適合該水準的正常訓練。如同先前討論，肌力是一個很有韌性的特質，而要把因為停止訓練而損失的肌力練回來，比一開始取得肌力的過程快得多。

請記得我們在第一章對於壓力－恢復－適應過程的定義：

壓力會讓生命體在環境中產生重大改變，足以擾動生命體與當前環境狀況達到平衡的生理狀態。對壓力的適應指的是生命體調整自身生理狀況，以補償新的環境狀況，同時從壓力中恢復。

這個定義讓我們更了解有效的復健：如果要讓狀況恢復到比以前更好，就必須有***足夠的壓力來造成適應***，而恢復的過程會促使表現回到先前的高水準。受傷運動員的狀態會比未受傷時差，所以如果要產生進步，當前（受傷）的表現程度必須受到挑戰。這和受傷前要提高表現的***訓練***過程一樣，雖然受傷的運動員可能不會太開心，但他們必須再經歷一次這個過程。

治療師會犯的最大錯誤，就是以錯誤的方式應用這個概念。許多治療師似乎都認為受傷本身就是壓力來源，他們沒有認清三件事。首先，身體已經適應了受傷帶來的壓力；第二，後續缺乏訓練（停止訓練）刺激本身也是一種壓力，身體也對此產生了適應；第三，他們提供的復健必須有足夠的強度，以產生壓力－恢復－適應反應，讓運動員回到先前的表現水準。運動員所謂的「復健」若要有效，就必須提供足夠壓力以產生適應，就像一開始變強的時候一樣。而如果錯誤地認為數天、數週，或數月前發生的受傷必須休息更久或以更多時間治癒，代表不了解管理表現的基本過程。

作者

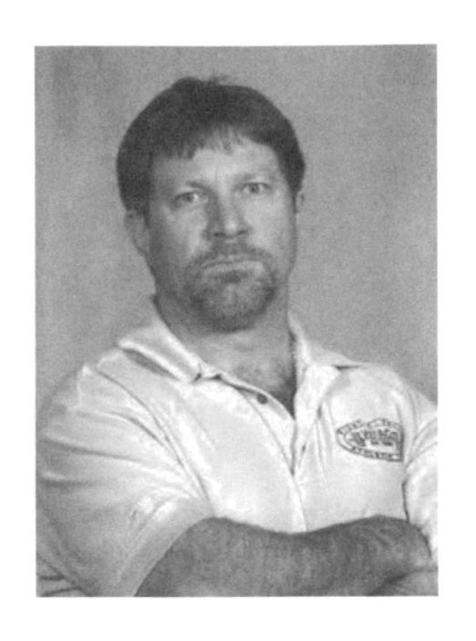

馬克・銳普托（Mark Rippetoe）的著作包括《肌力訓練聖經：基礎槓鈴教程（Starting Strength: Basic Barbell Training）》、《Practical Programming for Strength Training》、《Strong Enough ?》、《Mean Ol' Mr. Gravity》，同時也是眾多期刊、雜誌、網路文章的作者。他 1978 年就進入健身產業，並在 1984 年創辦威奇托福爾斯運動俱樂部（Wichita Falls Athletic Club）。他是美國國家肌力與體能協會（NSCA）於 1985 年認證的第一批肌力與體能訓練專業人員（CSCS），也是首位在 2009 年正式放棄這個認證的人。銳普托曾當了十年的競技健力選手，也執教過許多訓練者和運動員，當然還有數千名想要提升肌力和表現的人。他在全國都有開辦槓鈴訓練方法的講座。

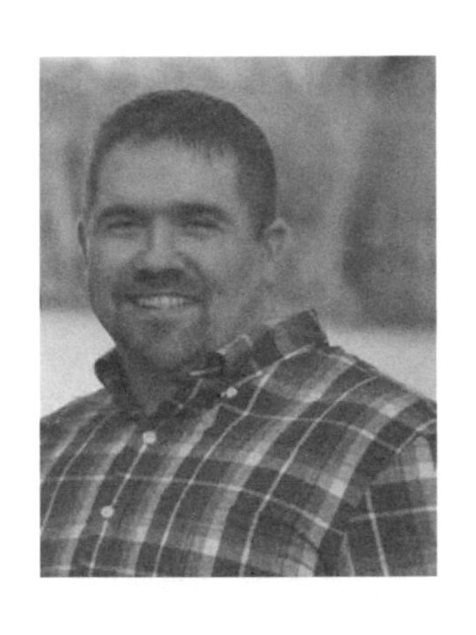

安迪・貝克（Andy Baker）是德州金伍德肌力體能訓練中心（Kingwood Strength and Conditioning）的創辦人。他曾取得美國軍事大學（American Military University）運動與健康科學的學位。安迪曾就讀德州 A&M 大學，之後在 2003 年加入美國海軍陸戰隊。他曾在伊拉克經歷兩次戰鬥部署，隨後在 2007 年取得學位。不久之後他就創辦了金伍德肌力體能訓練中心，是休士頓附近的私人訓練機構，為競技運動員和一般大眾提供槓鈴訓練服務，並提供競技槓鈴運動員訓練計畫諮詢服務。安迪本身是名競技健力選手，目前與妻子蘿拉和兩個孩子住在金伍德，並會在極少數的閒暇時間釣魚和打獵。

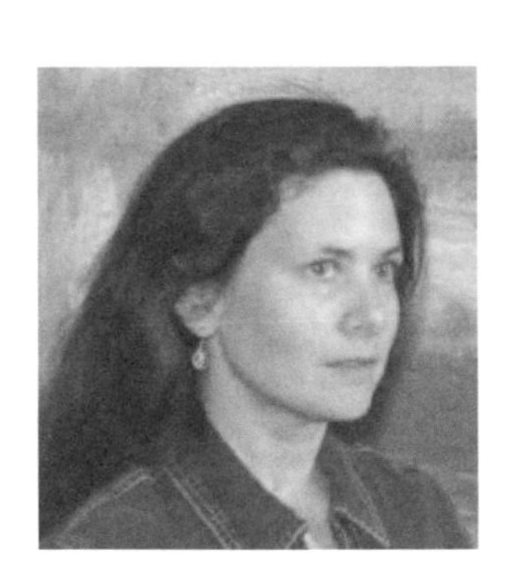

史黛芙・布萊德佛（Stef Bradford）博士是阿薩加公司（Aasgaard Company）的營運經理，同時是 StartingStrength.com 的社群總召。她在 2004 年取得杜克大學（Duke University）的藥理學博士學位。她生命中多數的時間都在做肌力訓練，數年來也一直是名競技奧林匹克舉重選手。她在全國指導槓鈴訓練。

致謝

照片

湯瑪斯・坎皮特利（Thomas Campitelli）：圖 3-1、9-1、9-2

插圖

若無特別註明，插圖皆由史黛芙・布萊德佛所繪。

傑森・凱立（Jason Kelly）：圖 4-2

圖 5-2 的肌電圖和力量圖由馬凱特大學（Marquette University）的賈克林・林柏格（Jaqueline Limberg）和亞力山大・黃（Alexander Ng）所繪。

Practical Programming for Strength Training, 3rd Edition
by Mark Rippetoe and Andy Baker

肌力訓練課程設計

出　　版／楓書坊文化出版社
地　　址／新北市板橋區信義路163巷3號10樓
郵 政 劃 撥／19907596　楓書坊文化出版社
網　　址／www.maplebook.com.tw
電　　話／02-2957-6096
傳　　真／02-2957-6435
作　　者／馬克・銳普托
　　　　　安迪・貝克
　　　　　史黛夫・布萊德佛
翻　　譯／王啟安
企 劃 編 輯／陳依萱
校　　對／黃薇霓、劉素芬
港 澳 經 銷／泛華發行代理有限公司
定　　價／980元
初 版 日 期／2022年4月

國家圖書館出版品預行編目資料

肌力訓練課程設計 / 馬克・銳普托作；王啟安翻譯. -- 初版. -- 新北市：楓書坊文化出版社，2022.04　面；　公分

ISBN 978-986-377-764-9（平裝）

1. 健身運動　2. 運動訓練　3. 肌肉

411.711　　111002351